Waadt ∗ Duran ∗ Berg ∗ Herschbach

Progredienzangst

Sabine Waadt ▪ Gabriele Duran
Petra Berg ▪ Peter Herschbach

Progredienzangst

Manual zur Behandlung von Zukunftsängsten bei chronisch Kranken

Mit einem Geleitwort von
Uwe Koch-Gromus

Mit 16 Abbildungen und 31 Tabellen

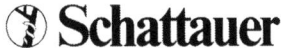 Schattauer

 Die digitalen Zusatzmaterialien haben wir zum Download auf www.klett-cotta.de bereitgestellt. Geben Sie im Suchfeld auf unserer Homepage den folgenden Such-Code ein: **OM42368**

Bibliografische Information der Deutschen Nationalbibliothek
Die Deutsche Nationalbibliothek verzeichnet diese Publikation in der Deutschen Nationalbibliografie; detaillierte bibliografische Daten sind im Internet über http://dnb.d-nb.de abrufbar.

Besonderer Hinweis:
Die Medizin unterliegt einem fortwährenden Entwicklungsprozess, sodass alle Angaben, insbesondere zu diagnostischen und therapeutischen Verfahren, immer nur dem Wissensstand zum Zeitpunkt der Drucklegung des Buches entsprechen können. Hinsichtlich der angegebenen Empfehlungen zur Therapie und der Auswahl sowie Dosierung von Medikamenten wurde die größtmögliche Sorgfalt beachtet. Gleichwohl werden die Benutzer aufgefordert, die Beipackzettel und Fachinformationen der Hersteller zur Kontrolle heranzuziehen und im Zweifelsfall einen Spezialisten zu konsultieren. Fragliche Unstimmigkeiten sollten bitte im allgemeinen Interesse dem Verlag mitgeteilt werden. Der Benutzer selbst bleibt verantwortlich für jede diagnostische oder therapeutische Applikation, Medikation und Dosierung.

Schattauer
www.klett-cotta.de
© 2011 by J. G. Cotta'sche Buchhandlung
Nachfolger GmbH, gegr. 1659, Stuttgart
Alle Rechte vorbehalten
Printed in Germany
ISBN 978-3-608-42368-6

1. Nachdruck, 2018 der 1. Auflage, 2011

Lektorat: Dr. Ursula Loos, Heidelberg
Satz: Mediendesign Joachim Letsch, Esslingen
Gedruckt und gebunden von Esser printSolutions GmbH, Bretten

Geleitwort

Die vielfältigen Folgen chronischer Erkrankungen und deren Bewältigung waren in den letzten Jahrzehnten prioritärer Gegenstand der medizinpsychologischen Forschung. Zu den somatischen Belastungen zählen Funktionseinschränkungen wie z.B. Einschränkungen der Lungenfunktionen, der Sexualfunktionen und Inkontinenz oder Passagestörungen mit Auswirkungen auf die Ernährung. Weiterhin stellen Symptome wie Übelkeit, Schlaflosigkeit, anhaltende Erschöpfung ebenso wie anhaltende Schmerzen häufige und äußerst belastende Symptome bei Patienten dar. Zu den psychosozialen Belastungen gehören ein insgesamt gestörtes emotionales Gleichgewicht, insbesondere Ängste vor dem Wiederauftreten oder Fortschreiten der Erkrankung, Gefühle von Hilf- und Hoffnungslosigkeit, Depressionen, Probleme durch ein verändertes Körperschema und Selbstkonzept sowie Selbstwert- und Identitätsprobleme. Die Erfahrung einer lebensbedrohlichen Erkrankung kann auch zu einer Auseinandersetzung mit existenziellen Fragen wie der Frage nach der Sinnhaftigkeit und der Bedeutung des eigenen Lebens, Fragen nach Gerechtigkeit und Würde oder Fragen nach eigenen Lebenszielen und Wünschen führen.

Das vorliegende Manual von Sabine Waadt, Gabriele Duran, Petra Berg und Peter Herschbach fokussiert auf eine von körperlich Kranken als besonders wichtig erlebte Belastung, nämlich die Progredienzangst. Gemeint ist eine »reaktive Realangst, die auf eine existenzielle Bedrohung hinweist und deren Funktion darin besteht, Kraft und Motivation zur Selbstfürsorge bereitzustellen«. In dem Werk werden Diagnostik und ein Interventionskonzept für Patienten mit Progredienzangst dargestellt. Das Konzept zielt darauf, die in einem aufwendigen Forschungsprozess entwickelten Arbeitsmaterialien und gewonnenen Erkenntnisse an andere Arbeitsgruppen weiterzugeben. Zielgruppe des Manuals sind Behandler von Patienten mit unterschiedlichen chronischen Erkrankungen wie z. B. Diabetes mellitus, Krebs oder Rheuma. Die im Manual enthaltenen vielfältigen Fallbeispiele und sorgfältig gestalteten und didaktisch aufbereiteten Materialien stellen erfolgversprechende Arbeitshilfen dar. Selbstverständlich kann ein Manual die therapeutische Kompetenz der Behandler nicht ersetzen, es kann aber als wichtiger Beitrag zur Qualitätssicherung der Behandlung psychischer Probleme von chronisch Kranken verstanden werden. Aus dieser Überzeugung heraus wünsche ich dem Werk eine gute Verbreitung und eine hohe Akzeptanz bei der Zielgruppe.

Prof. Dr. med. Dr. phil. Uwe Koch-Gromus
Dekan der Medizinischen Fakultät der Universität Hamburg
Universitätsklinikum Hamburg-Eppendorf (UKE)

Vorwort

Das vorliegende Buch ist ein Therapiemanual, das Psychotherapeuten bei ihrer Arbeit mit körperlich chronisch kranken Patienten unterstützen und Anregungen geben will. Die Behandlung chronisch erkrankter Patienten stellt eine große Herausforderung für unser Gesundheitssystem dar, da der Anteil chronischer Erkrankungen kontinuierlich ansteigen wird.

Das Leben mit einer chronischen Erkrankung (wie Krebs, Diabetes, Rheuma oder Morbus Crohn) kann den Betroffenen stark belasten und seine Lebensqualität einschränken. Eine der Belastungen, die hier eine Rolle spielen, ist die Angst der Patienten, ihre Erkrankung könnte fortschreiten oder sich ausbreiten. Diese besondere Befürchtung haben wir »Progredienzangst« genannt. Wir stellen eine psychotherapeutische Intervention vor, die betroffenen Patienten helfen kann, diese Angst zu nutzen, ohne sich von ihr beeinträchtigen zu lassen und ohne an Lebensqualität zu verlieren.

Die Grundlagen für dieses Buch sind mehr als 10 Jahre klinische Erfahrung und wissenschaftliche Forschung. Die Entwicklung und Operationalisierung des Konzepts »Progredienzangst« fand zwischen 1998 und 2001 statt. Es wurde u. a. ein psychologischer Test zur Erfassung von Progredienzangst entwickelt und psychometrisch geprüft. Von 2002 bis 2005 wurde die Progredienzangst-Therapie konzipiert und in einer Therapiestudie evaluiert. Das Bundesministerium für Forschung und Bildung und der damalige Verband der Deutschen Rentenversicherung und der LVA-Unterfranken im Reha-Forschungsverbund Bayern (Prof. Dr. Hermann Faller, Dipl.-Psych. Elisabeth Trempa, Dipl.-Psych. Andrea Reusch und Dipl.-Psych. Wilmar Igel) haben diese Arbeiten gefördert.

Das wissenschaftliche Team setzte sich aus Dr. Sabine Waadt, Dr. Gabriele Duran, Dr. Petra Berg, Dr. Gerhard Henrich, Dr. Birgit Martten-Mittag, Dr. Carla Sabariego und Prof. Dr. Peter Herschbach zusammen. Die psychotherapeutischen Kollegen waren Dr. Jürgen Stepien und Dipl.-Psych. Johannes Lerch aus der Paracelsus-Klinik Scheidegg (Chefarzt Prof. R. Schröck), Dipl.-Psych. Koen Behets und Dipl.-Theol. Angelika Maucher aus der Schloßbergklinik Oberstaufen (Chefärzte Prof. L. Schmid, Dr. K. Zellmann, Prof. G. Rauthe), Dipl.-Psych. Ursula Engst-Hastreiter aus dem Rheumazentrum Bad Aibling (Chefarzt Dr. W. Miehle) sowie Dipl.-Psych. Bettina Hossner und Dipl.-Psych. Barbara Heldmann.

Allen Kollegen sei für ihre engagierte Zusammenarbeit und allen Patienten für ihre Unterstützung gedankt. Wir hoffen, dass die hier gemachten Erfahrungen ihnen zu Gute kommen werden.

München, im Dezember 2010   **Sabine Waadt**   **Gabriele Duran**
                                               Petra Berg   **Peter Herschbach**

Anschriften der Autoren

Dr. rer. nat. Dipl.-Psych. Sabine Waadt
Heinrich-Stieglitz-Kehre 13
81371 München
sabine.waadt@gmx.de

Dr. phil. Dipl.-Psych. Gabriele Duran
Praxiszentrum
Römerstraße 33
80803 München
G.Duran@t-online.de

Dr. phil. Dipl.-Psych. Petra Berg
Psychotherapeutische Ambulanz IFT
Leopoldstraße 146
80804 München
berg@ift-ambulanz.de

Prof. Dr. rer. soc. Dipl.-Psych. Peter Herschbach
Direktor des Roman-Herzog-Krebszentrums
Klinikum rechts der Isar der Technischen Universität München
Langerstraße 3
81675 München
P.Herschbach@lrz.tu-muenchen.de

Inhalt

Das Manual

Anhang

1 Alltagsrealität körperlicher chronischer Erkrankungen

> *»Angst ist nicht das Letzte!« (Renz 2008, S. 72)[1]* –
> *Angst ist aber oft das Erste.*

Die Fortschritte der Medizin bringen es mit sich, dass unsere Lebenserwartung deutlich höher ist als noch vor 50 Jahren. Diesen Gewinn an medizinischer Versorgungsleistung und letztlich an Lebensjahren bezahlen wir aber mit einer Vielzahl chronischer Erkrankungen, mit denen wir leben müssen – aber eben auch leben können.

Im Vordergrund steht nicht mehr so sehr die Sorge vor plötzlichen akuten Erkrankungen – selbst wenn wir nach wie vor von Grippeepidemien, Unfällen und vielleicht häufiger werdenden Naturkatastrophen bedroht sind. Wichtiger ist die Angst vor dem langen Andauern der Erkrankungen und des Leidens, dem perspektivisch »vorzeitigen« Näherrücken von Schmerz und Gebrechen und deren Verlängerung auf bislang nicht gekannte Lebensspannen. Und wichtiger ist – bei der alltäglichen Ferne des Todes – gerade die Angst vor dem langen Sterben. Mit der Angst wird das Leiden zum Tabu.

Wir wollen die Erkrankungen behandeln, die Schmerzen lindern, die Entzündungen kurieren, die Gebrechen ausgleichen. In vieler Hinsicht bewegen sich Menschen mit einer chronischen Erkrankung zwischen Skylla und Charybdis. Auf der einen Seite besteht der Wunsch, die Erkrankung so gut wie möglich zu behandeln und die dauerhafte Bedrohung auf Verschlechterung zu kontrollieren, vielleicht sogar zu heilen, jedenfalls Spätfolgen zu vermeiden; zu beängstigenden Krankheitsverläufen gehören die Risiken für Schmerzen, Blindheit, diverse Bewegungsbehinderungen, Verkrüppelungen, Nierenversagen, Schlaganfälle und vieles mehr. Auf der anderen Seite birgt gerade die Behandlung der Erkrankun-

---

1   © Junfermannsche Verlagsbuchhandlung, Paderborn 2000. 4. überarb. u. durchges. Auflage 2008

gen vielfach schwerwiegende Probleme, wie z. B. die Gefahr von Leberschäden durch verschiedene Medikamente.

Zur Vorbereitung auf das Thema wollen wir Sie mit der Übung im folgenden Kasten auf eine konkrete Erlebnisreise einladen.

Übung zur Selbsterfahrung: Progredienzangst
Erinnern Sie sich selbst

* an die Erkrankung eines lieben Menschen,
* an eine eigene Erkrankung,
* an eine real bedrohliche Entwicklung.

Achten Sie auf die Bilder, Situationen und Empfindungen, die Ihnen als Erstes ins Bewusstsein gelangen:

* Mit welchen frühesten Erinnerungen bringen Sie die aufkommenden Gefühle und Empfindungen in Verbindung?
* Wie spüren Sie dies körperlich?
* Wenn Sie einen Moment bei diesen Erinnerungen verweilen, wie verändert sich Ihr Erleben? Unter welchen Umständen können Sie das Denken an »das Schlimmste« zulassen? Was passiert, wenn Sie das Denken an »das Schlimmste« zulassen?

Beschwichtigung:

* Wie haben Sie versucht, die gefühlte Bedrohlichkeit klein zu halten?
* Was passiert mit der Angst, wenn Sie sich schnell zu beschwichtigen versuchen?

Hoffnung:

* Wie gelingt Ihnen tragfähige Zuversicht?
* Wie gelingt Ihnen ein Einverständnis mit der Angst?
* Wie gelingt Ihnen Hoffnung?

1.1   Charakterisierung chronischer Erkrankungen

Betrachtet nach den Kriterien der Verursachung, der Art des Beginns und des Verlaufs, der Akut- und Langzeitsymptomatik und der Behandlungsmöglichkeit bzw. Kontrollierbarkeit gibt es nicht »die« körperliche chronische Erkrankung. Im ICD-10 (Dilling et al. 2008; DIMDI 2009) finden wir in jeder Diagnosekategorie auch chronische Erkrankungen, besonders viele im Bereich E (Endokrinologie und Stoffwechsel, z. B. Diabetes mellitus, Morbus Cushing) bis hin zu O (Gynäkologie, z. B. Brustkrebs). Die Erkrankungen unterscheiden sich hinsichtlich dieser Kriterien und entsprechend unterscheidet sich das »Kranksein« der Patienten auf diesen Ebenen:

- **Unterschiedliche Verursachung** der Erkrankung: von erblich bedingt über Spontanmutationen, Autoimmunprozesse bis hin zu erworbenen Erkrankungen, z. B. Staublunge. Bei den meisten Erkrankungen spielen sowohl Dispositionen als auch Umwelt- und Lebensstilfaktoren eine Rolle.
- **Zeitlicher Verlauf bei Beginn** der Erkrankungen: plötzlicher (z. B. Diabetes mellitus Typ 1) bis schleichender Beginn (z. B. Diabetes mellitus Typ 2, Polyarthritis).
- **Unterschiedliche Ausprägung und Schwere** von Akutbeschwerden.
- **Unterschiedlicher Verlauf** der Erkrankungen von kontinuierlich (z. B. Diabetes mellitus) bis schubweise chronisch (z. B. Rheuma, Multiple Sklerose).
- **Grundsätzliche Heilbarkeit** (z. B. u. U. Krebs) versus Nichtheilbarkeit (z. B. Rheuma, Diabetes mellitus).
- **Unterschiedliche Wahrscheinlichkeit von Folgeschäden** und Langzeitbeschwerden (z. B. Krebs versus Rheuma oder Diabetes mellitus).
- **Unterschiedliche Lebensbedrohung** (z. B. Krebs versus Rheuma oder Diabetes mellitus).
- **Unterschiedliche Behandlungsmöglichkeiten** von gut bis kaum oder unzuverlässig kontrollierbar; verzögerte Wirkungslatenz bei verschiedenen Medikamenten.

Humphris und Ozakinci (2008) zitieren aus der Arbeitsgruppe um Leventhal (Leventhal et al. 1984; Easterling u. Leventhal 1989; Leventhal et al. 2005) fünf *illness cognitions*«, die mit dem somatischen Erleben korrespondieren und aus denen sich die psychische Realität der Erkrankten erhebt:

- »Identität mit der Erkrankung«
- »Krankheitsverursachung«
- »Zeitlicher Verlauf«
- »Konsequenzen«
- »Kontrollierbarkeit«

Damit können wir einige generelle Belastungsquellen für besondere psychische Belastungen und Störungen identifizieren, die für praktisch alle chronischen körperlichen Erkrankungen gleichermaßen bestehen:

- Missempfindungen bis hin zu Schmerzen
- Körperliche Versehrtheit mit Funktionsausfällen und Behinderungen
- Häufig unklare Entwicklung oder unklares Fortschreiten der Erkrankung
- Todesdrohung, mindestens Leidensdrohung
- Häufig keine Heilungschancen, nur Linderungsmöglichkeiten
- Zeit- und kostenaufwendige Behandlungen
- Lästige, oft peinliche bis gefährliche Nebenwirkungen von Behandlungsmaßnahmen

- Unsicherheit über die grundsätzliche Wirksamkeit von Behandlungsmaßnahmen
- Schwere berufliche Einschränkungen, soziale Veränderungen
- Finanzielle Belastungen
- Sich von Gesunden zu unterscheiden

Um die große Varianz hinsichtlich der Symptomatik und des Verlaufs bei den verschiedenen Erkrankungen zu vergleichen, sind in Tabelle 1-1 (S. 6 ff) für einige Erkrankungen exemplarisch Beginn, Verlauf und Therapie dargestellt. Die folgenden Fallbeispiele geben einen umfassenderen Einblick in das Leben und Erleben mit verschiedenen Erkrankungen.

Die Belastungen, oft dauerhaft, wiederkehrend und unabweisbar, können sich zu schwerwiegendem seelischem Leiden auswachsen, wie Selbstzweifel, dauerndes Grübeln, Verbitterung oder Hadern mit dem Schicksal, Körperschemastörungen, Ängste und Widerstände gegen die Behandlung und komplizierte emotionale Zustände, wie z. B. Trauer- und Schamreaktionen. Die Angst vor dem Fortschreiten der Erkrankung, vor Leiden, Siechtum und Tod nimmt dabei eine herausragende Stelle ein.

Fallbeispiel A: Multiple Sklerose

Frau A. ist als jüngere Schwester in einer Kaufmannsfamilie aufgewachsen. In der Familie habe es oft Streit gegeben, oft auch um die Kinder, die einerseits zur Enttäuschung der Eltern »nur« Mädchen, andererseits aber ein extrem streng und kontrolliert gehaltener »Schatz« der Eltern gewesen seien. Erst als die Mutter später krebskrank geworden sei, habe sich der Vater rührend um sie gekümmert.

Nach Abitur und Studium hat Frau A. in mehreren Marketingabteilungen gearbeitet, bis im Rahmen einer Sehnerventzündung mit Sehbehinderungen eine Multiple Sklerose entdeckt worden ist. Die Belastung durch die Erkrankung, die anhaltenden Schmerzen (glücklicherweise schlägt Carbamazepin an, aktuell wird auch mit Kortison behandelt), die Behandlung, die krankheitsbedingte Entlassung aus dem damaligen Arbeitsverhältnis und die ungläubige Abwendung der Eltern stürzten die Patientin in eine schwere depressive Krise. Sie erhielt einen »Kuraufenthalt« und war ein Jahr lang krankgeschrieben. Ein anschließender Arbeitsversuch scheiterte an verminderter Leistungsfähigkeit bei zu stark dosierten Tabletten. Nach einjähriger Arbeitslosigkeit und Umschulung zur Bürokauffrau beendete Frau A. (mit einer kleinen Erbschaft) wegen des Gefühls von Mobbing und Angst vor Kollegen eine neue Anstellung.

Zwischenzeitlich kommt es immer wieder zu diffusen »Schüben« mit Schmerzen in den Armen und Beinen, Gehschwierigkeiten, aber dann auch verschlechtertem Allgemeinbefinden und eigentümlichen Stimmungsschwankungen. Oft ist unklar, ob es sich jeweils um einen Multiple-Sklerose-Schub handelt. Es beginnt ein Schwanken zwischen Hoffen und Bangen und oftmals vermeidet Frau A. Arztkontakte, die jeweils akute Diagnose bestätigen könnten. Frau A. kann nach 25 Jahren Multiple-Sklerose-Diagnose nichts mehr heben, was mehr als fünf Kilogramm wiegt, hat häufig Nacken- und Gelenksversteifungen und beinahe immer schwere Schmerzen, die mit Medikamenten, z. B. Ibuprofen, nur unzureichend eingedämmt werden können. Bei allen körperlichen Beschwerden, seien es unklare Darmschmerzen, Taubheits- und Kribbelgefühle, Schmerzen in Armen und Beinen, Gangunsicherheiten etc. muss sie einen erneuten verschlechternden Schub befürchten. Sie muss fürchten, dass ihre Bewegungsfähigkeit mit den Jahren noch weiter abnimmt und sie pflegebedürftig werden wird. Wie sich die Erkrankung genau entwickelt, ist aber völlig unklar, es gibt schnelle, aber auch sehr langsame Verläufe.

Fallbeispiel B: Diabetes mellitus Typ 2

Die junge Frau B. aus Südamerika kommt auf dringendes Anraten der Diabetes-Beratungsstelle zur Therapie: Sie habe Typ-2-Diabetes-mellitus, der laut Beratungsstelle mit unterstützender Insulingabe behandelt werden sollte, sie aber wolle nicht spritzen.

Frau B. ist noch in Südamerika auf die Welt gekommen, die Familie zog aber bald nach Deutschland. Beide Eltern sowie eine Schwester litten an Diabetes Typ 2 und der jüngere Bruder an Typ-1-Diabetes. Die Großmutter, die die Familie häufig besucht habe, habe offene, auch eitrige Beinwunden wegen Diabetes gehabt; schließlich seien die Beine amputiert worden. Ein Bruder der Mutter sei vorzeitig an Diabetes-Folgeschäden gestorben. Der Bruder habe schon an schweren Hypoglykämien mit Stürzen gelitten, die älteste Schwester sei an diabetischer Neuropathie und Niereninsuffizienz erkrankt.

Bereits ab dem 13. Lebensjahr habe es Hinweise auf Diabetes gegeben, und als sie ausgehen wollte, habe sie nur mit ihrer älteren Schwester weggehen dürfen. Sie sei daher nicht mit Gleichaltrigen, sondern mit 16- bis 21-Jährigen zusammen gewesen; sie habe geraucht und auch sonst wenig auf die Gesundheit geachtet. Sie habe einige Jahre später Albuminurie (Eiweißausscheidung über die Niere, ein Hinweis auf Nierenschäden) diagnostiziert bekommen und hätte ihre Nieren untersuchen lassen sollen, dies aber nicht gemacht.

Bei Andeutungen auf einen möglichen Diabetes habe sie sich immer geschworen, lieber zu sterben als durch eine Behandlung die Diagnose und Erkrankung Diabetes anzuerkennen. Diese Diagnose habe sofort die Vorstellung ausgelöst, auch »die Beine wie die Oma abgenommen« zu bekommen. Daher habe sie sich gänzlich von der medizinischen Behandlung abgewandt – sich damit abgefunden, dass sie »wegen der Gene« »anders« sei.

Nach zunächst turbulenter Schulzeit und der zeitweiligen Distanzierung von Mitschülern und Eltern habe sie dann unter dem Einfluss einer wichtigen Freundschaft ihren Realschulabschluss nachgeholt und mit viel Freude eine Ausbildung als Medizintechnikerin begonnen.

Bei einer Routineuntersuchung allerdings habe ein Arzt ihr gesagt, sie habe Diabetes und müsse aufpassen, »sonst brauche sie mit 30 Jahren Insulin«. Diese Drohung mit Insulin sei für sie die letzte Bestätigung gewesen, dass Insulin schlecht sei. Eine Zeitlang sei es ihr gelungen, die Erkrankung ganz zu »verdrängen«, sie habe Metformin zur Verbesserung der Stoffwechselbedingungen (Steigerung der Zuckeraufnahme in Fettgewebe und

Tab. 1-1 Charakterisierung beispielhafter chronischer Körpererkrankungen hinsichtlich Ursachen, Anfangssymptomatik, Langzeitsymptomatik und Behandlungsmöglichkeiten

Erkrankung	Ursachen und Häufigkeit	Onset-Symptomatik	Langzeit-symptomatik	Behandlungsmöglichkeiten
Tumoren[1]	• multifaktoriell: – Umwelteinflüsse: schädigende Stoffe, Strahlen, Rauchen etc. – genetische Disposition bzw. Vulnerabilität – Alter: Veränderung des genetischen Bauplans von Zellen, was zu deren ungebremster und organunspezifischer Teilung und Streuung und zu einem stark erhöhten Energieverbrauch führt; zusätzlich werden die Zellen vom Immunsystem nicht mehr erkannt und nicht mehr eliminiert	• akut sehr unterschiedlich • langdauernd • z.T. starke Beschwerden: deutlicher Gewichtsverlust, ungewöhnliche Schmerzen, Funktionsausfälle (z.B. Durchfälle); z.T. beschwerdefrei/-arm • oft lange unerkannt	• wenig vorhersehbar: u.U. remittierbar nach Operation und Bestrahlung • Rezidivgefahr sofort bis in Jahren oder sogar Jahrzehnten • große Symptomvielfalt je nach betroffenem Organsystem, z.T. akute Lebensgefahr bei vielfältigem Organversagen	• Operation: Entfernung oft großer Organteile oder ganzer Organe oder Organsysteme mit entsprechenden Folgen, z.B. Stoma, Magenentfernung, Brustamputationen, Darm- oder Lungenteilsektionen • nebenwirkungsreich: Chemotherapie (zellwachstumshemmende Medikamente, z.B. Zytostatika, zerstören schnell wachsende Zellen und damit nicht nur Krebs-, sondern auch Zellen der Schleimhäute, Haare, Haut, Blutzellen, Knochenmark etc., die Nebenwirkungen sind z.B. Haarausfall, Zahnfleischprobleme, Übelkeit und Erbrechen, Schwindel) • Spezialfall der Chemotherapie: Antikörper (biotechnologisch für bestimmte Tumorarten herstellbar): weniger Nebenwirkungen als die übliche Chemotherapie, da zielgerichtet, häufig Akne neben manchmal abgeschwächten anderen Nebenwirkungen

Tab. 1-1 (Fortsetzung)

Erkran-kung	Ursachen und Häufigkeit	Onset-Symptomatik	Langzeit-symptomatik	Behandlungsmöglichkeiten

Tumoren (Fort-setzung)	• von ca. 425 000 Neuerkrankungen (NE) pro Jahr und ca. 210 000 Sterbefällen (SF) pro Jahr sind
	  – bei Frauen 25 % Neuerkrankungen Mammakarzinome mit 18 % Sterbefällen, gefolgt von Darmkarzinomen (NE 18 %, SF 15 %), Lungenkarzinome (NE 5 %, SF 10 %), Gebärmutterkarzinome (NE 5 %, SF 3 %), Magenkarzinome (NE 5 %, SF 6 %), Eierstockkarzinome (NE 5 %, SF 6 %), Bauchspeicheldrüsenkarzinome (NE 4 %, SF 6 %);
	  – bei Männern Prostatakarzinome (NE 20 %, SF 10 %), Darmkarzinome (NE 16 %, SF 13 %), Lungenkarzinome (NE 16 %, SF 27 %), Harnblasenkarzinome (NE 9 %, SF 4 %), Magenkarzinome (NE 6 %, SF 6 %), Nierenkarzinome (NE 3 %, SF 4 %), Mundhöhlen-/Rachenkarzinome (NE 3 %, SF3 %), Non-Hodgkin-Lymphome (NE 3 %, SF 2 %), Melanom der Haut (NE 3 %, SF1 %)
				• Strahlentherapie: Verringerung der Zellteilung durch strahlungsbedingte chemische Veränderung der Zellkerne, »verbrennt« entsprechend auch bestrahlte Zellbereiche – nicht befallene Bereiche: Wundheilungsstörungen, Nekrosen etc.
				• Hormontherapie: Tamoxifen, GnRH-Analoga, die die Eierstockfunktion ausschalten und hormonelle Wachstumsreize stoppen sollen, Symptome einer vorzeitigen Menopause
				• akut dramatische Therapien, aber zeitlich manchmal begrenzbar
				• Wirkung ungewiss, oft schädigend, oft peinliche und sichtbare Behandlungsfolgen, z. B. Brustamputation, Stoma, Akne, Haarausfall etc.

Tab. 1-1 (Fortsetzung)

Erkrankung	Ursachen und Häufigkeit	Onset-Symptomatik	Langzeit-symptomatik	Behandlungsmöglichkeiten
Rheumatoide Arthritis; Polyarthritis; Weichteil-Rheumatismus[2]	• etwa 400 sehr unterschiedliche Erkrankungsarten • genetische Disposition (Rheumafaktoren: Antinukleäre Antikörper: ANA) • Abnutzung • Gewebeschwächen • Prävalenz bei den über 65-Jährigen: ca. 10 %; geschätzte Gesamtprävalenz: 0,6–3,07 %, entspricht 500 000–2 500 000 Erkrankten • Durch Infekte (z. B. Epstein-Barr-Virus) auslösbare und durch Lebensführung und Stress modulierbare Autoimmunprozesse führen zu Entzündungen der Gelenkinnenhäute, symmetrisch an den kleinen Gelenken der Finger und Zehen beginnend bis zur Wirbelsäule. Mit den Entzündungen entstehen Überwärmung und Schmerzen; Allgemeinanzeichen: Abgeschlagenheit, leichte Ermüdbarkeit, Krankheitsgefühl, Appetitlosigkeit, Gewichtsabnahme, Lustlosigkeit, Depressivität; in Schubsituationen deutliche allgemeine Leistungsminderung, leichtes Fieber.	• oft schleichend • schmerzhaft • beschwerdereich • allgemein und spezifisch, z. B. Gelenke oder Erschöpfung • oft lange diffus, ohne Diagnose oder fehldiagnostiziert	• schleichend progredient in Schüben, jeweils akut spezifisch schmerzhaft, nächtlicher Gelenkschmerz • Wassereinlagerungen • chronische Gelenkentzündungen mit vielfältigen Allgemeinbeschwerden, selten Versteifungen • chronische Schmerzen • Bewegungseinschränkungen • Behinderungen • selten: Entzündungen des Herzmuskels, Herzbeutels, der Lunge und der Augen • bei »ausgebrannter Polyarthritis« keine Entzündungen mehr, aber ausgeprägte Gelenkdeformationen, hohes Behinderungs- und Verkrüppelungsrisiko	• Physiotherapie, Krankengymnastik • nebenwirkungsreiche (Gewichtszunahme, Wassereinlagerungen, Infektanfälligkeit und Infektionen, Leberschäden, Nierenversagen, Herzentzündungen, Herzmuskelschwäche etc.) entzündungshemmende und immunmodulierende Medikamente, z. B. nichtsteroidale Antirheumatika (z. B. Diclofenac), Analgetika, Kortikosteroide (Kortison), Basistherapeutika (z. B. auch Zytostatika), TNF-alpha-Blocker (Tumornekrosefaktor-Blocker) • gelenkregulierende Operationen, Gelenkprothesen • Wirkung nicht zuverlässig und nebenwirkungsreich

Tab. 1-1   (Fortsetzung)

Erkrankung	Ursachen und Häufigkeit	Onset-Symptomatik	Langzeit-symptomatik	Behandlungsmöglichkeiten
Lupus Erythematodes (SLR)[2]	• Mitbeteiligung des Nervensystems		• u.U. psychotische Symptome	• nicht heilbar
Morbus Crohn; Colitis Ulcerosa[3]	• deutliche genetische Disposition • Autoimmunprozess, Ernährung, Umwelt, Infekte, Stress: entzündliche Darmwandveränderungen mit Abszessen, Fisteln und Stenosen (narbige Verengungen) • ca. 350 000 Erkrankte in Deutschland	• oft schleichend, beschwerdereich • Durchfälle, Bauchkrämpfe • peinlich: Zysten, Hautveränderungen, schubweise, quälend	• hohes Wiederauftretensrisiko: Stressbelastung kann zur Krankheitsaktivierung führen! • alltagsbehindernd, Krankheitsgefühl, sichtbare Krankheitsanzeichen: Akne, Gesichtsfisteln, unkontrollierbare Durchfälle, wiederkehrende, schwere Bauchschmerzen, Darmblutungen, Schleimhautläsionen, Zysten und Fisteln, u.U. Sepsisgefahr, u.U. Darmperforation • Komplikationen und Graviditätsrisiko während einer Schwangerschaft, Wachstumsstörungen • Begleiterkrankungen: Gallen- und Nierensteine, Gelenkentzündungen, Autoimmunhepatitis, Osteoporose, erhöhte Karzinominzidenz	• nebenwirkungsreiche entzündungshemmende und immunmodulierende Medikamente: Aminosalizylsäure, Kortikosteroide (z.B. Akne bei Kortikosteroidtherapie), TNF-alpha-Blocker • Wirkung unzuverlässig • Ernährungstherapie unzuverlässig und aufwendig • Operationen bis hin zu künstlichem Darmausgang • nicht heilbar

Tab. 1-1   (Fortsetzung)

Erkrankung	Ursachen und Häufigkeit	Onset-Symptomatik	Langzeit-symptomatik	Behandlungsmöglichkeiten
Multiple Sklerose[4]	• Autoimmunprozess (durch Zytokine ausgelöste autoimmune Nerventzündung im Gehirn), Infekte, Genetik, Stress; Entzündungen der Myelinscheiden der Axone des zentralen Nervensystems und des Rückenmarks; Verhärtung des Gewebes mit einer Behinderung der Leitungsfunktion • ca. 120 000 Erkrankte in Deutschland	• explosionsartig mit deutlich neurologischer und psychoneurologischer Symptomatik oder einschleichend • allgemeines Krankheitsgefühl • schubweise, quälend	• unterschiedliche Verläufe: langsam vs. rasch aufeinanderfolgende Schübe • je nach Erkrankungsart: Sehstörungen, Bewegungs- und Gangstörungen (Spastiken, Muskelsteife, Lähmungen), Störungen der Sensorik: Taubheit, Kribbeln, Blitzempfinden, Schmerzen; sehr schwerwiegend • plötzlich einschießende Heulanfälle abwechselnd mit euphorischer Gestimmtheit • Fazialisparese • Trigeminusneuralgie • Sprachstörungen: langsam, schleppend, mit abgehackten und explosiv ausgestoßenen Silben • Blasenentleerungsstörungen, Harninkontinenz • zunehmende Gang- und Bewegungskoordinationsstörungen bis hin zu kompletter Pflegebedürftigkeit • 10 % der Erkrankten sterben an den direkten Krankheitsfolgen	• nebenwirkungsreiche entzündungshemmende und immunmodulierende Medikamente: Analgetika, Glatirameracetat, Interferone, Zytostatika, Immunglobuline, Kortison, Psychopharmaka (z. B. Antiepileptika); Wirkung unzuverlässig • physiologische Therapie • nicht medikamentöse Schmerztherapie • nicht heilbar

Tab. 1-1 (Fortsetzung)

Erkran-kung	Ursachen und Häufigkeit	Onset-Symptomatik	Langzeit-symptomatik	Behandlungsmöglichkeiten
Diabetes Typ 1[5]	• Autoimmunprozess nach Infekten: Zerstörung der β-Zellen der Langerhans-Inseln der Bauchspeicheldrüse, resultierend in einem absoluten Insulinmangel • Häufigkeit: an Typ-1-Diabetes sind ca. 500 000 Menschen im Jahr 2006 in Deutschland erkrankt	• kurze dramatische Akut-Symptomatik mit Lebensgefahr: extremer Durst, Wasserlassen, Blutzuckeranstieg, zentrale Glukoseunterversorgung, Übersäuerung (Azidose) durch Verstoffwechselung freier Fettsäuren, Hirnschwellung • unbehandelt führt Diabetes zu Koma und Tod	• bei guter Behandelbarkeit symptomarm • auffälligste Nebenwirkung: akut behandelbare kontrollierbare Hypoglykämien, u. U. mit zentralnervöser Glukoseunterversorgung, Bewusstlosigkeit, reaktiv stark ansteigenden Blutzuckerwerten (vermeidbar!), dramatisch aber kontrollierbar • Hyperglykämien; gefährlich, aber symptomarm: Durst, häufiges Wasserlassen, Müdigkeit, Hunger • Folgeerkrankungen bei langjährig unzureichender Behandlung vielfältig und schwerwiegend: Herz-Kreislauf-Probleme, Augenschäden bis zu Erblindung, Nierenschäden bis zu Dialyse, Polyneuropathien mit diversen Schäden, u. a. auch Wundschäden an den Füßen bis hin zu Amputationen	• sehr gut behandelbar durch externe Insulinsubstitution (Blutzuckermessung, Insulindosisanpassung, ggf. die hocheffektive, weil die Körperfunktionen am besten nachempfindende Insulinpumpe, Ernährungstherapie, Bewegung), bei weitreichender Selbstkontrolle durch Blutzuckerselbsttestung, dadurch sind Folgeschäden gut vermeidbar oder zumindest lang hinausschiebbar • hohe Behandlungsverantwortung bei deutlicher Alltagsinvasivität (4- bis 6-mal täglich Blutzuckermessung, Insulindosisanpassung nach Abschätzung der Blutzuckerwerte, blutzuckersteigernde Wirkung von Kohlenhydraten, aber auch sonstige Bedingungen wie Infekte, blutzuckermodulierende Wirkung von Bewegung, Alkohol etc., Entscheidung über Insulingabe je nach Ausmaß der Blutzuckerwirkung (meist: ca. 50mg/dl Senkung pro Einheit (U) Insulin, ca. 50mg/dl Hebung pro Broteinheit (BE)

Tab. 1-1 (Fortsetzung)

Erkrankung	Ursachen und Häufigkeit	Onset-Symptomatik	Langzeit-symptomatik	Behandlungsmöglichkeiten

Diabetes Typ 2[5]	• relativ hoher Genetikanteil (ca. 10 %)
	• Ernährungsstile, Übergewicht
	• Alter: Insulinresistenz der peripheren Insulinrezeptoren und verminderter bis ausbleibender Insulinsekretion der Bauchspeicheldrüse; metabolisches Syndrom mit viszeralem Bauchfett, Bluthochdruck, erhöhten Blutfetten
	• Häufigkeit: ca. 6–7 Mio. Menschen in Deutschland, ca. 1,5 Mio. davon sind insulinbehandelt
		• sehr schleichender Beginn
		• oft lange übersehen
		• symptomarm: schlechte Wundheilung, Durst, schnelle Müdigkeit, Bluthochdruck
			• bei guter Behandelbarkeit symptomarm; akut seltene und kontrollierbare Hypoglykämien, vermeidbare Hyperglykämien gefährlich, aber symptomarm
			• Folgeerkrankungen bei langjährig unzureichender Behandlung vielfältig und schwerwiegend: Herz-Kreislauf-Probleme, Bluthochdruck, Augenschäden bis zu Erblindung, Nierenschäden bis zu Dialyse, Polyneuropathien mit diversen Schäden, u. a. auch Wundschäden an den Füßen bis zur Amputation
				• sehr gute Behandelbarkeit mit Ernährungsanpassung, Gewichtskontrolle, Bewegung
				• orale Antidiabetika
				  – Metformin: Hemmung der hepatischen Glukoneogenese, Steigerung der Glukoseaufnahme in Fettgewebe und Skelettmuskulatur
				  – Sulfonylharnstoff, Glinide: Stimulation der endogenen Insulinsekretion
				  – Glitazone: Verminderung der Insulinresistenz in Fettgewebe, Skelettmuskulatur und Leber
				  – Alpha-Glukosidasehemmer: Hemmung der Spaltung von Disacchariden (Haushaltszucker)
				• Kohlenhydratverzögerer, nebenwirkungsarme Medikation
				• Insulin, allerdings dauerhafte, alltagsinvasive Beschäftigung, hohe Behandlungsverantwortung vgl. oben, Typ-1-Diabetes-mellitus

[1] Robert Koch-Institut 2010
[2] Jungnitsch 2003
[3] Musial u. Enck 2003
[4] Hein u. Hopfenmüller 2000; Weihe 2010
[5] Deutsche Diabetesunion und Nationales Aktionsforum Diabetes mellitus (NAFDM) 2006

Muskulatur, Hemmung der Fettresorption) versucht, aber nur mit mäßigem Erfolg. Mit sich verschlechternden Blutzuckerwerten, aber mehr noch mit zunehmendem Fatalismus und Hoffnungslosigkeit habe sie sich nur noch zwischen Arbeit und Schlafen bewegt, die Berufsschule nicht geschafft und Kontakte zu Freunden gemieden. Irgendwann sei sie wegen Schmerzen in der Leistengegend doch wieder zum Arzt gegangen; die Klinik habe sie zur Diabetes-Beratung genötigt und diese wiederum zur Therapie. Die Aussicht, sich doch mit ihren angstvollen und verweigernden »Gedankengängen« beschäftigen zu müssen, habe sie letztlich hergeführt.

Fallbeispiel C: Morbus Crohn
Frau C., 31 Jahre alt, Mediendesignerin, kommt in die Beratung mit Ängsten im Zusammenhang mit ihrer Morbus-Crohn-Erkrankung. Im Alter von zwölf Jahren sei die Erkrankung entdeckt worden und für ihre Eltern sei das eine große Belastung gewesen. Ihre Mutter habe sich Gedanken um ihre Ernährung und Behandlung gemacht, sei aber gleichzeitig durch die Diabetes-Erkrankung des eigenen Vaters stark absorbiert gewesen; dieser sei dann auch nach vielem Leiden an verschiedenen Folgeerkrankungen des Diabetes gestorben. Sie selbst habe unter den anfallsartigen Bauchschmerzen, Durchfällen und der ewigen Müdigkeit gelitten. Die anderen Kinder und vor allem später die jugendlichen Freunde hätten kaum von ihrer Krankheit gewusst, denn sie habe selten darüber gesprochen. Sie habe wegen des Morbus Crohn auch nie mit Freunden mithalten können. Sie habe viele Speisen, Milchprodukte und alles Schwerverdauliche und Blähende ablehnen müssen, mit Alkohol habe sie zurückhaltend sein sollen. Gleichzeitig habe sie ihre Missempfindungen nicht zeigen wollen, sich still zurückgezogen. Die Kortison-Behandlung und andere Medikamente hätten auch Akne ausgelöst.
Das Schlimmste aber sei, dass die Schübe doch deutlich stressabhängig seien. Sie fürchte, keinen Stress mehr zu ertragen und dass jeder Stress die Krankheit verschlechtern könnte. Sie habe Sorge, ob sie sich selbstständig machen und ihre Arbeit durchhalten könne. Auch quäle sie die Frage, wie weit sie sich vielleicht in eine Beziehung einlassen soll. Sie wünsche sich sehr Kinder. Aber alles könnte sich verschlechternd auf die Erkrankung auswirken. Zwischenzeitlich fürchte sie sich bereits vor der Sorge selbst.
Ihre Mutter rate ihr zudem immer zur Zurückhaltung in ihrer Neugierde für »alternative« Behandlungsansätze. Sie selbst wolle von der schulmedizinischen Behandlung aber zunehmend auf eine diätetische Behandlung und gesunde Lebensführung umsteigen. Sie habe den Eindruck, dass das auf den Darm einen ähnlichen und nicht geringeren Einfluss habe als die entzündungshemmenden Medikamente, dass aber gleichzeitig viele Nebenwirkungen der Medikamente wegfallen könnten.

Fallbeispiel D: Darmkrebs

Frau D. ist 28 Jahre alt, als sie an Darmkrebs erkrankt. Glücklicherweise früh erkannt, kann der Tumor, der nach allen Erkenntnissen noch nicht gestreut hat, operativ entfernt werden und die Darmfunktion erhalten bleiben. Die anschließende Chemotherapie verträgt Frau D. ungewöhnlich gut, ihr fallen weder die Haare aus, noch leidet sie nachhaltig an Übelkeit oder anderen Beschwerden durch den »Angriff« auf alle schnell wachsenden Zellen, z. B. in Schleimhäuten und Haaren.

Ihr Freund ist treu und fürsorglich bei ihr geblieben und hat sie in der schweren akuten Zeit viel besucht und sie unterstützt. Die ersten Nachsorgetermine sind ohne Befund geblieben und sie konnte ihre Arbeit als Organisationsassistentin wieder aufnehmen. Alles könnte gut sein.

Doch ganz leise haben sich Zweifel in ihrem Leben eingenistet. Sie hat Erfahrungen gemacht, die kaum jemand in ihrem Alter bereits hat, und manches Gespräch über Alltagssorgen und Lebensumstände scheint ihr leer und albern. Aber es gibt auch das Gegenteil: Menschen finden sie besonders spannend, weil sie bereits eine solche Erfahrung gemacht hat und erwarten Besonderheiten. Die Eltern wehren Hinweise auf mögliche Bedrohlichkeiten ab und finden nur noch schwer zu einer entspannten Haltung.

Die schwierigsten Folgen aber sind für ihre Beziehung entstanden: Wie will sich das Paar aufeinander einlassen, sollen sie eine Ehe eingehen, sollen sie Kinder planen oder müssen sie mit einem schlechten Ende rechnen? Können sie hoffen, sich ein Leben lang oder wenigstens ein halbes zu haben, oder müssen sie damit rechnen, dass ihre Kinder vielleicht alsbald die Mutter, der Mann die Frau verliert? Das Leben hat seine Unbekümmertheit verloren.

1.2   Die Bedeutung von Angst bei chronischen Erkrankungen

Um die Bedeutsamkeit psychischen Leidens im Zusammenhang mit körperlichen chronischen Erkrankungen zu untersuchen, wurde und wird immer wieder die Häufigkeit klinisch-psychiatrischer Angststörungen und Depressionen bei verschiedenen Erkrankungsarten mit Hilfe gängiger psychiatrischer und psychometrischer Test- bzw. Fragebögen oder klinischer Interviews und Screening-Instrumente erfasst (z. B. HADS [Zigmond u. Snaith 1983], SCL-90-R [Derogatis 1994], SCID [Fydrich et al. 1996]; Herschbach u. Heußner 2008).

Beinahe übereinstimmend stellen die Studien eine gegenüber medizinisch Gesunden oder gegenüber der Norm erhöhte Auftretenswahrscheinlichkeit, Inzidenz, Punkt- oder Life-Time-Prävalenz von Depressionen fest.

Nach einer Übersicht von Robertson und Katona (1997) beträgt die Häufigkeit von Depressionen bei schwer körperlich Erkrankten zwischen 10 % und

50 % (Diabetes mellitus 10 %, Myokardinfarkt 20 %, Morbus Parkinson 30–50 %, Epilepsie 20–30 %, Dialyse 10–20 %, Schlaganfall 25–35 %, Tumoren 25–40 %).

Angststörungen wurden deutlich seltener erhoben, aber die Häufigkeit von Angsterkrankungen bei Patienten mit chronischen Körpererkrankungen ist gegenüber Gesunden ebenfalls deutlich erhöht (z. B. Moorey et al. 1996; Thomas et al. 1997 für Krebs; Grigsby et al. 2002 für Diabetes mellitus; Irvine 2004; Mardini et al. 2004 für Morbus Crohn; Janssens et al. 2003; Siegert u. Abermethy 2005; Zorzon et al. 2001; Nicholl et al. 2001; Smith u. Young 2000 für Multiple Sklerose; Katon et al. 2007). Beinahe überall finden sich erhöhte Häufigkeiten bei subklinischen Ängsten wie »unspezifischer Angst« oder »andernorts nicht klassifizierten Angststörungen« (siehe z. B. Grigsby et al. 2002 für Diabetes mellitus). In einer Studie von Burgess und Mitarbeitern (2005) berichteten 48 % der befragten Brustkrebspatientinnen erhöhte Angst- und Depressionswerte. Ebenfalls 48 % der befragten Patienten mit verschiedenen Krebsdiagnosen gaben in einer Arbeit von Stark und Mitarbeitern (2002) erhöhte Angstwerte an. In einem Artikel über Ängste bei Gelenkrheumatismus folgern van Dyke und Mitarbeiter (2004), dass Patienten mit Gelenkrheumatismus grundsätzlich dazu tendieren, höhere Angstwerte zu haben als eine normative Vergleichsgruppe gleichaltriger arbeitender Erwachsener. Chandarana et al. (1987) stellen bei 21,4 % der untersuchten Rheumapatienten eine erhöhte Prävalenz von Angststörungen fest. Nach Raspe (1996) werden 31 % der Patienten als ängstlich eingestuft. In der EU-RIDISS-Studie *(European Research on Incapacitating Disease and Social Support)* zeigt sich ein enger Zusammenhang zwischen Angst und Fatigue (Suur-meijer 2001). In Tabelle 1-2 (S. 16) sind auch einige wichtige Studien über Erhebungen zu Angststörungen bei verschiedenen Erkrankungen aufgelistet.

Wie Herschbach (2006) ausführt, schwanken die Angaben über Häufigkeiten psychischer Störungen bei verschiedenen Studien erheblich. Möglicherweise ist psychisches Leiden keine feststehende Größe und kommt in unterschiedlichen Krankheitspopulationen und zu unterschiedlichen Erhebungszeiten sehr unterschiedlich intensiv vor. Gleichzeitig werden Unterschiede in den Studienergebnissen auch methodische Gründe haben, wie z. B. die unsichere Aussagekraft bestimmter Fragebogen und Skalen, mit denen wir konkrete, im Alltag erlebte und krankheitsspezifische Belastungen kaum zuverlässig abbilden können (Herschbach 2006; Herschbach et al. 2006b) oder die unsichere Aussagekraft körpernaher Symptome psychischer Erkrankungen, die auch »nur« Symptome der körperlichen Erkrankung sein können.

Um sowohl krankheits- und erlebensspezifisch wie auch unabhängig von den für andere Zwecke entwickelten psychiatrischen Skalen zu untersuchen, wurde statt nach »Depressionen« oder anderen Gestimmtheitszuständen zunehmend nach spezifischen Alltagsbelastungen bei chronischen Körpererkrankungen gefragt, und man hat auch entsprechende Fragebögen dazu entwickelt.

Tab. 1-2 Häufigkeiten von nach DSM diagnostizierten Angststörungen in ausgewählten Studien

Autoren	Erkrankungen/ Stichprobe	Angst- messung	Häufigkeit
Härter et al. 2001	• 205 Krebs • 165 kardiologisch • 175 orthopädisch • 116 pneumologisch • 44 endokrinologisch	• ICD-10 • DSM-IV (CIDI)	• behandlungsbedürftige Angststörungen zwischen 4,8 % und 9,7 %

Grigsby et al. 2002	• Metaanalyse:
	  18 Studien,
	  2584 Diabetes
	  mellitus,
	  1492 Kontrollen
		• STAI
		• HSCL
		• DIS/DSM-III
		• SADS-LA-R
		• CIS
		• HADS
		• BSI
		• ZSRA
		• BAI
			• GAD 13,5 %
			• *Panic* 1,3 %
			• OCD 1,3 %
			• PTSD 1,2 %
			• Agoraphobie 4,6 %
			• *Simple Phobia* 21,6 %
			• Phobie 6,8 %
			• NNB 14,0 %
			• Sympt. 26,5 %

Stark et al. 2002	• 178 diverse CA
	  (Lymphsystem, Niere,
	  Melanom, Plasma)
		• HADS
		• STAI
		• ICD
			• 48 % HAD>7/21
			• 18 % ICD: davon
			  – 15 % GAD
			  – 16 % *Panic*
			  – 24 % Phobie

van Dyke et al. 2004	• 143 RA • 29 OA • 54 RA+MajorD	• STAI • SCL-90 • AIMS	• RA, OA unterschieden sich nicht von Normen, z. B. StateA 34,1±10, TraitA 33,4±9
Ramjeet et al. 2005	• 112 RA • 36 männlich, 66+10 • 76 weiblich, 56+15	• STAI	• STAI: Trait A 34 männlich • STAI: Trait A 38 weiblich
Mitchell et al. 2005	• Review vier Studien: 575 MS	• ZSRA • BDI	• 8–43 % klinische Werte

Abkürzungen: CA: Karzinom; GAD: *Generalized anxiety disorder*; MajorD: Major Depression; MS: Multiple Sklerose; NOS: *not otherwise specified*; NNB: nicht näher bezeichnet; OA: Osteoarthritis; OCD: *Obsessive compulsive disorder*; Panic: *Panic Disorder*; PTSD: *Posttraumatic stress disorder*; RA: rheumatische Arthritis; StateA: *State Anxiety*; TraitA: *Trait Anxiety*.

Angstmessung: AIMS: *Arthritis Impact Measurement Scales* (Meenan et al. 1992); BAI: *Beck Anxiety Inventory* (Beck u. Steer 1993); BDI: Beck-Depressions-Inventar (Beck u. Steer 1987); BSI: *Brief Symptom Inventory* (Derogatis 1993); CIDI: *Composite International Diagnostic Interview* (CIDI) (Wittchen u. Pfister 1997); CIS: *Clinical Interview Schedule* (Wilkinson et al. 1988); DSM-III/-IV: Diagnostisches und Statistisches Manual Psychischer Störungen *(Diagnostical and statistical manual of psychological disorders)*; HADS: *Hospital Anxiety and Depression Scales* (Zigmond u. Snaith 1983); HSCL: *Hopkins Symptom Checklist* (Derogatis et al. 1974); ICD: *International Classification of Disease* (Dilling et al. 2008); SADS-LA-R: *Seasonal Affective Disorders u. Schizophrenia Lifetime Anxiety Version* (Friedman et al. 1998); SCL-90: Die Symptom-Checkliste (Derogatis 1994); STAI: *State Trait Anxiety Inventory* (Spielberger et al. 1970); ZSRA: *Zung Self-Rating of Anxiety Scale* (Zung 1971)

Sie finden im Folgenden eine Liste mit **Belastungssituationen**, wie sie in Ihrem Leben vorkommen könnten. Bitte entscheiden Sie für jede Situation, ob sie auf Sie zutrifft oder nicht. Wenn ja, kreuzen Sie an, wie stark Sie sich dadurch belastet fühlen (auf der fünfstufigen Skala von »kaum« bis »sehr stark«), wenn nein, machen Sie bitte ein Kreuz bei »trifft nicht zu«.

FBK-R23	Trifft nicht zu	Trifft zu und belastet mich kaum ———————→ sehr stark				
1. Ich fühle mich häufig schlapp und kraftlos.	0	1	2	3	4	5
2. Ich leide unter Wund-/ Narbenschmerzen (Operation).	0	1	2	3	4	5
3. Ich bin unsicherer im Umgang mit anderen Menschen.	0	1	2	3	4	5
4. Ich leide unter ungeklärten körperlichen Beschwerden (z. B. Bauchschmerzen, Kopfschmerzen, Rückenschmerzen).	0	1	2	3	4	5
5. Ich habe Angst vor einer Ausweitung/Fortschreiten der Erkrankung.	0	1	2	3	4	5

© Herschbach 2001

Abb. 1-1 Fragebogen zu Alltagsbelastungen bei Krebs (FBK)

Zwei Beispiele aus eigenen Untersuchungen sind der »Fragebogen zu Alltagsbelastungen bei Krebs« (FBK) und der »Fragebogen zu Alltagsbelastungen bei Diabetes mellitus« (FBD) (Herschbach et al. 1985, 1997; Waadt et al. 1992c). Eigenschaften und Beispielitems zum FBK lassen sich aus Abbildung 1-1 und Tabelle 1-3 (S. 18) ablesen, die Charakteristika des FBD sind in Abbildung 1-2 (S. 19) und Tabelle 1-4 (S. 20) aufgeführt.

An der Spitze einer mit dem FBK erhobenen Rangliste von insgesamt 23 für Krebs typischen Belastungen aus allen Lebensbereichen bei Krebserkrankten stehen krankheitsspezifische Ängste (Herschbach et al. 2004b; Herschbach u. Henrich 1987; Herschbach et al. 1985). So empfindet etwa ein Drittel (32,2 %) von 1721 untersuchten Krebspatienten unterschiedlicher Diagnosen

Tab. 1-3   Fragebogen zu Alltagsbelastungen bei Krebs (FBK): Beschreibung und Gütekriterien

Fragebogen	Items	Skalen

FBK-R23	• 23 Items
	• Werte 0–5
		• 5 Skalen
		  – Psychosomatische Beschwerden
		    (u. a. Schlafstörungen, Schmerzen)
		  – Angst (u. a. Schmerzen, Fortschreiten
		    der Erkrankung)
		  – Informationsdefizite
		    (u. a. Arzt-Patient-Beziehung)
		  – Alltagseinschränkungen
		    (u. a. Hobbys, Körperpflege)
		  – Soziale Belastungen
		    (Partner, Selbstwert)
		• Interne Korrelation der Skalen:
		  – Cronbach's alpha $0{,}65 < r > 0{,}80$;
		  – Cronbach's alpha gesamt $r = 0{,}89$
		• Trennschärfen $0{,}43 < r > 0{,}61$

FBK-R10	• 10 Items; eindimen- sional	• Korrelation rFBK-R23:FBK-R10$=0{,}947$
FLZ (Fragebogen zur Lebenszufriedenheit)[1]	• k. A.	• Divergente Interkorrelationen rFBK-R23:FLZ$=-0{,}71$
SCL-90 GSI (Symptom Checklist-90 Global Severity Index)[2]	• k. A.	• rFBK-R23:SCL-90 GSI$=.70$[4]
FACT-BMT (Functional Assessment of Cancer Therapy- Bone Marrow Trans- plant)[3]	• k. A.	• rFBK-R23:FACT$=.70$[5]

[1]   Henrich u. Herschbach 1997
[2]   Derogatis 1994
[3]   McQuellon et al. 1997
[4,5]   Herschbach et al. 1985, 2004b; Herschbach u. Weis 2008; Sehlen et al. (in Vorbereitung)

Sie finden im Folgenden eine Liste mit **Belastungssituationen**, wie sie in Ihrem Leben vorkommen könnten. Bitte entscheiden Sie für jede Situation, ob sie auf Sie zutrifft oder nicht. Wenn ja, kreuzen Sie an, wie stark Sie sich dadurch belastet fühlen (auf der fünfstufigen Skala von »kaum« bis »sehr stark«), wenn nein, machen Sie bitte ein Kreuz bei »trifft nicht zu«.

FBD	Trifft nicht zu	Trifft zu und belastet mich kaum ⟶ sehr stark				
1. Ich muss auf schmackhafte Lebensmittel verzichten.	0	1	2	3	4	5
2. Wegen des Diabetes muss ich meine Freizeit genau vorausplanen.	0	1	2	3	4	5
3. Ich mache mir Sorgen um meinen Partner.	0	1	2	3	4	5
4. Die Aufstiegschancen in meinem derzeitigen Beruf sind durch den Diabetes eingeschränkt.	0	1	2	3	4	5

© Waadt et al. 1992c

Abb. 1-2   Fragebogen zu Alltagsbelastungen bei Diabetes mellitus (FBD)

und Krankheitsstadien krebsspezifische Ängste als stark oder sehr stark belastend. In Tabelle 1-5 (S. 21) sind die wichtigsten und am meisten belastenden dieser Ängste genannt:

- Die Angst vor dem Fortschreiten der Erkrankung.
- Die Angst vor Arbeitsunfähigkeit.
- Die Angst vor Schmerzen.
- Die Angst, noch einmal ins Krankenhaus zu müssen.

Der wichtigste Aspekt in diesem Zusammenhang scheint die Progredienzangst, die Angst vor dem Fortschreiten der Erkrankung, zu sein: Lee-Jones et al. (1997) schließen, dass viele Patienten in Remission sich um ihre Gesundheit sorgen und mit der ständigen Angst vor einem erneuten Auftreten eines Tumors leben (Stalker et al. 1989). Nach O'Neill (1975) ist die Furcht vor einem Rezidiv nahezu ständig präsent und bei fast der Hälfte der Patienten (48 %) ist sie begleitet von einem Gefühl der Ungewissheit hinsichtlich des weiteren Krankheitsverlaufes (Wong u. Bramwell 1992). Die Ängste betreffen nicht nur die mögliche Hilflosig-

Tab. 1-4 Fragebogen zu Alltagsbelastungen bei Diabetes mellitus (FBD): Beschreibung und Gütekriterien

Fragebogen	Items	Skalen
FBD[1,2,3]	• 45 Items • Wert je 0–5 • Trennschärfen der Items: .48<r>.84	• 10 Skalen – Depressivität – Aktivität – Zukunftsangst – Unterzuckerprobleme – Beschwerden – Akzeptanz (Diät) – Beruf – Partnerschaft – Arzt-Patient-Verhältnis – Selbstbehandlung • Interkorrelation der Skalen: Cronbach's alpha .69<r>.84
BL (Beschwerde-liste)[4]	• k. A.	• Konvergente Interkorrelation: – rFBD Beschwerden:BL=.74 – rFBD Depressivität:BL=.70
FLZ/FGZ (Fragebogen zur Lebens-Gesund-heits-Zufrieden-heit)[5]	• k. A.	• Divergente Interkorrelation: – rFBD Depressivität:FLZ=–.31 – rFBD Aktivität:FLZ=–.34 – rFBD Beschwerden:FLZ=–.33 – rFBD Arzt-Patient:FLZ=–.12 – rFBD Depressivität:FGZ=–.45 – rFBD Aktivität:FGZ=–.45 – rFBD Beschwerden:FGZ=–.55 – rFBD Arzt-Patient:FGZ=–.19

[1] Waadt et al. 1992c
[2] Duran et al. 1995
[3] Herschbach et al. 1997
[4] v. Zerrsen 1976
[5] Herschbach u. Henrich 1987

keit, dem Leiden oder Sterben ausgeliefert zu sein, sondern auch die Sorge, mit peinlichen Veränderungen nicht umgehen zu können. Belastungen können aus Operationsfolgen entstehen, wie eine unattraktive Brust, ein künstlicher Darmausgang oder ein stark verkleinerter Magen, oder aus der Sorge, erneut belastende Chemo- oder Strahlentherapien mit Übelkeit, Erbrechen, Haarausfall oder schlechteres Allgemeinbefinden ertragen zu müssen (Noyes et al. 1998).

Diese ausgeprägten Ängste bleiben selbst bei langzeitüberlebenden Krebspatienten bestehen (Thomas et al. 1997; Skaali et al. 2008); ein Drittel (Deimling et

Tab. 1-5   Belastungen bei Patienten mit Krebserkrankungen

Item	Mw 0–5	Häufigkeit in % ≥ 4
Angst vor dem Fortschreiten der Erkrankung	2,55	35,1
Sich schlapp und kraftlos fühlen	2,20	25,6
Weniger fähig sein, eigenen Hobbys nachzugehen	2,00	25,6
Angst, nochmal ins Krankenhaus zu müssen	2,00	25,1
Schlafstörungen	1,90	23,2
Angst vor Arbeitsunfähigkeit	1,69	22,4
Angst vor Schmerzen	1,85	22,3
Angespannt und nervös sein	1,88	19,7
Weniger Sex haben	1,59	19,7
Weniger unternehmen können	1,55	19,1
Sich körperlich unvollkommen fühlen	1,40	16,2

n = 2203, gemessen mit dem Fragebogen zur Belastung von Krebspatienten (FBK-R23)
Mw 0–5: mittlere Belastungsstärke (0–5) des Items in der Gesamtstichprobe, 0 trifft nicht zu, 1–5 trifft zu und belastet mich kaum bis sehr stark
Häufigkeit in % ≥ 4: Prozentsatz der Menschen, die eine Belastungsstärke von 4 oder 5 (Maximum) angegeben haben

al. 2006) bis 56 % der Befragten (van den Beuken-van Everdingen 2008) geben starke Wiederauftretensängste an.

Ähnlich wurden in einer Studie von Raspe (1996) 31 % von insgesamt 318 chronischen Polyarthritis-Patienten als ängstlich eingestuft. Schätzungen zufolge haben 50 % der Patienten Angst vor einem Fortschreiten der Erkrankung. Die Befürchtungen beziehen sich vor allem auf Behinderung und Deformität (Wiener 1975; Raspe 1996); insgesamt ist in dieser Patientengruppe der Zusammenhang der Angst mit körperlichen Funktionsstörungen sowie mit Schmerzen hoch (Soderlin et al. 2000; Varni et al. 1996; Engst-Hastreiter 2000; Suurmeijer et al. 2001).

Schon frühe Studien und klinische Beobachtungen (Wiener 1975; Chandarana et al. 1987; Hawley u. Wolfe 1988; Liang et al. 1984; van Dyke et al. 2004) bei entzündlich-rheumatischen Erkrankungen zeigen den hohen Stellenwert der Angst vor Folgeerkrankungen (Organbeteiligung, immunologische und hämatologische Veränderungen) für die Krankheitsbewältigung. Besonders viele Patienten fühlen sich von der Alltagsbeeinträchtigung der Krankheitsschübe, schlechtem Allgemeinbefinden, Schmerzen und/oder akuten Bewegungseinschränkungen bedroht – auch hier vermischt sich Angst vor körperlicher wie vor sozialer Bedrohung. Die soziale Bedrohung ist wegen möglicher Invalidität, z. B. bei Verkrüppelungen der Hände und Füße, und wegen der Bedrohung der Leistungsfähigkeit bei den durchschnittlich erst im mittleren Lebensalter stehenden Menschen ein hoch belastendes Thema.

Ähnliche Bilder sehen wir auch bei Multipler Sklerose, die sehr unterschiedlich verlaufen kann: von begrenzten, lang auseinanderliegenden Entzündungen bis hin zu schwer beeinträchtigenden häufigen Schüben mit zunehmenden Schmerzen, Spasmen, Steifheit, Koordinationsverlust und Lähmungserscheinungen (Hobart et al. 2005). Die Lebensqualität ist nach einer Übersichtsarbeit von Michell et al. (2005) über 90 Studien durchgängig stark eingeschränkt: Bis zu 70 % der Patienten waren arbeitslos, 50 % konnten den Haushalt nicht alleine führen. Zwar blieben – wie auch sonst immer wieder beobachtet – die Korrelationen zwischen Lebensqualität und Grad der Behinderung erstaunlich gering, aber die – von den ärztlichen Einschätzungen unabhängige – Angst vor dem »*worst case scenario*« und der Antizipation von Behinderungen zeigte sich wiederum als starker Prädiktor für Belastung und Depression.

Nun lassen sich Krankheiten wie z. B. Krebs oder rheumatische Erkrankungen sehr schwer kontrollieren und behandeln. Daher scheint uns hier die Angst vor der Verschlechterung oder dem Fortschreiten der Erkrankung absehbar und zwangsläufig. Aber auch für Diabetes mellitus – einer durch diätetische und wenig invasive medikamentöse Maßnahmen und ggf. durch Insulinbehandlung fast kompensierbare Stoffwechselerkrankung – belegen eigene Untersuchungen mit dem oben genannten Fragebogen zu Alltagsbelastungen (FBD, Abb. 1-2) an bisher über 2000 Patienten den Vorrang der Zukunftsangst unter den Belastungsthemen (Duran et al. 1995; Waadt et al. 1995; Herschbach et al. 1997): Bis zu 70 % der Menschen mit Diabetes leiden deutlich unter der Angst vor Spätkomplikationen. Ausgezeichneten Behandlungsmöglichkeiten stehen die Risiken gegenüber, blind zu werden, Dialyse oder eine Nierentransplantation zu benötigen oder schlecht heilende Fußwunden mit möglichen Amputationen zu bekommen. Über 60 % fühlen sich durch Gedanken an Hilflosigkeit, Tod und Behinderung im Alter schwer belastet. Eine Übersicht zu diabetesspezifischen Ängsten findet sich in Tabelle 1-6.

Fast 50 % der mit Insulin behandelten Patienten berichten ebenfalls über Angst vor Hypoglykämien, einer häufigen, sozial auffälligen Begleiterscheinung der Insulinbehandlung (Waadt et al. 1992a, 1992b; Duran et al. 1995; Herschbach et al. 1997; Cebulla et al. 1992; Zettler et al. 1993). Auch Herpertz et al. (1999, 2000) fanden unter 410 Typ-1- und Typ-2-Diabetikern 16 % mit einer extremen Belastung im FBD mit Belastungsspitzen bei Depressivität, Hypoglykämieängsten und körperlichen Beschwerden.

Tab. 1-6 Belastungen bei Patienten mit Diabetes mellitus Typ 1 und Typ 2

Item	Mw 0–5	Häufigkeit in % ≥ 4
Angst vor Spätschäden	3,0	73
Angst vor Blindheit	2,4	55
Diabetes verteuert den Lebensunterhalt	2,1	51
Angst, hilflos und pflegebedürftig zu werden	2,0	48
Phasen depressiver Verstimmung haben	2,0	49
Angst, die Kinder könnten auch Diabetes bekommen	1,9	44
Schlechtes Gewissen wegen Diätfehlern haben	1,9	46
Sich sozial benachteiligt fühlen	1,8	45
Nach Zeitplan essen müssen	1,7	38
Reisen ist kompliziert geworden	1,6	40

n = 617, gemessen mit dem Fragebogen zur Belastung von Patienten mit Diabetes mellitus (FBD)
Mw 0–5: mittlere Belastungsstärke (0–5) des Items in der Gesamtstichprobe, 0 trifft nicht zu, 1–5 trifft zu und belastet mich kaum bis sehr stark
Häufigkeit in % ≥ 4: Prozentsatz der Menschen, die eine Belastungsstärke von 4 oder 5 (Maximum) angegeben haben

Patientin, 40 Jahre alt, seit 25 Jahren Typ-1-Diabetes:
»Ich kann mir nicht verzeihen, dass ich viele Jahre nicht auf meinen Diabetes geachtet habe. Wenn ich nur daran denke, was ich für Folgeerkrankungen bekommen könnte, bekomme ich Angst. Ich weiß ja, was mich erwartet; das habe ich bei anderen Patienten sehen können. Ich gehe jetzt bei jedem kleinen Anzeichen zum Arzt; damit ich ja nichts übersehe.«

2 Progredienzangst: Die Angst im Leben mit chronischen Krankheiten

Im Alltag ist die Bedrohung durch die Erkrankungen real, offensichtlich und aufdringlich. So wissen wir selbstverständlich, dass wir mit der Diagnose Rheuma, Krebs oder Diabetes Angst bekämen. Wir bekämen Angst vor möglicher körperlicher Versehrtheit, vor Schmerzen und vor dem Tod. Wir bekämen Angst vor Unwirksamkeit oder gar Schädlichkeit der Behandlungsmaßnahmen.

Verstärkt würde unsere Sorge und Hilflosigkeit, wenn wir die Angst im Alltag körperlich spürten, wenn das Herz raste oder sich die Kehle zusammenschnürte, weil eine Kontrolluntersuchung zur Prüfung der Nierenfunktion anstünde, weil wir eine Sendung über die Leberschädlichkeit von Langzeitantirheumatika im Fernsehen sähen, weil wir jeden Morgen im Spiegel die durch die Kortikosteroide verursachte Akne sähen oder weil jemand über Leiden und Tod eines an Krebs erkrankten Menschen erzählte. Wir bekämen Angst davor, möglicherweise einmal auf die Hilfe anderer angewiesen zu sein und u. U. sogar die Krankheit über genetische Defekte an die Kinder weiterzugeben. Und ebenso hätten wir Angst vor sozialer Behinderung, vor dem Ausgegrenzt-Sein, davor, dass wir mit der Erkrankung den Gesunden fremd werden.

Im Folgenden zeigen wir eine Übung zur Selbsterfahrung – wie man eine Erkrankung bei anderen Menschen erlebt.

Übung zur Selbsterfahrung: Die Bedrohung bei anderen erleben

Erinnern Sie sich an einen Patienten, einen Bekannten, einen lieben Menschen, der schwer und chronisch erkrankt ist.

- Welche Unterschiede erleben Sie in der Auseinandersetzung mit der Erkrankung bei diesen unterschiedlichen Personengruppen?
- Welche Befürchtungen über die Erkrankung und ihre Entwicklung gehen Ihnen durch Kopf und Herz?
- Bei wem sprechen Sie solche Befürchtungen an und wenn, wie?
- Bei wem vermeiden Sie es, solche Befürchtungen überhaupt zu erleben und wie tun Sie das? Was passiert dann?
- Wenn Sie sich solche Befürchtungen gestatten, was passiert dann?

Auch als Behandler spüren wir die Scheu vor der Fremdheit der Erkrankung, die Scheu davor, genau diese Ängste anzusprechen (vgl. Renz 2008, S. 69 ff). Dies ist wohl auch der Grund, warum bisher so vergleichsweise wenige systematische Untersuchungen vorliegen, auch wenige Diagnostika und kaum systematische Therapievorschläge. Aber alle diese Ängste sind da, die überwiegende Mehrheit betroffener Menschen ist ihnen immer wieder ausgesetzt; täglich entstehen Anlässe, an denen sich Ängste in Bezug auf die Erkrankung entzünden können. Diese Ängste sind angemessen und bilden die Realität der betroffenen Menschen ab. Wie Monika Renz (Renz 2008, S. 70) bei der Begleitung Sterbender erfährt: »Angst will primär wahr sein. Angst ist.«

Bericht einer Tumorpatientin

»… Ich habe unheimliche Angst, wie noch nie in meinem Leben. Ich möchte doch noch meinen Enkel aufwachsen sehen. Glauben Sie, ich habe eine Chance? Es sagt einem ja niemand. Kann auch keiner. Aber ein kleiner Trost? Ich kann mich überhaupt nicht mehr zusammenreißen. Ich habe noch nie so viel geheult, wie in den letzten Wochen, sehe kein Land mehr. Ich denke so oft an den Tod – will aber nicht. Die Gedanken sind jeden Tag da. Ich kann für nichts mehr Freude empfinden, ich friere den ganzen Tag, habe immer noch Winterpullover an. So was hat es noch nie gegeben bei mir, ich und Pullis. Mir war eher immer warm als kalt …«

2.1   Definition

Nachdem sich Zukunftsängste im Zusammenhang mit körperlichen chronischen Erkrankungen als bedeutsame Belastungen gezeigt haben, liegt es nahe, diese Zukunftsängste in einem eigenen Konstrukt »Progredienzangst« zusammenzufassen. Bei der Konzeptualisierung des Konstrukts haben wir neben diesen empirischen Erkenntnissen auf Überlegungen und Modelle von Strian (1983, 1995), Clark und Salkovskis (1985), Salkovskis und Clark (1986), Hand und Wittchen (1986), Neudeck und Wittchen (2004), Margraf (2000), Sulz und Sulz (2005), Butollo (1984), Greenberg (2006) und Ekmann (2004) sowie Lammers (2006) zurückgegriffen und das Konstrukt anschließend mittels Interviews und Fragebogenuntersuchungen erhoben und überprüft.

> **Das Konzept der Progredienzangst**
> Unter Progredienzangst verstehen wir eine reaktive, verhaltenstheoretisch »unkonditionale« Angst, die aus der realen Erfahrung einer schweren, potenziell lebensbedrohlichen oder zu Behinderungen führenden Erkrankung und ihrer Behandlung entsteht.
> Das heißt, Progredienzangst ist eine reaktive Realangst, die auf eine existenzielle Bedrohung hinweist und deren Funktion darin besteht, Kraft und Motivation zur Selbstfürsorge bereitzustellen.

2.1.1   Erkennen der Bedrohung

Menschen nehmen die Bedrohung durch die Erkrankung wahr. Manchmal erkennen sie diese Bedrohung besonders bei Beginn der Erkrankung, wie bei Krebs, wenn die Diagnoseeröffnung zu einem psychischen Schock mit panikartiger Erregung oder Starre führt (u. a. Strian 1983, 1995); oftmals wird die Angst auch erst allmählich im Verlauf der Erkrankung deutlich, wie bei Rheuma oder Multipler Sklerose, wenn das Wissen über die Erkrankung anfangs oft vage ist und die Beschwerden diffus und noch kaum dramatisch sind.

Die Hinweise auf eine existenzielle Bedrohung sind vielfältig:

* Beschwerden, die Betroffene zum Arzt geführt haben
* Diagnose des Arztes selbst
* Beschreibungen durch Arzt, Pflegepersonal, Zeitungen, Bücher, Internet und Fernsehen bis hin zu eigenen Empfindungen
* Schmerzen zu Beginn oder im Verlauf der Erkrankung
* Zunehmende Leistungseinschränkungen
* Schwerwiegende Missempfindungen durch Therapien
* Informationen über Medikamentenwirkung

- Eigenes Erleben über Einschränkungen oder Ablehnung durch andere
- Erleben von schweren Einschränkungen anderer Betroffener (vgl. folgendes Fallbeispiel E: Patientin mit Typ-1-Diabetes-mellitus)

Fallbeispiel E: Diabetes mellitus Typ 1

Frau E. wurde von der Diabetes-Ambulanz vermittelt, da sie häufige und sehr schwere Unterzuckerungen habe, die recht unkontrolliert aufträten. Frau E. berichtet, seit ihrem 13. Lebensjahr Diabetes mellitus zu haben; mit 15 Jahren habe sie während eines stationären Aufenthaltes drei Frauen in ihrem Zimmer gehabt, die wegen Polyneuropathien fuß- oder beinamputiert waren. Dies sei so traumatisch gewesen, dass sie sich geschworen habe, »nur mit Beinen beerdigt zu werden«.

Frau E. leidet auch heute noch 2- bis 3-mal in der Woche unter bemerkenswerter Angst vor diabetischen Spätkomplikationen und könne daher z.T. nicht schlafen, schwitze auch nachts (wobei nicht klar ist, ob das nicht vielleicht auch Hypoglykämie-Begleitsymptome sind). Sie habe daher den Blutzucker immer extrem scharf eingestellt und damit auch häufigere und schwerere Hypoglykämien in Kauf genommen.

Es stellt sich eine massive, z.T. hoch selbstgefährdende Hypoglykämie-Neigung bei völlig unangemessener Blutzuckerselbstregulation heraus: Frau E. hat mehrfach eindeutig bedrohliche Blutzuckerentwicklungen nicht aufgegriffen und ist, zunächst noch in Gesellschaft, schließlich aber auch allein und mit extremen Stürzen, in schwere Hypoglykämien abgestürzt.

Inzwischen allerdings fürchte sie auch, dass durch die häufigen Hypoglykämien ihre mentalen Fähigkeiten leiden, und sie hat Angst, »zu verblöden« bzw. ein schlechteres Gedächtnis als früher zu haben.

Therapeut: »Als nun die junge E. ins Krankenhaus kam …?«

Patientin: »… Ich war ja zwölf, 13 Jahre alt und hatte mich einfach nicht damit befasst, was das alles sein kann. Im Krankenhaus habe ich dann ja auch eine Schulung mitgemacht und es prasselten viele neue Dinge auf mich ein. Da hörte ich an einem Tag, was ist eine Broteinheit, und an einem anderen, dass man Hypos bekommen kann und so weiter …

Und dann war das an einem Tag, da habe ich einfach realisiert, dass man auch Folgeerkrankungen kriegen kann. Da war das Thema in der Schulung über Folgeerkrankungen. Und dann waren da diese drei Damen, … eine kam neu auf mein Zimmer, die anderen beiden waren auch in der Schulung. Diese Damen zu sehen, die verstümmelten Füße und einer war sogar ganz weg! Mein erster Gedanke war: Diese verstümmelten Füße … so will ich nicht enden … das war ein Schock … ich war richtig schockiert. Das würde ich so bezeichnen, das war ein Trauma!«

Alle diese Erlebnisse werden die potenzielle Bedrohung markieren, die durch die Erkrankung entsteht. Die Hinweise, die die Bedrohung erkennen lassen, werden in der Verhaltenstherapie als **Angst auslösende Hinweisreize** bezeichnet. Es gibt dabei einige wenige angeborene oder dispositionell leicht erlernbare Auslösereize, wie z. B. Schmerz. Beispielsweise zeigen Varni et al. (1996) eine signifikante Korrelation zwischen subjektiv wahrgenommener Schmerzintensität und dem Ausmaß der zustands- und situationsabhängigen Angst bei Kindern und Jugendlichen mit rheumatischen Erkrankungen. Sehr viele Bedrohungshinweise sind hingegen aus persönlichen Erfahrungen – wozu auch Erzählungen der Eltern oder anderer Menschen gehören – gebildet (»innere Schemata«, vgl. Leventhal et al. 1984, 2005; Easterling u. Leventhal 1989; Strian 1983, 1995; Vowles et al. 2008).

2.1.2 Erleben der Angst

Im »gesunden« Angsterleben bemerken die betroffenen Menschen die Angst nach der Wahrnehmung des Bedrohungshinweises bewusst, aktuell und kurzzeitig. Sie spüren »körperliche Empfindungen, wie Herzklopfen, Schweißausbrüche oder Atemnot, Muskelschwäche oder Muskelanspannung, Gefühl der drohenden Ohnmacht und einer merkwürdig veränderten, oft traumhaften Selbst- und Umgebungswahrnehmung (Depersonalisation, Derealisation), die die eigentümliche Betroffenheit und Unabweisbarkeit der Angst ausmachen« (Strian 1995, S. 14f).

Erkennen können Betroffene, aber vor allem die Außenstehenden die Angst an der ganz spezifischen Mimik mit aufgerissenen Augen und angespannter Lippenmuskulatur (Ekmann 2004). Sie werden innere Bilder und innere Vorstellungen, seien sie auch noch so kurz, über Art und Ausmaß der Bedrohung haben, wie z. B. hilfsbedürftig zu werden, sozial ausgegrenzt zu sein, unter Schmerzen zu leiden.

> »Die Diagnose war ein Riesenschock, als ob mir jemand von oben mit dem Hammer auf den Kopf schlägt, da hat es geblitzt und gefunkt; ich habe nichts mehr gesehen, nur Funken und Blitze, das ging fünf bis zehn Minuten lang. Ich wusste nicht, was los war, ob ich träume oder … Ich frage mich, kann ich noch unter Leute gehen – Anus praeter, eigene Firma, eigene Kunden; ich würde am liebsten alles hinter mir lassen – nicht Suizid, aber irgendwohin wegreisen.«

Das spontane physiologische und gedankliche Angsterleben wird in der Verhaltenstherapie **unkonditionierte Angstreaktion** genannt. Die komplexen Erlebensweisen, wie innere Bilder, bestimmte Gedanken und Bewertungen, sind bereits aus der persönlichen Erfahrung gelernt und werden als konditionierte Reaktionen bezeichnet.

Zusammenfassend können wir ein Angstgefühl beschreiben (nach Sulz 2005):

- Das Angstgefühl steht in direktem und bewusstem Bezug zu einem ein Gefühl auslösenden Ereignis (Situation oder Mensch) – das heißt, wir kennen den Anlass der Angst (vgl. auch Ekmann 2004, S. 71), z. B.: »Heute Nachmittag hatte ich deutliche Gangschwierigkeiten – ich habe Angst, dass es einen neuen Multiple-Sklerose-Schub gibt«.
- Das Angstgefühl beginnt rasch und kann sich auch schnell wieder ändern, z. B.: »Kaum hatte ich die Bemerkung gehört, stieg die Angst sofort in mir auf«.
- Es wird kurzfristig intensiv, z. B.: »Mir wird richtig schlecht, wenn ich an die morgige Untersuchung denke«.
- Es dauert nur eine begrenzte Zeit an, z. B.: »Manchmal bin ich überrascht, dass ich mich im nächsten Moment doch auch wieder freuen kann«.

2.1.3 Angstverhalten

Zum Angsterleben gehört auch ein spezifisches Angstverhalten, das in einer schier unendlichen Vielfalt variieren kann. Es gibt einerseits spontane und kurzzeitige Reaktionen wie Zurückweichen, Ausweichen und Vermeiden (z. B. den Atem anhalten, die Muskeln anspannen, das Messen vermeiden) oder erhöhte Körperbeobachtung (z. B. Körper-Checking oder die Blutdruckmessung); andererseits kennt man länger andauernde und geplante Reaktionen, wie die aktive Selbstfürsorge und Informationssuche (z. B. einen Untersuchungstermin ausmachen, eine Selbsthilfevereinigung aufsuchen, regelmäßige Dialyse, sich anmelden zur Transplantation, die Einnahme leberschädigender Medikamente, sich anderen anvertrauen).

Im Vergleich zu Gesunden oder nur akut erkrankten Menschen erleben Menschen mit einer chronischen Erkrankung Angst immer wiederkehrend; es entsteht eine jeweils individuelle **Angstgeschichte** oder **Angstsozialisation**, oft mit einem jeweils individuellen Muster des **Angsterlebens** und **Angstverhaltens**.

Fallbeispiel F: Rheuma

»Gerade chronisch Kranke haben immer wieder mit Zukunftssorgen zu kämpfen, da sie ja in der Regel ein ganzes Leben lang mit ihrer Erkrankung leben müssen. Ich kann dies aus eigener Erfahrung sagen, denn seit neun Jahren bin ich an systemischem Lupus erythematodes erkrankt. Da gibt es immer wieder existenzielle Ängste: vor einem neuen Schub, der zu einer Verschlechterung des körperlichen Zustands führt, vor dem Verlust des Arbeitsplatzes, vor dem Verlust der Paarbeziehung und anderer sozialer Kontakte, weil viele ›normale‹ Aktivitäten nicht mehr wahrgenommen werden können. Diese Ängste haben auch Einfluss auf den Krankheitsverlauf. Ich weiß, dass es nicht nur mir, sondern auch anderen Betroffenen so ergeht, weil ich eine Selbsthilfegruppe für Menschen, die an Lupus erkrankt sind, leite.«

2.1.4 Angst zu haben, ist normal und gesund

Angst ist normal und gesund. Sie weist die Menschen auf eine existenzielle Bedrohung hin und aktiviert Maßnahmen zum persönlichen Schutz, zur Eigenfürsorge und letztlich auch zur Vorsorge. Darauf zielen die vielen Angebote zur Prävention und Vorsorge, wie Haut-Screening und Mammografie, ab. Auch die oben vorgestellte Patientin Frau E. zieht aus der Angst vor einer Verstümmelung der Füße die Kraft, sich um sich zu kümmern und den Diabetes entsprechend einzustellen.

> **Fallbeispiel E (Fortsetzung): Diabetes mellitus Typ 1**
> Therapeut: »Beschreiben Sie, was es hieß, zu begreifen, dass Sie Folgeerkrankungen bekommen könnten.«
> Patientin: »Hier habe ich auch zum ersten Mal wirklich Scham erlebt … und Angst. Ich will nicht anders sein als die anderen.«
> Therapeut: »Das ist schlimm?«
> Patientin: »Also eigentlich habe ich keine Angst vor dem Anders-Sein, natürlich ist jeder irgendwie anders. Aber nicht ohne Füße. Ich werde mit beiden Füßen ins Grab gehen … auch nicht: Ach, macht doch nichts, ein kleiner Zeh! Nein, ich werde mit beiden Füßen begraben … Und da man mir den Diabetes nicht ansieht, war das ganz praktisch. Ich konnte meine Sachen machen, meine Behandlung, und ich konnte es denjenigen sagen, die mir nah waren und die betroffen waren. Und die anderen ging es nichts an – aber mit den Füßen hätte man es gesehen und ich hätte sagen müssen, so und so, und hätte dauernd erklären müssen.«
> Therapeut: »Mhm.«
> Patientin: »Keine Füße zu haben, wollte ich nicht zulassen! Dafür wollte ich kämpfen!«

2.1.5 Gesunde Form der Progredienzangst

Zusammenfassend können wir die gesunde Form der Progredienzangst so beschreiben:
- Progredienzangst ist eine Realangst (ausgelöst durch die Wahrnehmung einer tatsächlichen Bedrohung).
- Progredienzangst ist ein Gefühl, kurzzeitig und aktuell.
- Progredienzangst führt zur Selbstfürsorge (im Handeln und/oder Denken).

Mit der folgenden Übung wollen wir Ihnen die gesunde Form der Progredienzangst deutlich machen.

Übung zur Selbsterfahrung: Gesunde Form der Progredienzangst
Erinnern Sie sich erneut an eine eigene Erkrankung oder an eine Erkrankung Ihnen
lieber Menschen:
- In welcher Weise konnten Sie Angst erleben?
- In welcher Weise konnten Sie Angst nutzen?
- Haben Sie in Ihrem Leben überhaupt schon Angst zur Selbstfürsorge genutzt?
  Wenn ja, in welcher Weise?

Viele Patienten stellen diese Verknüpfung zwischen Angst und Vorsorgeverhal-
ten selbst her, meist ohne diesen Zusammenhang bewusst zu bemerken.

> »Ich kann meinen Beruf als Verkäuferin nicht mehr ausführen, werde im-
> mer langsamer, kann nichts mehr heben, Schmerzen verstärken sich durch
> Druck. Was wird aus dem Sohn? Ich will arbeiten, habe aber so häufige
> Ausfälle. Je mehr ich mich abmühe, desto schlimmer wird es.«
> »Du kannst für die anderen nicht mehr so da sein wie vorher. Was passiert
> mit den Eltern, ich bin die einzige Tochter? Töchter haben noch einen größe-
> ren Risikofaktor, Schuldgefühle, die Gedanken, ich habe das weitergegeben.
> Ich hätte gerne Familie, habe Schmerzen, müsste die Medikamente absetzen
> für eine Schwangerschaft, es müsste schnell gehen. Angst, die Schmerzen in
> medikamentenfreier Zeit nicht zu überstehen.«
> Ein junger Mann hatte dasselbe Problem, dass er sich Kinder wünscht – das
> Thema wurde aber leider nur angeschnitten: »Ich hätte gerne mit Personen
> gesprochen, die Kinder mit Medikamenten bekommen haben, wüsste gerne
> Statistiken, ob und wie.«

Die Angst liefert den Betroffenen eine Vorstellung von der Bedrohlichkeit sowie
eine Energie, selbstfürsorglich aktiv zu werden, die von der Umgebung unter
Umständen nicht entsprechend nachvollzogen werden können. Insbesondere,
wenn – wie bei chronischen Erkrankungen häufig – die Beschwerden für Außenstehende nicht deutlich erkennbar sind, scheint die Angst für Außenstehende
irrational, ja sogar pathologisch.

> »Die ständige Angst, Begleiter jedes chronisch Kranken (nur für kurze Zeit-
> abschnitte gelingt eventuell eine Verdrängung) über viele Jahre bzw. lebens-
> lang, wird meines Erachtens unterschätzt … Bei Krebs … versteht natürlich
> (jeder), dass eine Krebserkrankung starke Ängste hervorruft.
> ›Rheuma‹ dagegen, oft lange Zeit nicht richtig ›erkannt‹, nicht unmittelbar
> lebensbedrohlich, der Schmerz in der Tat schlecht darstellbar, wird häufig
> von der unmittelbaren Umgebung, auch von Fachkräften, nicht recht ernst
> genommen (›Bei mir zieht's auch mal wo!‹). Außerdem erschöpft sich bei

einer langen chronischen Erkrankung die Anteilnahme, selbst der Gutwilligen, bald. Auch das ängstigt und führt nicht selten zur Selbstüberforderung. Wer will schon andauernd um Verständnis werben bzw. erklären, sich selbst dadurch ausgrenzen …«

2.2   Wann und wozu wollen wir Unterstützung zum Umgang mit dieser Angst anbieten?

Wenn Progredienzangst normal und gesund ist, wozu benötigen wir dann überhaupt eine Behandlung? Was muss passieren, damit diese Angst nicht mehr hilfreich ist, sondern lähmend und quälend wird?

Wenn wir nicht mit einer chronischen Erkrankung belastet sind, können wir die Ängste, die sich uns täglich aufdrängen, nutzen. Wenn wir Sorge haben, ein Projekt würde nicht rechtzeitig fertig, überlegen wir die Konsequenzen und nehmen uns extra frei, um etwas mehr als sonst daran zu arbeiten. Wenn die Panik aufsteigt, wir könnten etwas verwechselt haben, schauen wir genauer nach und klären die Dinge. Wenn wir nach einem Sturz Kreuzschmerzen haben, gehen wir zum Arzt, um uns untersuchen zu lassen. Angst ruft auf diese Weise im Alltag eine Aktivierung unserer Ressourcen und Selbstfürsorge auf.

So erklärt z. B. Oliver Kahn in der Süddeutschen Zeitung vom 3.–5.4.2010 den Interviewern Moritz Kielbassa und Christof Kneer (Süddeutsche Zeitung 2010) auf ihre Frage nach möglichen Versagensängsten auch bei hochqualifizierten Fußballern: »Ich kenn' diese maximalen Anspannungssituationen, ich muss allerdings sagen: Ich habe diese Art von Angst manchmal fast gesucht. Das ist eine perverse Hochleistungs-Logik, aber ich wusste: Dann bin ich am leistungsfähigsten. Denn Angst hat für einen Torhüter viele gute Seiten – sofern man die Fähigkeit beherrscht, sich von ihr nicht lähmen zu lassen.«

Menschen mit chronischen Erkrankungen aber können aus der ständig offenen Sorge oft nicht mehr die »Kraft des Torhüters« ziehen. Das Wissen um die reale und tatsächliche Bedrohung durch die Erkrankung stößt täglich auf Symptome, Signale, Hinweise auf die mögliche Verschlechterung, auf den möglichen Schub. Auf diese Weise wird die Angst so permanent, dass sie selbst zur Belastung werden kann.

Die Angst wird im Krankheitsverlauf körperlicher chronischer Erkrankungen sehr häufig und z. T. sehr heftig ausgelöst, die Angst knüpft sich kaum noch an konkrete Auslöser und es stehen oftmals weder gegen die Bedrohung noch gegen die massiven Affekte wirksame Bewältigungsmechanismen zur Verfügung (Scholich u. Hasenbring 2008; Gerber u. Niederberger 2008; Hoffman u. Franke 2003; Hardt et al. 2008; siehe auch in Humphris u. Ozakinci 2003). Dadurch bleibt es nicht bei kurzzeitigen, abflauenden und nutzbaren Angstaffekten.

2.2.1   Angststimmung statt Angstgefühl

Es baut sich stattdessen eine lang anhaltende Angststimmung auf, die mit andauernden, verzögernd abflauenden Affektspitzen versetzt in eine unspezifische überdauernde Ängstlichkeit und begleitende Depressivität mündet. Im Vergleich zu einem Angstgefühl hat die Angststimmung wenig oder keinen Bezug zu einem auslösenden Ereignis, den ein Behandler oder der Patient selbst unmittelbar erkennen würde. Es findet sich kein bewusster Bezug zur Verursachung der Ängstlichkeit (vgl. Ekman 2004): »Ich bin besorgt und ängstlich, weiß aber im Moment nicht, woher diese Ängstlichkeit kommt.«

2.2.2   Wann ist die Progredienzangst behandlungsbedürftig?

Es gibt folgende Kriterien für die Behandlung von Progredienzangst:
* Wenn die Angst kaum noch an konkrete Bedrohungen geknüpft ist.
* Wenn das Gefühl zur Stimmung wird, lang anhaltend, mit verzögertem Abflauen, Situationen überdauernd (unspezifische Ängstlichkeit/Depressivität).
* Wenn Selbstfürsorge im Denken und Handeln ausbleibt, unspezifisch oder starr wird.
* Wenn sie die Lebensqualität nachhaltig einschränkt, einen normalen Alltag verhindert.

Je unspezifischer aber die Angst wird, desto weniger kann sie auch zur Selbstfürsorge genutzt werden. Stimmungen sind keine Reaktion auf eine unmittelbare Bedrohung. Sie beginnen meist langsam, d.h. die Ängstlichkeit kann erst Stunden oder Tage nach einem bestimmten Ereignis, z.B. der Diagnose oder dem neuen Behandlungsplan, auftreten. Stimmungen haben eine geringere Intensität, es gibt weniger Gefühlsspitzen: »Ich bin schon seit Längerem ängstlich, früher kannte ich so etwas nicht.«

> **Die Ehefrau des Krebspatienten hat Angst, dass er zusammenklappt:**
> »Der innerliche Stress ist das Schlimmste, die Nerven liegen blank. Manchmal können wir verdrängen … Ich bin dann hin und her gerissen zwischen dem Wunsch bei meinem Mann zu sein – das sind ja vielleicht nur noch drei Jahre – und andererseits dem Bedürfnis, die Zeit zu nutzen, um zu arbeiten, da sonst der ›soziale Abstieg‹ droht …«

Diabetes-mellitus-Typ-1-Patientin, seit 16 Jahren krank: »Früher waren es nur Sorgen, jetzt sind es auch Ängste: Es hat sich gesteigert, durch den körperlichen Einbruch, seit ich gelasert[1] wurde.«

Diabetes-mellitus-Typ-2-Patient, vor fünf Jahren diagnostiziert: »Die Sorgen werden durch die Informationen mehr. Ich muss mir jetzt mehr Gedanken um die Zukunft machen.«

Brustkrebs-Patientin, vor zwei Jahren operiert: »Ich bin stiller geworden, ich rede weniger, mache weniger Gaudi ...«

Diabetes-mellitus-Typ-1-Patientin, seit zehn Jahren krank: »Heute habe ich ein schlechtes Gewissen, dass ich früher (in der Pubertät) alles andere wichtiger genommen habe als den Diabetes, ich habe mit der ernsthaften Behandlung zu lange gewartet ...«

Diabetes-mellitus-Typ-1-Patient, seit 20 Jahren krank: »Ich spüre das Bein ja täglich, ich kann das nicht verdrängen. Und wenn der Fuß weh tut, denke ich: Wie wird das in fünf Jahren sein, werde ich den noch haben ... das ist immer da ...«

Diabetes-mellitus-Typ-1-Patient, 26 Jahre, seit zwölf Jahren krank: »Das Schlimmste war, als mir jemand mal keine Pumpe mehr geben wollte[2] – und dann noch nicht so viele Teststreifen inkl. Katheter, wie ich brauche. Dann bin ich dem Zucker hilflos ausgeliefert, Kontrollverlust ..., dann bekomme ich Panik wegen der Spätschäden ... Wenn ich nicht gut versorgt wäre, hätte ich das Gefühl, der Zucker frisst pausenlos an meinem Körper, dann wäre ich total unsicher in meinem normalen täglichen Leben, müsste verdrängen, wie ich esse, trinke, mich bewege, ich wäre völlig eingeschränkt in der Partnerschaft, dann hätte das zwar nicht so extreme gesundheitliche Konsequenzen, aber der Partner müsste mehr Rücksicht nehmen.«

Diese Zustände bestehen länger, können Tage, Wochen oder gar Monate andauern. Leidet ein Patient schon länger unter einer Angststimmung, kommt es nur allmählich zu einer Änderung – im schlimmsten Fall bleibt er in seiner Angststimmung gefangen. Gleichzeitig unterstützt die Angststimmung Angstaffekte in bereits wenig bedrohlichen Situationen. Der Betroffene »sucht« förmlich in der Angststimmung nach ängstigenden Ereignissen (Ekmann 2004).

---

1   Augenhintergrundlaser zur Verödung einblutender Gefäße, Anm. der Verfasser
2   Kassenauflage wg. schlechter Blutzuckerwerte, Anm. der Verfasser

2.2.3   Folgen der Angststimmung

Dementsprechend ist das Angsterleben ausgeprägter bei Patienten
* mit langer Krankheitsvorgeschichte,
* mit starken körperlichen Beschwerden und Schmerzen und
* bei jüngeren Menschen, besonders wenn sie für Kinder zu sorgen haben oder ihren Lebensunterhalt noch bestreiten müssen (Strian 1995).

Da die Angststimmung besonders zu Angstaffekten prädisponiert (Ekmann 2004), treten – quasi in einer Spirale – mehr Angstgefühle auf, als sie im Zusammenhang mit der Erkrankung sowieso aufgetreten wären. Patienten reagieren unterschiedlich auf diese erhöhte Empfindlichkeit. Ein Modell zur Angstregulation von Leventhal (Leventhal et al. 1984, 2005) haben verschiedene Autoren für die Beschreibung dysfunktionaler *fear-of-recurrence*-Ängste bei Krebs herangezogen (Lee-Jones et al. 1997; Leventhal et al. 2005; Humphris u. Ozakinci 2003; Humphris u. Gozde 2008). Danach beeinflussen sowohl kognitive Konzepte über das Kranksein (z. B. das Wissen über die wahrscheinliche Überlebensdauer oder eine Wahrscheinlichkeitseinschätzung zu einer möglichen Erblindung) wie auch die konkreten Wahrnehmungen (z. B. die Wahrnehmung von Schmerzen oder eines Kontrolltermins beim Arzt) das akute Angsterleben. Das heißt, das Wissen um die chronische oder wiederkehrende Erkrankung ist ein inneres Konzept über das Vorhandensein und die Bedeutung einer Erkrankung; ein solches kognitives Konzept ist notwendig, damit z. B. die Wahrnehmung eines aktuellen Spannungsgefühls in der Brust die Angst vor einem Rezidiv auslöst.

Glücklicherweise können Menschen mit Krebs nach einer erfolgreichen Behandlung durchaus eine Zeit lang – und manchmal sogar auch jahrelang – ohne Beschwerden leben. Die Angst verfestigt sich in solchen Krankheitsfällen »nur«, wenn die jeweils kurzzeitige Vermeidung oder Erleichterung der Angst eine Überprüfung des »chronischen« Konzeptes verhindert. Beobachten können wir bei Menschen mit Krebs extrem häufiges *Body Checking*; bei Menschen mit Diabetes sehen wir eine Überdosierung des Insulins zur vermeintlichen Verhinderung von Folgeerkrankungen mit häufigen Hypoglykämien oder andere übermäßige Kontrollverhaltensweisen.

Bei vielen, ja den meisten Erkrankungsformen wird gleichzeitig dieses innere Konzept über die konkreten Erfahrungen weiter bestätigt:
* Der Durchfall ist eben nicht ein unbedeutender Infekt, sondern ein Symptom eines weiteren Morbus-Crohn-Schubs.
* Die Nackenschmerzen kommen nicht von einem ungünstigen Sitz, sondern gehen tatsächlich auf einen Schub Multipler Sklerose zurück.
* Die schlechte Wundheilung bestätigt meine schlechte Blutzuckereinstellung und umgekehrt zeigt mir ein schlechter Blutzuckerwert das Risiko für Folgeerkrankungen an.

Die Angst findet in kurzfristigen Kontrollmaßnahmen keine Erleichterung mehr, wird zur Angststimmung und kann nicht mehr genutzt werden. Das Denken der Patienten verändert sich, wird katastrophisierend und generalisierend, mit gedanklich intensiven Bildern, z. B. von Krebsgeschwüren oder rheumatischen Verkrüppelungen, sehr dramatisch und sich ständig wiederholend (Noyes et al. 1998).

Erkennbar wird die unzureichende Nutzung der Angst oft in zwei konträren Verhaltensreaktionen, in ausbleibender oder in starrer und übertriebener Selbstfürsorge. Diese Reaktionen zeigen sich in

* ausbleibender Zukunftsplanung (Northhouse 1981; Humphris u. Ozakinci 2003),
* Compliance-Probleme aller Art, z. B. der Abbruch einer Brust- oder Darm-krebs-Gen-Untersuchung (Hasenbring et al. 2008; Gerber u. Niederberger 2008),
* übermäßigem Körper-Checking (Lasry u. Margolese 1992),
* Hypoglykämieangst und gefährlichen Erhöhungen des Blutzuckerspiegels
* oder im Gegenteil erhöhten Hypoglykämierisiken durch eine übermäßige Absenkung der Blutzuckerspiegel (Waadt et. al. 1992a, b).

Gleichzeitig wird diese Form der Angst, die Angststimmung, auch in vielfältiger Weise zu einer Verkomplizierung des Krankheitsgeschehens beitragen. So kann das Schmerzerleben verstärkt sein (Hoffman u. Franke 2003) und physiologische Prozesse, wie z. B. die Blutzuckerwahrnehmung bei Diabetes oder die Verzögerung der Darmentspannung bei chronisch entzündlichen Darmerkrankungen, können falsch eingeschätzt werden (Shibeshi et al. 2007); die innere Bereitschaft zur Selbstfürsorge kann versiegen (z. B. Vowles et al. 2008; Monaghan et al. 2007) oder im Gegenteil starr übertrieben werden (Beispiel von Körper-Checking bei Krebs).

> »Die Sorgen werden nie weggehen; wenn man so eine Krankheit hat, ist es immer im Kopf, da kann man sich nicht mehr ablenken. Manchmal, wenn ich andere sehe, denen es schlechter geht, da denke ich, habe ich noch Glück.«

In Abbildung 2-1 sehen wir dies noch einmal zusammengefasst. Je weniger spezifisch, also unklarer die Auslöser für Angst sind und je häufiger und andauernder die Angst zur Stimmung wird, desto schwieriger wird es auch, angemessene und geeignete Maßnahmen zur Selbstfürsorge und Behandlung zu ergreifen. Dann wird die Progredienzangst zur Belastung und kann nicht mehr zur persönlichen Gesundheit genutzt werden. Hier muss die Behandlung einsetzen.

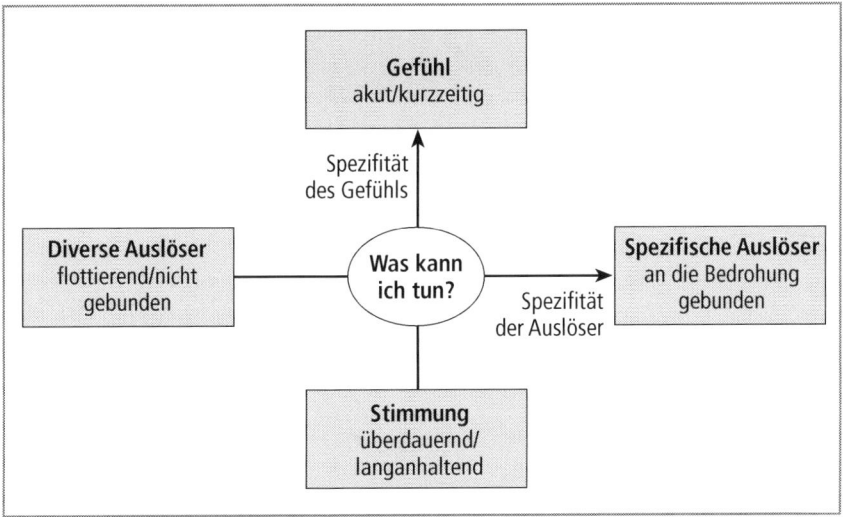

Abb. 2-1   Konzept der Progredienzangst. Aus den Koordinaten »Spezifische versus diverse Angstauslöser« und »Gefühl versus Stimmung« resultieren Eindruck und Möglichkeit der spezifischen Handlung. Je weniger spezifisch und effektiv aber die Handlungsmöglichkeiten sind, desto eher wird auch ein Gefühl zur Stimmung und desto diverser werden die Auslöser, so dass Rückkopplungen auf allen Ebenen entstehen, die einen Erlebensraum bilden.

2.3   Progredienzangst-Fragebogen (PA-F)

In der großen Mehrzahl der Studien und Untersuchungen, in denen Angst bei körperlichen chronischen Erkrankungen erfasst werden sollte, sind eingeführte und standardisierte Fragebögen, klinische Interviews und Diagnostika zur Erfassung von Ängsten und Depressionen im Sinne klinisch-psychiatrischer Diagnostik nach DSM-IV oder ICD-10 (WHO 2008) eingesetzt worden. Solche Fragebögen und Untersuchungsinstrumente sind aber grundsätzlich wenig geeignet, die spezifische Krankheitsrealität von körperlich chronisch Erkrankten zu berücksichtigen (Nicholl et al. 2001; Taylor et al. 2005; Herschbach 2006) und die psychische Befindlichkeit in ihrer besonderen Form zu erfassen (Duran et al. 1995; Waadt et al. 1992c; Gotay u. Pagano 2007); sie suggerieren zudem, Angst bei chronischen Körpererkrankungen sei eine Störung im Sinne einer ICD-Diagnose (Herschbach 2006), die nun den Patienten zusätzlich anhängt.

Inhaltlich wird aber bei der Progredienzangst eine Unterscheidung zu phobischen oder anderen Angsterkrankungen deutlich, wie sie in der ICD-10 klassifiziert sind. Im Unterschied zur Progredienzangst sind die dort beschriebenen

Ängste im Kern irrational, also dem Gegenstand gegenüber unangemessen, was bei der Progredienzangst so nicht zutrifft. Die folgenden ausgewählten Diagnosekriterien aus der ICD-10 sollen dies deutlich machen:

- Phobische Störungen (F 40): »… Angst, die durch … eindeutig definierte, im Allgemeinen ungefährliche Situationen oder Objekte – außerhalb des Patienten – hervorgerufen wird.«
- Panikstörung (F 41.0): »… Angstattacken (Panik), die sich nicht auf spezifische Situationen oder besondere Umstände beschränken …«
- Generalisierte Angststörung (F 41.1): »… Angst, die aber nicht auf bestimmte Situationen in der Umgebung beschränkt … ist, d. h. sie ist frei flottierend.«

Progredienzangst ist zunächst nicht krankhaft. Eine lange Zeit »stille« Rheumaerkrankung kann sich morgen wieder in einem Schub äußern, ein guter Langzeitzuckerwert bei Diabetes ist leider keine Garantie dafür, dass die Augen keine Schäden erleiden und selbst eine »geheilte« Brustkrebspatientin trägt auch Jahre später ein erhöhtes Risiko für ein Rezidiv oder Fernmetastasen. Die Angst vor Verschlechterung und Folgen der Erkrankung ist grundsätzlich berechtigt.

Konsequenterweise kann die Messung der Progredienzangst über gängige psychiatrische Instrumente nur unzureichend erfolgen; sie muss konkret und gesondert erfasst werden. Dazu ist ein eigenes Instrument erforderlich.

Bis vor Kurzem gab es neben den eingeführten psychiatrischen Skalen nur vereinzelte Messinstrumente, die gesundheitsbezogene Ängste bei einzelnen Erkrankungen erfassen, wie z. B. die »Angst vor Rezidivbildung und Neuerkrankung« bei Krebserkrankungen. In jüngster Zeit schießen tatsächlich Artikel und Versuche, Progredienzangst zu messen, wie Pilze aus dem Boden (Skaali et al. 2008; Vickberg 2003; Gotay u. Pagano 2007; Simard u. Savard 2009; van den Beuken-van Everdingen et al. 2008; Hirai et al 2008; Taylor et al. 2005) und wir können annehmen, dass die bisherige Arbeit dazu Früchte getragen hat. Tabelle 2-1 gibt einen Überblick über aktuell verfügbare und untersuchte Instrumente zu »Wiederauftretensängsten« oder Krankheitsängsten bei verschiedenen Erkrankungen.

Fragebögen, die eine Art Progredienzangst erfassen wollen, sind überwiegend in der Untersuchung von Krebspatienten entwickelt worden, nur vereinzelt bei anderen Erkrankungen (Namir et al. 1987 bei AIDS; Nicholl et al. 2001 bei Multipler Sklerose; Taylor et al. 2005 bei Diabetes mellitus Typ 1). Viele dieser *fear-of-recurrence*-Skalen erfassen mit nur wenigen einzelnen Items – von einem Item (Skaali et al. 2008; Welch et al. 1997) bis sechs Items (Gotay u. Pagano 2007) – geradlinig das Vorliegen von Wiederauftretensängsten. Zwischenzeitlich sind aufwendiger konstruierte Instrumente erschienen (z. B. Simard u. Savard 2009; van den Beuken-van Everdingen et al 2008; Hirai et al. 2008), die versuchen, mehrere Ebenen von Wiederauftretensängsten zu erfassen, wie

- die Beschäftigung mit und die wahrgenommene Bedrohung durch die Erkrankung,

Tab. 2-1   Messinstrumente zur Erfassung gesundheitsbezogener Ängste bei einzelnen Erkrankungen

Autoren	Fragebogen	Items	Kategorien
Northouse 1981	*Fear of Recurrence Questionnaire*	22	Sorgen, Auslöser, Unsicherheit wegen und Besorgnis über andere
Conte et al. 1982	*Death Anxiety Questionnaire* (DAQ)	15	Angst vor dem Unbekannten, Angst vor Leiden, Angst vor Einsamkeit, Angst vor persönlicher Auflösung
Lasry u. Margolese 1992	*Fear of Recurrence Index*	2	Beschäftigung des Patienten und Beschäftigung der Familie mit Wiederauftretenssorgen
Easterling u. Leventhal 1989	*Worry about Cancer Scale*	4	Überzeugungen und Ängste vor einem möglichen Wiederauftreten
Greenberg et al. 1997	*Fear of Recurrence Scale*	5	Überzeugungen und Ängste
Vickberg 2003	*Concerns About Recurrence Scale* (CARS)	30	allgemeine Angst (Häufigkeit, Stärke), bestimmte Ängste bei Brustkrebs, wie z. B. Ängste bzgl. Erleben der Weiblichkeit
Gotay u. Pagano 2007	*Assessment of Survivor Concerns* (ASC)	6	Ängste bzgl. Krebs und Gesundheit
Simard u. Savard 2009	*Fear of Cancer Recurrence Inventory*	55	7 Komponenten: Auslöser, Schweregrad, psychologische Belastung, Bewältigungsstrategien, psychologische Funktionsausfälle, Selbstuntersuchung und Checking-Verhalten, Rückversicherung- oder Hilfesuchverhalten
van den Beuken-van Everdingen et al. 2008	CARS (niederländische Version)	26	Gesundheitssorgen, Sorgen über das Frausein, Rollenbesorgnis, Todesängste
Hirai et al. 2008	*Cancer-related Worry Interventory*	15	Zukunftssorgen, Symptome, soziale und interpersonelle Probleme
Taylor et al. 2005	*Fear of Complications in Typ 1 Diabetes mellitus*	30 (15 Items ergeben einen Generalfaktor)	generelle Ängste, spezifische Ängste z. B. über Blindheit, Nierenprobleme, Lifestyle-Ängste, Hypoglykämieängste und Ängste vor Gewichtszunahme

* Unsicherheit über die Entwicklung,
* Körper-Checking-Verhalten,
* Hilfesuchverhalten,
* Wahrnehmung der Kontrolle (z. B. mit Fragen wie »*I think about my health often*« oder »*I always take my health into consideration when making future plans*«).

Auch kognitive Bewältigungsmöglichkeiten werden erfragt, wie bei Simard und Savard (2009) mit z. B.: »Ich versuche, diese Gedanken durch angenehmere zu ersetzen« oder »Ich versuche, mich abzulenken«.

Für Diabetes mellitus gibt es inzwischen ein englischsprachiges Instrument, das spezifisch die Angst vor diabetischen Komplikationen (»*Fear of Diabetes Complication*«) erfassen will, womit nicht nur diabetische Folgeerkrankungen, sondern auch Akutkomplikationen wie Hypoglykämien gemeint sind. Taylor et al. (2005) erfassen bei Diabetes-mellitus-Typ-1-Patienten Themen wie

* allgemeine Sorgen,
* spezifische Sorgen (wie Blindheit oder Nierenprobleme),
* Angst vor Hypoglykämien,
* Angst vor Lebensstilveränderungen und
* Angst vor Gewichtszunahme.

Der Fragebogen wurde an 147 ambulanten Patienten getestet. Eine Faktorenanalyse ergab einen General-Faktor, der 56 % der Varianz aufklärt, also etwa diabetesspezifische Ängste und Sorgen misst. Korrelationen bestehen zu einer generellen negativen Affektivität sowie zum Auftreten bestehender Komplikationen oder Folgeerkrankungen.

Das größte Manko dieser ansonsten sehr wertvollen Fragebogenentwicklungen ist ihre Krankheitsspezifität: Sie sind nicht übergreifend für verschiedene chronische körperliche Erkrankungen einzusetzen. Dazu fragen die Skalen zu differenziert nach *Recurrence*, also Wiederauftreten der Erkrankung, oder nach spezifischen Folgeerkrankungen wie Blindheit, nicht – wie für einen krankheitsübergreifenden Fragebogen notwendig – nach einer Verschlechterung oder einem generellen Fortschreiten (Progredienz) der Erkrankung. Darüber hinaus enthalten sie häufig spezifische Probleme für Krebs, Diabetes, Darmerkrankungen u. a., wie z. B. die Frage nach einem möglicherweise bedrohten Gefühl der Weiblichkeit bei Brustoperationen.

Die mehrdimensionalen Fragebögen leiden häufig unter der Unschärfe in den einzelnen, im Regelfall faktorenanalytisch bestimmten Skalen. Beispielsweise ist das Item »Ich denke, es ist normal, ängstlich oder besorgt über die Möglichkeit des Wiederauftretens von Krebs zu sein« im *Fear of Cancer Recurrence Inventory* (Simard u. Savard 2009) dem Faktor »Ausprägungsgrad/Schwere« zugeordnet, wäre aber auch denkbar bei dem Faktor »Coping-Strategien«. Schließlich sind viele der Fragebögen für den klinischen Alltag oft zu lang.

Unsere Arbeitsgruppe hat nach ausgiebiger Literaturanalyse und Gesprächen mit Patienten und Behandlungspersonal in mehreren Stufen eine Langversion (PA-F) sowie eine Kurzversion (PA-F-KF) des Progredienzangst-Fragebogens erstellt. Er soll Ängste im Zusammenhang mit der Erkrankung, vor dem Fortschreiten der Erkrankung, vor Leiden, Verlusten und schließlich dem Tod spezifisch und dennoch umfassend erfassen; d. h. er soll nach konkreten Ängsten und Belastungen fragen, dabei aber für viele, wenn nicht alle chronischen Erkrankungen passen.

- In ausführlichen, halbstandardisierten, 60-minütigen Interviews wurden 65 Menschen (23 mit Krebs, 25 mit Rheuma und 17 mit Diabetes Typ 1 und Typ 2) nach solchen Progredienzängsten gefragt und daraus wurden Items für einen Fragebogen gewonnen. Alle Interviews wurden schriftlich dokumentiert.
- Zusätzlich wurden Diskussionsrunden mit Diabetes-, Rheuma- und Krebspatienten zur Frage nach Zukunfts- und »Verschlimmerungs«-Ängsten durchgeführt und auch diese Ergebnisse wurden in Fragebogenitems übersetzt.
- Anschließend wurde eine Langform eines Fragebogens mit 87 Items entwickelt und an 411 Krebs-, Rheuma- und Diabetes-Patienten erprobt.
- Eine kompaktere, 43 Items umfassende Langform des Fragebogens wurde erneut an 439 Patienten aus diesen Krankheitsbereichen überprüft.
- Schließlich wurde daraus eine Kurzform entwickelt, die mit zwölf Items kurz und dennoch umfassend Angst vor der Verschlimmerung der Erkrankung misst.

Der Interviewleitfaden bezog sich auf sieben Inhaltsbereiche:
- Wie machen sich Sorgen/Befürchtungen/Ängste bei Ihnen bemerkbar?
- Welche Auslöser bzw. Anlässe für Sorgen/Befürchtungen/Ängste gibt es bei Ihnen?
- Auf welche Lebensbereiche wirken sich die Sorgen/Befürchtungen/Ängste bei Ihnen aus?
- Haben sich Ihre Sorgen/Befürchtungen/Ängste seit Krankheitsbeginn verändert?
- Welche Rolle spielen die Sorgen/Befürchtungen/Ängste im Vergleich zu anderen Belastungen?
- Spielten Sorgen/Befürchtungen/Ängste, bevor Sie krank wurden, eine Rolle in Ihrem Leben?
- Was hilft Ihnen gegen Sorgen/Befürchtungen/Ängste?

In Anlehnung an Mayring (2000) erfolgte eine qualitative Inhaltsanalyse der Antworten. Ziel dabei war die Konstruktion eines Kategoriensystems. Hierfür wurde ein induktives Vorgehen gewählt, die »Zusammenfassung«. Bei dieser Vorgehensweise wird das Aussagematerial schrittweise reduziert, wobei wesentliche Aussageinhalte erhalten bleiben. Auf diese Weise wird eine weitgehend naturalistische und gegenstandsnahe Abbildung des Antwortmaterials möglich.

Der Fragebogen wurde zunächst zweimal an Patienten mit Mammakarzinom, Rheuma und Diabetes validiert (Herschbach et al. 2001; Dankert et al. 2003; Herschbach et al. 2005). Diese drei Diagnosegruppen wurden gewählt, da sich die jeweiligen Erkrankungen in folgenden wesentlichen Punkten unterscheiden:

- Rascher und dramatischer versus schleichender Beginn
- Dramatische, aber oft kurzzeitige Symptomatik versus etwas verhaltene, aber langzeitige Symptomatik
- Gute versus schlechte Kontrollierbarkeit (z. B. durch Blutzuckermessung und Insulindosisanpassung bei Diabetes)
- Häufigkeit und Vorhersehbarkeit schwerer körperlicher Folgeprobleme

Über diese Vielfalt und Varianz des Krankheits- und Behandlungsgeschehens konnte sichergestellt werden, dass der entwickelte Fragebogen Progredienzangst bei unterschiedlichsten Erkrankungsformen geeignet erfassen kann.

Die endgültige Skala mit 48 Items umfasst fünf Faktoren mit einem Cronbach's alpha von jeweils >.70:

- Affektive Reaktionen (13 Items)
- Angst in dem Bereich Partnerschaft und Familie (7 Items)
- Angst in dem Bereich Arbeit und Beruf (7 Items)
- Angst vor dem Verlust der Autonomität (7 Items)
- Coping-Strategien (7 Items) gegen Progredienzangst

Die Test-Retest-Reliabilität variierte zwischen rtt.77 und .94 (Herschbach et al. 2005). Es zeigte sich eine nur mittelgradige Korrelation zu traditionellen psychiatrischen Angstskalen. Dies bestätigt nochmals die Unabhängigkeit der Progredienzangst von psychiatrisch diagnostizierten Ängsten. Eine signifikante Korrelation zwischen dem PA-F und dem Krankheitsverhalten der Patienten bestätigt die diskriminative Validität.

Für den klinischen Einsatz ist der PA-F in der Langform (siehe Anhang 1, S. 191 ff) allerdings, genau wie die schon oben beschriebenen Fragebögen, oft zu lang. Ein Fragebogen, der Progredienzangst in Klinik und Praxis handhabbar erfassen kann, muss kurz und prägnant sein und die betroffenen Menschen rasch ansprechen. Er muss schnell auswertbar sein, da sonst die Informationen nicht in die Behandlung einfließen. Zu diesem Zweck haben wir mittels Itemanalyse aus dieser Langform heraus eine Kurzform entwickelt, auf die sich die nächsten Ergebnisdarstellungen beziehen (Mehnert et al. 2006). Itembeispiele sind in Abbildung 2-2, der analogen Kurzform des PAF, zu erkennen.

Die Kurzform des Progredienzangst-Fragebogens (PA-F-KF; siehe Anhang 5) besteht aus zwölf Items, die die angstbezogenen Skalen der Langform ohne die »Coping«-Skala abbilden. Wie in der Langform wird in den Items nach Zutreffen

Im Folgenden finden Sie eine Reihe von Aussagen, die sich alle auf Ihre Erkrankung und mögliche **Zukunftssorgen** beziehen. Bitte kreuzen Sie bei jeder Aussage an, was für Sie zutrifft. Sie können wählen zwischen »nie«, »selten«, »manchmal«, »oft« und »sehr oft«. Bitte lassen Sie keine Frage aus.

Sie werden sehen, dass einige Fragen nicht auf Sie zutreffen. Wenn Sie beispielsweise keine Familie haben, können Sie Fragen zur Familie nicht beantworten. Wir bitten Sie, in diesen Fällen ein Kreuz bei »nie« zu machen.

		nie	selten	manch-mal	oft	sehr oft
1.	Wenn ich an den weiteren Verlauf meiner Erkrankung denke, bekomme ich Angst.	☐	☐	☐	☐	☐
2.	Vor Arztterminen oder Kontrolluntersuchungen bin ich ganz nervös.	☐	☐	☐	☐	☐
3.	Ich habe Angst vor Schmerzen.	☐	☐	☐	☐	☐
4.	Der Gedanke, ich könnte im Beruf nicht mehr so leistungsfähig sein, macht mir Angst.	☐	☐	☐	☐	☐
5.	Wenn ich Angst habe, spüre ich das auch körperlich (z.B. Herzklopfen, Magenschmerzen, Verspannung).	☐	☐	☐	☐	☐
6.	Die Frage, ob meine Kinder meine Krankheit auch bekommen könnten, beunruhigt mich.	☐	☐	☐	☐	☐
7.	Es beunruhigt mich, dass ich im Alltag auf fremde Hilfe angewiesen sein könnte.	☐	☐	☐	☐	☐
8.	Ich habe Sorge, dass ich meinen Hobbys wegen meiner Erkrankung irgendwann nicht mehr nachgehen kann.	☐	☐	☐	☐	☐
9.	Ich habe Angst vor drastischen medizinischen Maßnahmen im Verlauf der Erkrankung.	☐	☐	☐	☐	☐
10.	Ich mache mir Sorgen, dass meine Medikamente meinem Körper Schaden könnten.	☐	☐	☐	☐	☐
11.	Mich beunruhigt, was aus meiner Familie wird, wenn mir etwas passieren sollte.	☐	☐	☐	☐	☐
12.	Der Gedanke, ich könnte wegen Krankheit in der Arbeit ausfallen, beunruhigt mich.	☐	☐	☐	☐	☐

© PA-F-KF TUM 2001

Abb. 2-2 Kurzform des Progredienzangst-Fragebogens (PA-F-KF)

der Angst und ihrer Belastung auf einer Skala von 0 (= nie) bis 5 (= sehr oft) gefragt; die Kurzform ist auch als Patientenblatt 3 im Anhang enthalten.

Der Summenwert der Kurzform des Progredienzangst-Fragebogens, zu dem die Antworten der Einzelitems aufaddiert werden, korreliert mit dem Summenwert der Langversion des PA-F (r=.92), bildet diesen also relativ vollständig ab.

Wie in Tabelle 2-2 dargestellt, ist das Topitem mit mindestens 70-prozentiger Zustimmung in den hier untersuchten Krankheitsgruppen Diabetes, Krebs und Rheuma die körperliche Symptomatik der Angst: Patienten spüren und erkennen die Progredienzangst eindeutig und häufig körperlich, z. B. an Herzklopfen.

Neben dieser Übereinstimmung zeigen Untersuchungen mit dem PA-F insgesamt doch unterschiedliche Verhaltensausprägungen in unterschiedlichen Krankheitsgruppen. So sind Arzt- und Kontrolluntersuchungen nur für 18 % aller Diabetiker ein häufiges oder sehr häufiges Problem, dagegen für 43 % aller Krebspatienten. Diabetiker machen sich dagegen häufiger Sorgen, dass ihre Kinder die Erkrankung bekommen könnten, Rheumatiker wiederum ängstigt die mögliche Nebenwirkung der verfügbaren Medikamente.

Dass die Angst vor der Erkrankung nicht unbedingt linear mit ihrer körperlichen Schwere zunimmt, können wir an der nachfolgenden Abbildung 2-3 zur Progredienzangst-Belastung bei elf unterschiedlichen chronischen Körpererkrankungen beobachten (Berg et al. 2010, im Druck). Nicht die Tumorpatienten, sondern Menschen mit entzündlich-rheumatischen Erkrankungen sind im Durchschnitt am höchsten von hier elf Diagnosegruppen durch Angst vor Folgeerkrankung belastet.

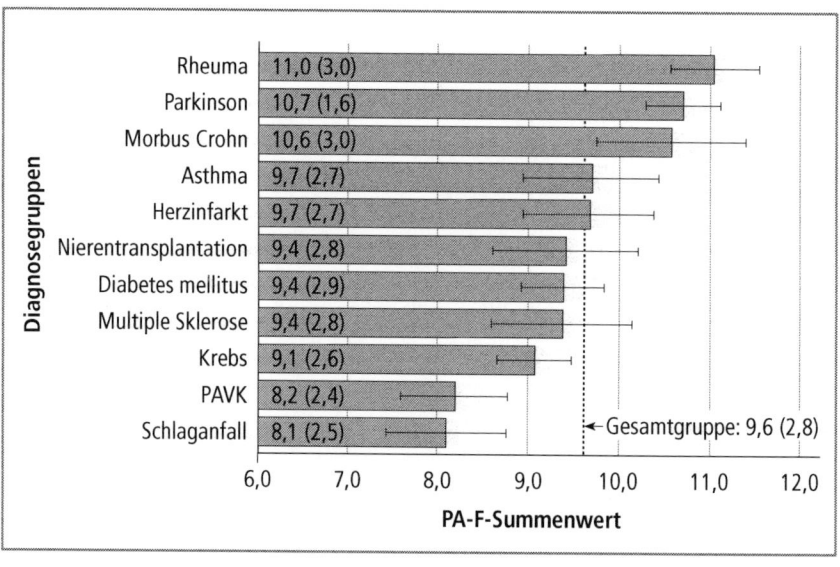

Abb. 2-3   Ausmaß der Progredienzangst in unterschiedlichen Krankheitsbildern

Tab. 2-2 Progredienzängste bei Diabetes, Krebs und Rheuma gemessen mit dem PA-F-KF

Item	Diabetes		Krebs		Rheuma		Alle	
	Mw	% > 4,5	Mw	% > 4,5	Mw	% > 4,5	Mw	% > 4,5
Wenn ich an den weiteren Verlauf meiner Erkrankung denke, bekomme ich Angst.	2,7	24	3,0	26	3,2	34	3,0	30
Vor Arztterminen oder Kontrolluntersuchungen bin ich ganz nervös.	2,7	18	3,2	43	2,6	21	2,8	29
Ich habe Angst vor Schmerzen.	2,6	24	2,9	27	3,2	36	3,0	31
Der Gedanke, ich könnte im Beruf nicht mehr leistungsfähig sein, macht mir Angst.	2,5	25	2,2	22	3,4	49	2,8	36
Wenn ich Angst habe, spüre ich das auch körperlich (z.B. Herzklopfen).	2,5	76	3,0	82	3,3	70	3,1	75
Die Frage, ob meine Kinder meine Krankheit bekommen könnten, beunruhigt mich.	2,9	41	2,9	37	2,9	36	2,9	37
Es beunruhigt mich, dass ich im Alltag auf fremde Hilfe angewiesen sein könnte.	2,9	33	2,9	30	3,3	44	3,1	38
Ich habe Sorge, dass ich meinen Hobbys nicht mehr nachgehen kann.	2,2	15	2,5	20	3,1	35	2,7	27
Ich habe Angst vor drastischen Maßnahmen im Verlauf der Erkrankung.	2,5	22	3,1	35	3,1	35	3,0	34
Ich mache mir Sorgen, dass meine Medikamente meinem Körper schaden.	2,2	16	2,9	33	3,8	63	3,3	46
Mich beunruhigt, was aus meiner Familie wird, wenn mir etwas passiert.	2,8	36	3,0	38	3,1	40	3,0	39
Der Gedanke, ich könnte wegen Krankheit in der Arbeit ausfallen, beunruhigt mich.	2,4	22	2,3	20	3,2	44	2,8	32
Summe	30,4		34,0		38,0		35,5	

Angegeben sind die Belastungsmittelwerte je Item für Diabetes-, Krebs-, Rheumapatienten und alle sowie der Prozentsatz der Menschen aus der jeweiligen Diagnosegruppe, die einen Extrembelastungswert > 4,5 genannt haben (nach Herschbach et al. 2005).

Bei einer grundsätzlich durchaus langen Lebenserwartung und bei einem im Vergleich mit z. B. vielen Tumorerkrankungen deutlich geringeren Bedrohungspotenzial erleben Patienten mit Morbus Crohn oder generell mit entzündlichen Darmerkrankungen fast ähnlich hohe Belastungswerte wie Menschen mit entzündlich-rheumatischen Erkrankungen. Bei genauerer Betrachtung geben die im Durchschnitt verhältnismäßig jungen Morbus-Crohn-Patienten die Angst vor Folgeerkrankungen oder dauerhaften Beeinträchtigungen als die höchste Belastung an, bedeutsam im Krankheitsverlauf sind aber besonders die Angst vor Hautveränderungen, Abszessen, Geschwülsten und die Angst vor den sozial wenig verträglichen Durchfällen.

Bei Multipler Sklerose steht die Angst vor den schweren Spätbehinderungen mit voller Pflegebedürftigkeit im Vordergrund. Glücklicherweise ist das Risiko, solche schweren Verläufe zu haben, insgesamt nicht sehr groß und mit neuen Medikamenten bei deutlich verbesserter Nebenwirkungsbelastung nochmals reduzierbar.

In diesen Studien sind noch viele Erkrankungen unberücksichtigt, wie z. B. Epilepsie oder Mukoviszidose; für diese sind aber in entsprechenden Untersuchungen jeweils ähnliche Ergebnisse beschrieben. Insgesamt kann man also sagen, dass zwar je nach Krankheit durchaus spezifische Ängste zu finden sind, dass jedoch die Gemeinsamkeiten der Angst vor dem Fortschreiten der Erkrankung groß sind.

Zusammenfassend zeigen uns bisherige Ergebnisse mit dem PA-F ein komplexes, aber noch bei weitem kein vollständiges Bild der Progredienzangst.

* Soziodemografische Variablen, die signifikant mit Polyarthritis verknüpft sind, sind Alter und eine subjektiv schlechte ökonomische Situation. Da im Mittel mehr Frauen im höheren Lebensalter in einer angespannten finanziellen Lage sind, ist in dieser Gruppe auch die Belastung besonders hoch (Herschbach et al. 2010b). Alter alleine korreliert nicht notwendigerweise mit einer erhöhten Progredienzangst (Mehnert et al. 2009).
* Wiederkehrende Schmerzen und körperliche Beeinträchtigungen gehen mit erhöhter Progredienzangst einher (Mehnert et al. 2009).
* Krebspatienten – obwohl in Laienaugen am ehesten von Progredienzangst betroffen – sind keineswegs die am stärksten belastete Gruppe. Erkrankungen mit dauerhaften, aber wenig vorhersehbaren und wenig kontrollierbaren Akutbeschwerden, insbesondere mit Schmerzen, sind insgesamt mit höherer Progredienzangst verbunden. Eine besonders hohe Belastung finden wir bei Morbus Parkinson, Rheuma und Morbus Crohn (Berg et al. 2010, im Druck; Mehnert et al. 2009).
* Die Kontrollierbarkeit der Erkrankung – z. B. die unabsehbaren Nebenwirkungen vieler Rheumamedikamente versus der guten Kontrollierbarkeit des Blutzuckers bei Diabetes – scheint eine Rolle zu spielen.
* Spezifische Behandlungsmaßnahmen können mit besonderer Progredienzangst oder Wiederauftretensängsten verbunden sein (Dinkel 2010).

- Gleichzeitig zeigt sich eine relative Unabhängigkeit der Progredienzangst von neurologischen, motorischen oder sensorischen Defiziten (Haase et al. 2004; Nicholl et al. 2001).
- Psychosoziale Faktoren, wie Coping, Stimmung, Empfinden der Selbsteffizienz oder wahrgenommene soziale Unterstützung, hängen deutlich mit dem Erleben der Progredienzangst zusammen – wobei wir nicht sagen können, ob Menschen mit erhöhter Progredienzangst mehr psychische Probleme bekommen oder umgekehrt, da die Prävalenz psychischer Probleme eine Anfälligkeit für Progredienzangst bedingt (Dinkel 2010; Mehnert et al. 2009). Krankheitsbewältigung und Optimismus wirken eher angstreduzierend (Dinkel et al. 2010, im Druck).

3 Therapie der Progredienzangst

Wenn also die Angst vor der Verschlimmerung der Erkrankung ein zentrales psychisches Problem für die meisten Patienten ist, ist es folgerichtig, sich in der Therapie auf diese Progredienzangst zu konzentrieren. Obwohl häufig Angst als vorrangiges Behandlungsthema angegeben wird – unabhängig von der Erkrankungsart oder der Therapierichtung – sieht die Realität der Behandlung anders aus. Tatsächlich haben bisherige psychologische Interventionsangebote – wenn auch in vieler Hinsicht sehr wertvoll, hilfreich und ergiebig – vorrangig Krankheitsbewältigung, Coping-Prozesse, generelle seelische Unterstützung und den Abbau von Angst zum Ziel.

Dabei unterscheiden sich psychodynamische Ansätze kaum von verhaltenstherapeutischen. So weisen sogar besonders viele psychodynamische Therapievorschläge bei Krebserkrankungen (z.B. Beutel 2005; Faller u. Herschbach 2010, im Druck) explizit Ängste – speziell Ängste vor Krankheits- oder Behandlungsfolgen, Trennung von Angehörigen, Progression der Erkrankung und Todesängste – als erstes Leitsymptom zur Indikation von Psychotherapie aus (Spiegel et al. 1989; Larbig u. Tschuschke 2000; Beutel 2005). In der anschließenden Darstellung der Therapieziele und Methoden der Intervention – »Verbesserung der Bewältigung der körperlichen Erkrankungen«, »Verminderung der seelischen Belastungen und Symptome«, »Verbesserung der Lebensqualität« – ist das Thema Angst meist nur noch indirekt als Hintergrundsymptom sichtbar.

In der kognitiven Verhaltenstherapie wird ebenfalls regelmäßig Angst als Therapiethema vorgeschlagen, hier wird aber häufig das Kind mit dem Bade ausgeschüttet: Die Angst ist – ganz entsprechend der an der ICD-10 (DIMDI 2009) oder DSM-IV-TR (Saß et al. 2003) angelehnten Diagnostik – als »Störung« ausgewiesen (Herschbach 2006). Sie soll durch Informationen oder Gegenüberstellung »positiver« Gedanken reduziert werden wie üblicherweise »neurotische« und »krankhafte« Ängste, ohne dass ihre gesunde Kraft gewürdigt oder genutzt werden könnte. So schreibt z. B. Sharoff (2007; S. 12): »Die Traumatisierung durch eine chronische oder tödlich verlaufende Krankheit erfolgt nicht so sehr durch die Krankheit selbst, als vielmehr durch die Unfähigkeit, mit der chronischen oder zum Tode führenden Krankheit richtig umzugehen.« Der »richtige« Umgang mit der Krankheit könne demnach die Angst verhindern.

Möglicherweise erwachsen manche Therapiebemühungen aus einem illusionären Bedürfnis nach Kontrolle über diese Angst, die den Therapeuten oft fremd ist. Das Leiden chronisch Kranker vermag beim Therapeuten häufig eine gewisse Scheu oder Scham auszulösen, sich dem Fremden offen und ohne Kontrollbedürfnis zu nähern (vgl. Renz 2008). Sogar erfahrene Therapeuten mögen gelegentlich der Illusion verfallen, wenn wir nur die »richtige« Umgangsweise gefunden hätten, könnten Krankheit, Leiden und Tod ihre Schrecken verlieren.

Auf diese Art und Weise könnten wir den Menschen eine zusätzliche Krankheit »anlasten«, anstatt ihnen zu helfen, mit der schweren chronischen Erkrankung zu leben: Sie wären dann nicht nur körperlich, sondern auch noch psychisch krank (vgl. Herschbach 2005). Diesen Verdacht oder sogar die Empörung äußern dann auch Patienten, wenn sie von einem Behandlungsangebot hören: »Ich bin doch nicht verrückt.« So kann das Misstrauen gegenüber psychologischer Behandlung die tatsächliche Inanspruchnahme einer Therapie verhindern (Kukk et al. 2010).

Im Hinblick auf die Bedeutsamkeit der Angst vor dem Fortschreiten der Erkrankung bei praktisch allen schweren chronischen Erkrankungen scheint es nicht angemessen, die Angst der Betroffenen »weg-zu-therapieren« und zu hoffen, wir wüssten von vornherein, was der jeweils »richtige« Umgang mit der Angst sei. Die jeweilige individuelle Angst der Betroffenen ist für diese auch richtungweisend, indem sie bestimmte und existenzielle Themen und Fragen vorgibt. Die individuellen Fragen, die diese Angst stellt – z. B. nach dem Risiko für Schmerzen, Bewegungseinschränkungen oder Tod –, muss sich der Betroffene auch individuell beantworten. Erst mit diesem »achtenden« Umgang mit der individuellen Angst, die ein Mensch im Zusammenhang mit seiner Erkrankung erlebt, wird sich dann ein persönlich »richtiger« Umgang mit der Erkrankung ergeben. Unterstützung finden wir hier in Berichten von der Begleitung Schwerstkranker und Sterbender, wie sie von Tausch (1981), Kübler-Ross (1971) oder Renz (2008) vorgestellt wurden.

Dass wir Angst nicht als krankhaft oder als Störung begreifen wollen, heißt nicht, dass diese nicht belastend sein kann und möglicherweise auch mit einer Diagnose belegbar wäre. Beispielsweise wird für heftige Krisen mit entsprechender Angstsymptomatik vielleicht die Diagnose ICD-10/F43.1 »akute Belastungsreaktion« (Dilling et al. 2008) Anwendung finden. Dennoch darf über der Vergabe einer Diagnose, die u. U. Voraussetzung für ein sinnvolles Behandlungsangebot ist, nicht die grundsätzliche »Nützlichkeit« der Angst im Zusammenhang mit einer chronischen Erkrankung abgestritten werden.

Natürlich können körperlich chronisch kranke Menschen zusätzlich eine psychische Störung im Sinne einer psychischen Krankheit haben oder entwickeln. Und wenn grundsätzlich unsere Behandlungsangebote auch diesen Menschen helfen – wiewohl meist nicht ausreichend –, so müssen wir gerade auch hier die gesunde und kraftvolle Seite dieser Ängste beachten.

Im Folgenden sollen bisherige Ansätze in der psychotherapeutischen Behandlung chronisch Kranker vorgestellt werden – zunächst allgemeine und weniger spezifische Methoden, anschließend Ansätze, die Ängste im Zusammenhang mit einer Erkrankung explizit benannt haben. Da es inzwischen eine umfangreiche, wertvolle Literatur bei fast allen Erkrankungen gibt, kann die Übersicht nur eine Auswahl der verfügbaren Studien und Ergebnisse vorstellen; es soll ersichtlich werden, wo wir Anregungen und Methoden für unseren Ansatz entnehmen konnten.

3.1   Bisherige psychotherapeutische Angebote bei körperlichen chronischen Erkrankungen

Bei der Beschreibung von Therapieansätzen zur Behandlung psychologischer Themen bei körperlichen chronischen Erkrankungen ist zu unterscheiden zwischen publizierten Studien und den vielfältigen, im Regelfall nicht systematisch, sondern eher narrativ dokumentierten Ansätzen im klinischen Alltag der Akutversorgung und Rehabilitation. Ansätze zur psychotherapeutischen Unterstützung bei körperlichen chronischen Erkrankungen entwickelten sich parallel zu den Fortschritten der somatischen Medizin und der dabei zunehmend an Raum gewinnenden Patienteninformation, Ermutigung zur Kooperation und sogar Schulung zur Selbstbehandlung, wie etwa die Patientenschulung zur Blutzuckermessung und Insulindosisanpassung bei Diabetes mellitus. Dabei hält eine neue Sicht auf den Patienten Einzug in die Medizin: Der mündige und gut informierte Patient ist auf gleicher Augenhöhe mit dem Arzt an Entscheidungen über Behandlungsoptionen beteiligt (»*shared decision* making«: Herschbach u. Weis 2008; »*empowerment*«: Rubin u. Peyrot 2001; Hirsch 2002).

Aus der Notwendigkeit des Einsatzes psychotherapeutischer Methoden im medizinischen Behandlungsalltag haben sich zu etlichen Erkrankungen Arbeits- oder Fachgruppen gebildet; sie haben meist interdisziplinär die Klinikerfahrungen systematisiert, auf Kongressen und Symposien der Diskussion zugänglich gemacht und schließlich die spezifische Forschung zu Therapieansätzen angeregt und koordiniert. So gibt es z. B. für den Bereich Krebs die DAPO (Deutsche Arbeitsgemeinschaft für Psychosoziale Onkologie e.V.) und die PSO (Arbeitsgemeinschaft für Psychoonkologie in der Deutschen Krebsgesellschaft e.V.), für den Bereich Diabetes die »Arbeitsgruppe Diabetes und Psychologie in der DDG«. In Tabelle 3-1 (S. 52 f) sind Internetadressen zu verschiedenen Krankheitsbildern aufgeführt.

Systematisierte und validierte Therapieansätze bei chronischen Erkrankungen wurden und werden aus dem Alltag der Rehabilitation heraus im Regelfall als Gruppenprogramme beschrieben. Inhaltlich fokussieren die Programme meist auf folgende vier Themen:

▶ **Behandlungskooperation oder Selbstbehandlung**: Therapie und Beratung zur Selbstbehandlung stehen seit etwa zehn Jahren unter dem Motto des »*Empowerment*« mit dem Bemühen, die Selbstorganisationskräfte des Patienten zu wecken und zu fördern (Rubin u. Peyrot 2001; Hirsch 1996, 2002). *Empowerment* wird damit auch zur wichtigen Therapeutenhaltung in der Behandlung von Progredienzangst. Eingesetzt wurden hier psychoedukative und verhaltenstherapeutische Methoden überwiegend zur Wissensvermittlung und zur Übung behandlungskooperativer Maßnahmen wie z. B.
  – Blutzuckermessung bei Diabetes mellitus,
  – Insulinselbstbehandlung,
  – diätetische Behandlung bei Multipler Sklerose oder Morbus Crohn,
  – Medikamentenselbstapplikation, z. B. bei Schmerzen,
  – Umgang und Nutzung prothetischer Hilfen und Rekonstruktionen, z. B. Stoma,
  – Umgang mit bestimmten Behinderungen, z. B. Blindheit, Gehbehinderungen,
  – physiotherapeutische Selbstübung etc. (z. B. Ali u. Khalil 1989; Johnson 1982; Larsson et al. 2003).

▶ **Behandlung allgemeiner Gesundheitsprobleme**, die ungünstige Auswirkungen auf die Erkrankung haben, wie Übergewicht und Ernährung, Rauchen, mangelnde Bewegung. Dies ist eine Erweiterung der Patientenschulung, in der im Regelfall auf bewährte Methoden der Verhaltensänderung zurückgegriffen wurden, wie
  – Selbstbeobachtung,
  – Selbstprotokoll,
  – Einsatz von Token oder Eigenverstärkung,
  – Verhaltensmanagement zur Selbstkontrolle und Verhaltensübung (z. B. Duffy et al. 2006).

▶ **Krankheitsspezifische Interventionen**: Auch hier kommen üblicherweise verhaltenstherapeutische Standardmethoden zu sehr erfolgreichem Einsatz

Tab. 3-1 Internetadressen zu verschiedenen Krankheitsbildern

Erkrankung	Internetadresse	Information
Krebs	• www.dapo-ev.de (Deutsche Arbeitsgemeinschaft für Psychoonkologie)	• Wissenschaftliche Informationen, psychosoziale Patienten-/ Behandlerinformationen, Projekte, Weiterbildungsangebote für Ärzte und Behandler/ Psychoonkologie
	• www.pso-ag.de (Arbeitsgemeinschaft Psychoonkologie in der Deutschen Krebsgesellschaft e.V.)	• Forschung, Weiterbildung
Diabetes mellitus	• www.deutsche-diabetes-gesellschaft.de	• Wissenschaftliche Informationen, evidenzbasierte Leitlinien, Forschung, Kongresse
	• www.diabetes-psychologie.de	• Psychosoziale Patienten-/ Behandlerinformation der Arbeitsgemeinschaft Diabetes und Psychologie der Deutschen Diabetes-Gesellschaft, evidenzbasierte Leitlinien, psychologische Ausbildung
	• www.diabetes-kids.de	• Selbsthilfeportal für Kinder mit Diabetes mellitus
	• www.diabetes-heute. uni-duesseldorf.de	• Diabetes-Patientenportal der Uni-Düsseldorf; Informationen zu Ernährung, Broteinheitentabellen etc.
	• Diverse private Portale	
Rheuma	• www.rheuma-online.de	• Information zu Krankheit, Medikamenten, Kongressen
	• www.bdrh.de (Berufsverband deutscher Rheumatologen)	• Information zu Krankheit, Neuerungen, Ärzte-Landkarte
	• www.rheuma-liga.de (Deutsche Rheumaliga)	• Informationen für Patienten zu Neuerungen, Literatur, Besonderheiten, Service für Kassenfragen, Medikamente etc.

Tab. 3-1   (Fortsetzung)

Erkrankung	Internetadresse	Information
Multiple Sklerose	• www.dmsg.de (Deutsche Multiple-Sklerose-Gesellschaft)	• Ärzte- und Patienteninformation rund um die Erkrankung und Versorgung; aktuelle telefonische Informationsberatung
	• www.ms-helpline.com (Patienten-Hotline der DMSG)	• aktuelle telefonische Informationsberatung
Morbus Crohn	• www.dccv.de (Selbsthilfeorganisation)	• Informationen zu Krankheit und Behandlung, Leitlinienlinks, Ernährungsinformationen
	• www.smccv.ch (Schweizerische Morbus-Crohn-/Colitis-ulcerosa-Vereinigung)	• Servicetelefon
Parkinson	• www.parkinson-vereinigung.de (Selbsthilfeorganisation)	• Informationen über Erkrankung, Behandlung und diverse Serviceangebote
	• www.kompetenznetz-parkinson.de	• Information über Erkrankung, Zentren, diverse Therapien, Forschungsprojekte
	• www.parkinson-gesellschaft. de (Deutsche Parkinson Gesellschaft)	• Informationen über aktuelle Artikel, Forschungsergebnisse, Kongresse
Herz-Kreislauf-Erkrankungen	• www.dgk.org.de (Deutsche Gesellschaft für Kardiologie, Herz- und Kreislaufforschung e.V.)	• Leitlinien, Kongresse, Stipendien etc.
	• www.dgpr.de (Deutsche Gesellschaft für Prävention und Rehabilitation von Herz-Kreislauferkrankungen e.V.)	• Leitlinien, Kooperationen, Literatur, Projekte, medizinische Zentren
Alle Erkrankungen	• www.uni-duesseldorf.de/AWMF (Arbeitsgemeinschaft der wissenschaftlichen medizinischen Fachgesellschaften)	• Wissenschaftliche Leitlinien zu allen Erkrankungen

(z. B. Waadt et al. 1990, 1992a, b, 2000b; Larbig u. Tschuschke 2000; Strian et al. 1988; Ehlert 2003), wie
- Schmerzbehandlung,
- Umgang mit Therapienebenwirkungen wie Übelkeit bei Zytostatikabehandlung,
- Wahrnehmung von Hypoglykämien bei Diabetes mellitus oder von Extrasystolen oder Bluthochdruck bei Hypertonie und Herz-Kreislauf-Erkrankungen, erektile Dysfunktion und Darminkontinenz.

▶ **Emotionale Krankheitsbewältigung und Coping**: Hierzu gibt es seit vielen Jahren besonders viele Vorschläge und Angebote aus allen Therapieschulen und bei sehr vielen Erkrankungen, wobei die meisten Behandlungsangebote eher unspezifische oder indirekte Ansätze zur generellen Entlastung und Stressbewältigung sind, die je einen ganzen Kanon an Interventionen anbieten: Es gibt zum Thema Krankheitsbewältigung supportiv-expressive Ansätze, die häufig aus eher psychodynamischen Schulen gespeist sind, sowie psychoedukative Ansätze und Schulungen oder Trainingsgruppen, die auf der kognitiven Verhaltenstherapie basieren, z. B. bei Rheuma (z. B. Jungnitsch 2003; van Dyke et al. 2004) oder bei Parkinson (Sailer et al. 1990; Ellgring et al. 1993; Leplow 2007; Andersen 2002; Capone et al. 1989; Fawzy et al. 1995; Kruse et al. 2003; Larbig u. Tschuschke 2000; Ross et al. 2002; Stockhorst 2003; Tschuschke 2003; Vilela et al. 2006; Faller u. Herschbach 2010, im Druck).

Für den großen Bereich der Therapien zur **Krankheitsbewältigung** generell und zur Entwicklung von Coping-Strategien können beispielhaft Spiegel und Classen (2000) genannt werden, die in ihrem Gruppentherapiekonzept auf aktive Coping-Strategien hinwirken: Sie wollen Krebspatienten helfen, ihre Krankheit und den möglichen Tod als Voraussetzung für ein erfülltes Leben zu akzeptieren. Ein anderes Beispiel für diese Art unspezifischer, aber umfangreicher Programme ist das von Weis et al. (2006) ebenfalls für Krebspatienten konzipierte. Dieses Programm besteht aus zehn Therapiesitzungen zu den Themen:
* Gesundheitsförderung bei Krebs, Krankheit und Stress
* Krankheitsverarbeitung als Weg
* Subjektive Bedürfnisse und personale Ressourcen
* Umgang mit belastenden Gefühlen
* Kontakt zu nahe stehenden Personen
* Erfahrungen mit Ärzten und anderen professionellen Helfern
* Belastungen und deren Bewältigung in Beruf und Alltag
* Förderung der Patientenkompetenz: Möglichkeiten und Grenzen der Selbsthilfe

Auch für Morbus Crohn, Multiple Sklerose oder Diabetes mellitus finden sich viele Beispiele allgemeiner Ansätze, die »Krankheitsbewältigung« zu fördern. Simson et al. (2008) untersuchten bei Diabetes-Patienten mit diabetischem Fußsyndrom (Geschwüren und Wunden bei Sensibilitätsstörungen) und komorbider depressiver Verstimmung die Wirksamkeit **unspezifischer, supportiver, psychotherapeutischer Interventionen**. Kontrollgruppen erhielten lediglich eine medikamentöse Versorgung. Durch psychotherapeutische Sitzungen in der Experimentalgruppe konnte eine Reduktion krankheitsspezifischer Ängste und depressiver Symptome sowie der diabetesspezifischen Probleme erreicht werden. Nicht geklärt werden konnte hier die spezielle Wirkung (i. S. spezifischer Wirkfaktoren) der psychotherapeutischen Intervention.

Mit den Auswirkungen von **kurzzeitiger psychodynamischer Therapie** und Entspannungsverfahren auf das generelle psychische Befinden und die Krankheitsbewältigung von Morbus-Crohn-Patienten zusätzlich zur Glukokortikoid-Therapie beschäftigte sich eine Untersuchung von Keller et al. (2004). Hinsichtlich des somatischen Verlaufs und des psychosozialen Status wurde nach Ablauf der einjährigen Therapie sowie als Follow-up nach einem weiteren Jahr die Experimentalgruppe (psychodynamische Intervention) mit einer Kontrollgruppe (Entspannungsverfahren) verglichen. Als Tendenz ergab sich bei der Experimentalgruppe nach zwei Jahren eine reduzierte Anzahl chirurgischer Interventionen und weniger depressive Symptome, es zeigten sich jedoch keine signifikanten Effekte; die Autoren vermuten, dass das der fehlenden Subgruppierung in der Vorauswahl der Patienten zuzuschreiben sei. Husain und Triadafilopoulos (2006) z. B. erfassen in ihrer Arbeit ebenfalls die typischen Probleme, die bei der Behandlung von Patienten mit entzündlichen Darmkrankheiten auftreten; die Autoren benennen die **Patientenaufklärung und Psychoedukation** – also einen »Schulungsansatz« – sowie eine gleichzeitige – nicht näher spezifizierte – Behandlung von Depression und Ängsten und hoffen, damit eine Verbesserung der Patient-Therapeut-Beziehung zu erreichen, um speziell die Behandlungskooperation zu verbessern.

Die Wirkung **telefonischer Interventionen** auf seelisches Leid und alltagsbezogene Belastungen bei Patienten mit chronischer Herzerkrankung prüften McLaughlin et al. (2005) – auch hier, ohne speziell Krankheits- oder Zukunftsängste zu markieren. In einer randomisierten und kontrollierten Studie mit 100 Patienten erhielt die Studiengruppe 6-mal ein jeweils halbstündiges psychologisches Beratungsgespräch am Telefon, die Kontrollgruppe nur die übliche Behandlung ohne Beratung. Es zeigte sich ein moderater Effekt auf Gefühle und Alltagsfunktionalität der Patienten der Experimentalgruppe. Eine solche Form des Counseling kann demnach Patienten helfen, sich nach der Diagnose einer chronischen Herzkrankheit den neuen Gegebenheiten anzupassen.

Neben den breit angelegten supportiven psychotherapeutischen Maßnahmen und den Schulungs- und Beratungsansätzen (inkl. Counseling) finden sich etliche Untersuchungen bei unterschiedlichen körperlichen Erkrankungen zur

Wirksamkeit **kognitiver Verhaltenstherapie**. Mussell et al. (2003) z. B. gingen in ihrer Untersuchung der Frage nach, ob durch kognitive Verhaltenstherapie – neben der medizinischen Standardbehandlung – der »psychische Leidensdruck« bei Patienten mit entzündlichen Darmkrankheiten reduziert werden könne. 28 Patienten mit Morbus Crohn oder Colitis ulcerosa unterzogen sich ambulant zwölf wöchentlichen Gruppensitzungen. Die Erhebung medizinischer und psychologischer Daten fand zu verschiedenen Messzeitpunkten sowie in einem Follow-up von drei, sechs und neun Monaten statt. Durch die Behandlung wurde eine signifikante Reduktion krankheitsbezogener Sorgen festgestellt, zwischen den Patientengruppen ergaben sich keine langfristigen Unterschiede. Bei den weiblichen Patienten zeigte sich eine Minderung depressiver Coping-Strategien, die auch langfristig stabil blieb. Schlussfolgernd bejahten die Autoren die Eignung von psychotherapeutischen Interventionen zur kurz- und langfristigen Reduktion psychischen Stresses und hoben dabei auch die Wichtigkeit des Wissens um geschlechtsspezifische Unterschiede heraus.

Zusammenfassend für die Untersuchungen zum **Coping-Verhalten** kann die systematische Literaturanalyse von Fisher et al. (2007) stehen, die die Effektivität psychotherapeutischer Interventionen im Sinne von *healthy coping* bei Diabetes mellitus untersuchten. Über PubMed fanden sich 186 Artikel, die sich im Zeitraum von 1990 bis 2000 mit Interventionsmöglichkeiten befassten. Den Befunden der Studie zufolge zeichnen sich effektive Behandlungen unter anderem durch Selbst- und Stressmanagement, dem Ausbilden von Problemlösefertigkeiten, der Arbeit auf der Basis kognitiver Verhaltenstherapie oder multisystemischer Therapiemodelle aus. Psychische und emotionale Faktoren, diabetesspezifisches Verhalten sowie die wahrgenommene Lebensqualität spielten eine große Rolle beim Umgang mit Diabetes. Interventionen, die diese Bereiche förderten, bewirkten auch ein verbessertes und gesundes Coping-Verhalten.

Achtsamkeitsorientierte Interventionen sind eine andere Gruppe eher unspezifischer Ansätze, die versuchen, durch Förderung achtsamkeitsorientierter Fertigkeiten sowohl eine Verbesserung der wertfreien Aufmerksamkeit hinsichtlich der Selbstbehandlung als auch eine grundsätzliche Verbesserung körperlichen und emotionalen Befindens zu erreichen. So haben Stepin und Lerch (2006) den effektiven Einsatz von Achtsamkeitshaltung und -techniken in der Onkologie skizziert und dokumentiert sowie auch Achtsamkeitsinterventionen (wie im Manual der »Weg des Weisen«) für körperliche chronische Erkrankungen entworfen. Mittels Achtsamkeit lernen Patienten, sich, ihre Erkrankung und die Behandlungsmöglichkeiten so wahrzunehmen, wie sie sind.

Eng verknüpft mit Achtsamkeit ist das Konzept der Akzeptanz, in dem vorgeschlagen wird, aus der »Opposition zum Leiden herauszutreten« (Stepin u. Lerch 2006, S. 287) und damit letztlich zu erleben, mehr als die eigene Krankheit und das eigene Leiden zu sein. Aus einem ähnlichen Bereich kann hier die Untersuchung von Husted et al. (1999) genannt werden, die psychosoziale und körperliche Effekte von Tai Chi bei Patienten mit Multipler Sklerose untersuchten.

Nachdem die 19 Patienten einen achtwöchigen Tai-Chi-Kurs absolviert hatten, ergaben somatische wie psychische Messungen einen Zuwachs an Vitalität, sozialen Funktionen und psychischer Gesundheit.

3.1.1   Anne-Marie Tausch: Pionierin der angstfokussierten Therapie

Obwohl immer wieder Untersuchungen die Bedeutung der Angst vor Krankheitsfolgen, Komplikationen oder einfach dem langen Leiden festgestellt hatten, sind kaum spezifische Behandlungsangebote gemacht worden – weder von medizinischer noch von psychologischer Seite.

Vermutlich die erste und zweifellos die intensivste Auseinandersetzung mit dem Thema Angst bei chronischer Erkrankung ist im Bereich Krebs geleistet worden: Bereits 1981 stellte Tausch ihrem Buch »Gespräche gegen die Angst«, in dem sie anlässlich der eigenen Krebsdiagnose Erfahrungen und Eindrücke aus Gesprächen mit Betroffenen, Behandlern und Angehörigen zusammengetragen hat, zielführend für jede Therapieentwicklung eine Patientenäußerung als Motto voran: »Es hat mich bereichert, dass ich die Angst vor der Krankheit zuließ und sie sich dann umwandelte in Gelassenheit.« Frau Tausch erlebte bereits zur Diagnose der Erkrankung die »heraufbeschworene« diffuse, an dieser Stelle aber unaussprechbare Angst als großes Handicap im Umgang mit sich und der Erkrankung. So seien durch sensationslüsterne Sendungen in Rundfunk und Presse viele Menschen bereits angstvoll von Vorsorgeuntersuchungen abgeschreckt worden. Anhand eines Patientenzitats beschreibt Tausch (S. 13), wie die Angst selbst schließlich als »wunder Punkt« erlebt wird und damit ihre schützende und fürsorgende Funktion verliert: »Ein ganz starker wunder Punkt bei mir ist, dass ich unter Angstgefühlen leide. Jetzt, nach meiner zweiten Operation, habe ich fast Angst, mittags einzuschlafen. Ich habe immer Angst, die Kontrolle über mich zu verlieren   Ich nehme mir durch meine Angst viel von meinem Lebensgefühl – was nicht nötig ist.«

In dieser – auch durch die Befragungen von Kübler-Ross (1971) von Schwerstkranken und Sterbenden begründeten – Tradition und Vorgehensweise sind inzwischen verschiedene klinisch-phänomenologische Ansätze vorgelegt worden, die Befindlichkeiten und Ängste Schwerstkranker aktiv aufgreifen und zulassen. So schreibt Renz (2008, S. 166): »begegne ich der Meinung, man müsse schwerkranke Menschen verschonen vor Themen, die sie belasten könnten. Demgegenüber erfahre ich im Umgang mit Sterbenden gerade das Gegenteil: Sie möchten verschont bleiben vor Alltäglichkeiten, Oberflächlichkeiten, Klatsch, Lärm und Hektik, aber reagieren auf für sie wesentliche Sätze …«. An anderer Stelle (S. 70) vermerkt sie speziell: »… In Todesnähe wird die Angst unausweichlich«, und weiter unten bringt Frau Renz das Erleben auf den Punkt: »Angst ist«. »Solchen Ängsten … werden wir nicht gerecht, wenn wir sie nur als Phantasien im Delirium oder als Folge strenger oder überfordernder Erziehung abtun«, (S. 70 in oben erwähntem Buch) oder – wie wir ergänzen möchten – als Folge einer pathologisch seelischen Entwicklung. Im Gegenteil: Wir müssen uns diesen Ängsten stellen, sowohl als Therapeuten allein als auch zusammen mit den Patienten.

3.1.2 Spezifische Therapievorschläge

Neben den von Frau Tausch organisierten offenen Gesprächsgruppen waren erste therapeutische Versuche darauf ausgerichtet, Kontrolle über die Angst zu gewinnen, indem Kontrollvorstellungen gegen die Erkrankung aktiviert werden sollten. So ermutigt die Simonton-Methode (Simonton et al. 1982), sich Abwehrkräfte im eigenen Körper gegen den Krebs zu vergegenwärtigen, speziell Immunzellen, die den Krebs auffräßen. Die Hoffnung, neben einem Gefühl der Kontrolle auch direkte immunologische Verbesserungen zu erreichen, hat sich nicht bestätigt. Einer der wenigen krankheitsübergreifenden Ansätze wird von Sharoff (2007) vorgestellt; er möchte generell die Krankheitsbewältigung bei chronischen körperlichen Erkrankungen verbessern. Sharoff geht davon aus, dass Leiden an der Erkrankung weniger von den Krankheitsbedingungen abhängt, sondern überwiegend von einem ungünstigen gedanklichen Umgang mit der Erkrankung. Neben üblichen kognitiven Umstrukturierungen beschreibt er auch einige interessante Ansätze wie »Dankbarkeit« üben. Alle Interventionsangebote zielen – soweit sie sich überhaupt mit Angst beschäftigen – auf die Kontrolle der Angst, die sozusagen »weggedacht« werden soll.

Nun sind zwar durch solche Techniken nur geringe direkte immunologische Verbesserungen – wie z. B. Simonton et al. (1982) gehofft hatten – belegbar, aber viele Patienten konnten wirksam ermutigt werden, Therapien durchzuhalten und ihrer quälenden Unsicherheit oder gar Hilflosigkeit ihren Mut und die Motivation zur Behandlung entgegenzustellen. Die immer als zentral erkannte Angst vor der Progredienz der Erkrankung ist dadurch jedoch höchstens mittelbar behandelt.

Im Bereich Tumorerkrankungen sind nicht nur die meisten Fragebögen zum Thema Angst entwickelt worden, sondern auch die Behandlungsangebote haben das Thema Angst immer wieder aufgegriffen (Ali u. Khalili 1989; Andersen et al. 1994; Fawzy et al. 1995; Keller et al. 2004; Trijsburg et al. 1992; van der Pompe 1996; Larbig et al. 2000; Faller u. Herschbach 2010, im Druck).

Beobachtungen nutzend, nach denen der **Ausdruck von Angst** ihre Intensität verringern kann (Foa u. Kozak 1986) entwickelten Spiegel et al. (1981, 1989) eine **komplexe, supportiv expressive Gruppentherapie**, in der Patientinnen mit metastasierendem Mammakarzinom u. a. Angst ausdrücken und negative Emotionen bearbeiten konnten. In der kontrollierten Untersuchung gelang Spiegel et al. (1981, 1989) bei 50 Frauen mit metastasierendem Brustkrebs über eine einjährige Gruppenbehandlung (wöchentlich 90 Minuten) **mit Gesprächen über**

Tod und Sterben, Identifikation von Angstvermeidungsstrategien und edukativer Coping-Schulung eine Reduktion von Angst und Spannung, verbesserte Coping-Strategien und weniger phobische Reaktionen. Die Behandlungsgruppe wies zudem im Vergleich zur unspezifisch unterstützten Kontrollgruppe eine längere Überlebenszeit auf; die Autoren führen das auf eine durch die gegenseitige Unterstützung der Patienten verbesserte Selbstfürsorge zurück. Fawzy et al. (1994) vergleichen eine ebenfalls komplex angelegte **Gruppentherapie mit Edukation über Erkrankung und Behandlung, Stressbewältigung und geleiteter Anleitung zur Selbsthypnose sowie der Einbeziehung der Partner** mit nur medizinischer Behandlung. Nach sechs eineinhalbstündigen Sitzungen pro Woche zeigten die behandelten Patienten eine vergleichsweise deutliche Reduktion verschiedener psychosozialer Belastungsparameter, wie Angst und Depressivität, sowie einige Verbesserungen immunologischer Parameter. Auch hier konnten bei Nachuntersuchungen nach sechs Jahren erhöhte Überlebensraten festgestellt werden, die mit verbessertem Coping-Verhalten korrelierten. Andere Replikationsversuche konnten einen solchen Effekt allerdings nicht bestätigen (Classen et al. 2001; Bordeleau et al. 2003). Eine Übersichtsarbeit von Boesen und Johansen (2008) kommt zu dem Schluss, dass die Hoffnung, Psychotherapie könne die Überlebensrate steigern, aufgegeben werden muss.

Auch etliche Einzeltherapien, in denen **emotionale und soziale Unterstützung und Empathie** angeboten wurden, konnten im Vergleich zu »nur« medizinisch betreuten Patienten »negative« Emotionen reduzieren und die Behandlungskooperation verbessern (Capone et al. 1980; Gordon et al. 1980; Linn et al. 1982; Worden u. Weisman 1984; Forester et al. 1985). In großen Studien an über 170 Krebspatienten erzielten Greer et al. (1992) und Moorey et al. (1994, 1996) nach acht Wochen Einzeltherapien (mit dem Aufbau aktiver Therapieteilnahme, dem Fördern von Kampfgeist, Aufbau von Hoffnung und dem Vermitteln von Kontrollerfahrungen hinsichtlich ihrer Gefühle) eine signifikante Stressreduktion sowie eine Verminderung von Angst und Depression. Greer und Mitarbeiter haben diesen Ansatz inzwischen auch erfolgreich in entsprechenden Gruppenbehandlungen bestätigt (Greer et al. 1992; Greer 2006).

Speziell für hochängstliche Patienten mit entzündlichen Darmerkrankungen untersuchten Larsson et al. (2003) den Einfluss einfacher **Informationsvermittlung** – also **Patientenschulung** – auf Ängstlichkeit. Sie konzipierten eine acht Sitzungen umfassende Gruppentherapie und behandelten 49, nach einem Ängstlichkeits-Screening als hochängstlich eingestufte Patienten. Angst und Depression wurden mittels der *Hospital Anxiety and Depression Scale* (HADS) vor und sechs Monate nach Therapie gemessen. Es konnten hier aber keine Unterschiede im Ausmaß der Ängstlichkeit, der emotionalen Funktionstüchtigkeit oder der somatischen Symptomatik gezeigt werden, obwohl die Patienten von einem subjektiv empfundenen Zuwachs an Zufriedenheit durch vermehrte Informationsvermittlung berichteten. Zu ähnlichen Ergebnissen kommen auch von Wietersheim et al. (2001).

In einer neuen Studie beschrieben Humphris und Gozde (2008) ihre »*AFTER* (*adjustment to the fear, threat or expectation of recurrence*) *intervention*« mit folgenden Interventionsteilen:

- Benennen der Ängste, z. B. durch das Pflegepersonal, ohne dass dies die allgemeine Alltagsfunktionalität behindern soll
- Suche nach Hilfspersonen, z. B. durch das Einladen von Angehörigen
- Angstausdruck
- Untersuchen und Verändern von Überzeugungen
- Abbau von *Checking behaviour*, d. h. übermäßigem Kontrollverhalten

Die Gruppentherapie zielt vor allem auf *Checking behaviour* und »unangemessene« Ängste vor Rezidiven, Wiederauftretensängste *(Fear of Recurrence)* sowie auf übermäßiges Kontrollverhalten und Krankheitsüberzeugungen bezüglich der Krebserkrankung. Die Autoren bedienten sich neben anderen Gesundheitsmodellen vor allem des Selbstregulationsmodells von Leventhal (Leventhal et al. 1984, 2005). In strukturierten Sitzungen und unter Zuteilung und Zuhilfenahme von Fürsorgepersonen wurde eine Veränderung der *Beliefs* – Krankheitsüberzeugungen und Selbsteffizienzkognitionen – angestrebt. Erste Ergebnisse weisen auf eine gute Akzeptanz des Programms durch die Patienten hin.

Als Resümee (vgl. Faller u. Herschbach 2010, im Druck) aus den bisherigen Therapie- und Forschungsbemühungen können wir sagen:

- Aus allen Therapierichtungen heraus ist der Bedarf der Behandlung von »Progredienzangst« in irgendeiner Form erkannt worden.
- Bei hochbelasteten Patienten können deutlichere Therapieeffekte nachgewiesen werden als bei weniger belasteten Patienten – diese Tatsache hat vielleicht dazu geführt, dass in Studien aus dem Klinikalltag mit wenig ausgesuchten inhomogenen Patientengruppen die Effektstärken unter den Erwartungen geblieben sind.
- Die Strukturierung und Ausführung der Interventionen scheint nicht unwesentlich zu sein; in der Tendenz scheinen stärker strukturierte kognitiv-behaviorale Ansätze erfolgreicher als offenere Vorgehensweisen; reine Schulungsprogramme hingegen können gegen die Angst wenig anbieten.
- Je spezifischer die Interventionen, desto mehr profitieren Patienten für ihr Angsterleben; Angstausdruck und die geleitete Auseinandersetzung selbst mit den schwersten Krankheitsfolgen, wie Sterben, Leiden oder Tod, scheinen dabei einen Hauptanteil an den erzielten Effekten zu haben.
- Unter den spezifischeren Interventionen konnten besonders das »Ausdrücken der Angst« und die »Förderung von Kampfgeist« sowie Techniken zur Verminderung von Angstvermeidung wirkungsvoll das Effizienzerleben, die Therapiemitarbeit und Angstnutzung der Patienten verbessern. Dabei scheint grundsätzlich die Verbesserung des Effizienzerlebens für die Angstnutzung eine bedeutsame Rolle zu spielen (Faller u. Herschbach 2010, im Druck).

- Ein Training der Achtsamkeit spielt vermutlich »die« zentrale Rolle für die Angsterkennung, Differenzierung der subjektiven Bedrohung, für den Ausdruck und schließlich für den effektiven Umgang mit Angst (Stepin u. Lerch 2006).

3.2 Das Konzept der Progredienzangst-Behandlung

Zusammengefasst und umgesetzt bedeuten diese Erkenntnisse, dass Progredienzangst ein unvermeidlicher Begleitfaktor der chronischen Erkrankung ist und darin »achtsam« erkannt werden muss; es heißt auch, dass sich die Betroffenen direkt und strukturiert mit dieser Angst konfrontieren müssen, um die »Botschaften« der Angst im Sinne von Kampfgeist im Alltag in sinnvolle Handlung umsetzen und sich damit als selbsteffizient erleben zu können. Dieses »Sich-Stellen« wird jeweils dann nötig sein, wenn die Angst unabweisbar ist und sich im Alltag in den verschiedensten Weisen aufdrängt.

Da bei chronisch kranken Menschen die Angst immer wieder neu auftreten wird, müssen wir diesen Menschen strukturierte Techniken anbieten, die sie wiederholt und in unterschiedlichsten Angstsituationen einsetzen können, damit sie in ihrem Angsterleben in jeder Situation aktuell zu einem zufriedenstellenden Abschluss gelangen und ein zuversichtliches Alltagsleben führen können.

3.2.1 Entwicklung

Eigene erfolgreiche Vorerfahrungen bei der Entwicklung vergleichbarer Ansätze im Bereich Diabetes mellitus (Waadt et al. 1990, 1992a, 1992c; Zettler et al. 1995) regten die Konzeption der Therapie der Progredienzangst für unterschiedliche körperliche chronische Erkrankungen an.

Wie oben beschrieben, entwickelten wir zunächst das Konzept der Progredienzangst und konstruierten einen entsprechenden Fragebogen, den ebenfalls oben beschriebenen Progredienzangst-Fragebogen (PA-F). Zur Konzeption der Therapie selbst orientierten wir uns an den Ergebnissen der empirischen Befunde der allgemeinen Therapieforschung zu den Themen »Angst«, »Selbstmanagement«, »Gesundheitsverhalten« und »Coping« sowie an der zu diesem Zeitpunkt noch recht dünnen Daten- und Erkenntnislage zu Ängsten bei chronischen körperlichen Erkrankungen.

Weil wir kompakte und umrissene Therapiekomponenten zum Thema Progredienzangst benötigten, wurden in Konzeptarbeitsgruppen Möglichkeiten und Ziele kurzer Therapiebausteine gesammelt. In speziell organisierten Patientenrunden und Selbsthilfegruppen haben wir Wünsche und Bedürfnisse von Betroffenen direkt gesammelt.

Alternative vier- bis sechsstündige Therapieprogramme wurden erarbeitet, diskutiert und anhand von Einzeltherapien in der psychotherapeutischen Praxis sowie in einzelnen Gruppen im Akutkrankenhaus geprüft (z. B. Zettler et al. 1995). Ergänzend und abschließend konnten wir die Erfahrungen und das Wissen der Therapeuten an den beteiligten Kliniken einbringen und nutzen.

3.2.2 Therapeutische Quellen

Die Psychotherapie stellt für die Behandlung von Realängsten durchaus bewährte Methoden zur Verfügung. Vor allem in der Verhaltenstherapie spielt die Exposition mit den Auslösern und Themen der klinischen Angst eine zentrale Rolle (Grawe et al. 1997; Greer 2006; Neudeck u. Wittchen 2004; Margraf 2000; Kanfer et al. 2005; Kissane u. Bloch 2007; Kissane et al. 1997, 2007; Revenstorf 1996; Moorey u. Greer 1991; Moorey et al. 1994, 1996; De Shazer 1989).

Als wichtige Stichworte sind hier »Desensibilisierung«, »Flooding«, »Reizexposition« und »Konfrontation«, »Reaktionsverhinderung«, »Sorgenexposition« und – als ein durch Stimulierungstechniken ergänztes Desensibilisierungs-Verfahren – EMDR »*Eye Movement Desensitization and Reprocessing*« (Shapiro 2001; Schubbe 2004) zu nennen. Bei all diesen Methoden geht es grundsätzlich darum, sich den ängstigenden Reizen und den vermeintlichen Risiken auszusetzen, um einerseits zu erleben, dass die befürchteten Ereignisse nicht in der vorgestellten Form eintreten, und zum anderen zu erfahren, dass man die Angstentwicklung jeweils aushalten kann.

Bei »desensibilisierenden« Interventionen wird die Konfrontation gestuft durchgeführt, d. h. Betroffene erstellen sich eine Hierarchie angstauslösender Situationen, denen sie sich – beginnend bei der am wenigsten ängstigenden Situation – gedanklich imaginativ solange aussetzen, bis eine deutliche Entspannung eingetreten ist. In den anderen konfrontativen Methoden wird die Auseinandersetzung mit den ängstigenden Situationen massiv und ohne Abstufung durchgeführt, oft auch *in vivo*, also *live* (z. B. bei der Übung mit einer echten Spritze bei einer Nadelphobie). Hier muss allerdings besonders darauf geachtet werden, dass sich die erlebte Angst zum Abschluss der Übung deutlich auf ein sehr niedriges Maß reduziert hat, da sonst die Gefahr der Angstverstärkung besteht, so dass statt der gewünschten Desensibilisierung eine erneute Hypersensibilisierung oder Traumatisierung erfolgt.

Reaktionsverhinderung funktioniert in ähnlicher Weise, nur ist hier der angstauslösende Reiz eben das »Nicht-Durchführen-Können« der meist als beruhigend und entlastend erlebten Reaktion. Beispielsweise können sehr häufige Körperkontrollen, die Patienten bei bereits geringfügigen Missempfindungen zur Vermeidung ihrer Angst einsetzen, zur Konfrontation mit der Angst »verhindert« werden. So kann ein Patient z. B. aufgefordert werden, allzu häufige

Blutdruckmessungen zu lassen, wenn er damit in unangemessener Weise seine
Angst vor einem erneuten Herzinfarkt vermindern wollte.

   An folgendem Patientenbeispiel wird deutlich, welche Blüten die Vermeidung
der Angst vor der Krankheitsbedrohung treiben kann. Die an einer seltenen
Blutveränderung erkrankte Patientin hat sich die Angst vor der Bedrohung der
Erkrankung nicht zugestanden. Stattdessen entwickelte sie eine diffuse Angst
davor, ihren Mann und Sohn zu schädigen. Da ihr selbst diese Ängste fremd
und irrational schienen, konnte sie keine konkrete Vorsorge treffen, sondern ver-
suchte »nur« die ängstigenden Gedanken zu vermeiden.

Fallbeispiel G: Myeloproliferative Erkrankung

Frau G. kommt mit Zwangsvorstellungen und Grübeleien, dass sie möglicherweise ihrem
fünfjährigen Sohn oder ihrem Mann schaden könne. Diese Angst sei eigentlich diffus,
aber inzwischen habe sie auch Vorstellungen, es könne gefährlich sein, ein Messer in
die Hand zu nehmen oder sich mit ihrem Sohn z. B. in den starken Straßenverkehr zu be-
geben. Es stellt sich heraus, dass Frau G. an einer Erkrankung der blutbildenden Organe
leidet, die zu einem erhöhten Risiko für Herzinfarkte, Schlaganfälle und kanzerogene Veränderungen führt. All diese Krankheitsrisiken bedeuten, dass ihre Fürsorge für Mann und
Kinder gefährdet ist und unzuverlässig sein könnte. Dabei hat ihr Ehemann beträchtliche
Veränderungen in seinem Leben in Kauf genommen, um sie zu heiraten; auch hätte er
gerne mehrere Kinder gehabt, sie könne krankheitsbedingt aber nur dieses eine haben.
Erst nachdem diese Bedrohungen für ihr Leben und ihre Lebensplanung so ausgespro-
chen werden durften, konnte Frau G. ihre Ängste von den diffusen Zwangsvorstellungen,
Kind und Mann zu gefährden, loslassen und stattdessen die konkreten Ängste aus der
konkreten Bedrohung durch die Erkrankung spüren. Daraus können sich bestimmte und
konkrete Vorsorgemaßnahmen entwickeln.

Ein Spezialfall der Konfrontation mit ängstigendem Erleben stellt das EMDR
(Shapiro 2001; Schubbe 2004) dar. Hier wird die Reizexposition über Imagination zusätzlich durch die Einführung einer externen Reizquelle begleitet, und
zwar mit einem rechts-links-oszillierenden, bilateralen optischen, akustischen
oder sensorischen Reiz, meist einer Art Pendelbewegung (z. B. mit einem Stift
vor den Augen). Ursprünglich war von Shapiro die hilfreiche Funktion von
spontanen, zügigen rechts-links-oszillierenden Sakkaden (Augenbewegungen)
bei ihrer eigenen Krebserkrankung entdeckt worden. Shapiro hat diese Beobachtung aufgegriffen und entwickelt; inzwischen wird diese Technik vielfach und
sehr erfolgreich in der Behandlung der posttraumatischen Belastungsstörung
eingesetzt (Sachsse 2004; Schubbe 2004). Vermutlich werden durch diese externe
Stimulation während der imaginierten Konfrontation gleichzeitig rechtshirnige
und linkshirnige Verarbeitungsfunktionen »mitarbeitend« angeregt und führen
so zu einer ganzheitlichen und umfänglichen Bewältigung. Als persönlicher Eindruck scheint uns hier auch Folgendes bedeutsam: Durch die ständig geforderte

Konzentration sowohl auf das imaginierte Geschehen als auch auf den externen Reiz ist eine Innen-Außen-Oszillation notwendig, durch die sowohl eine Konfrontation mit dem Trauma als auch eine Verankerung in der Realität, im Hier und Jetzt, stattfindet.

Sehr bewährt haben sich Konzepte der Achtsamkeit und Entspannungsverfahren (Stepin u. Lerch 2006). Bei diesen Verfahren »darf« Angst in besonderer Weise sein, und sie wird ohne eine kognitive Bewertung als gegeben beobachtet. So kann man die hinter der Angst stehende Frage nach der tatsächlichen Bedrohung zulassen.

In Verfahren der kognitiven Re- oder Umstrukturierung, die in einigen Studien ebenfalls zu bedeutsamen Verbesserungen in Angsterleben und Gestimmtheit geführt haben, wird versucht, besonders die Bedrohungsvermutung des Patienten zu hinterfragen und ggf. zu relativieren.

Für die Behandlung von Progredienzangst bei körperlichen chronischen Erkrankungen müssen wir besonders diejenigen Ansätze herausgreifen, die sich mit der Angst als notwendigem Signal bei einer Bedrohung und als gesunde Kraft zur Selbstfürsorge beschäftigen. Hier ist programmatisch Butollo zu nennen, der sein Buch zur verhaltenstherapeutischen Angstbehandlung mit »Angst ist eine Kraft« überschrieben hat (Butollo 1984).

Anders als bei Angststörungen müssen wir die Selbstfürsorgefunktionen der Angst bei chronischen Erkrankungen nutzen. Dabei gehen wir davon aus, dass sich diese Angst quasi »erledigt«, sobald sie dieser Funktion dienen konnte, selbst dann, wenn sie bereits überdurchschnittlich häufig, intensiv und überdauernd erlebt wird.

Messen werden wir diese Veränderung in einer momentanen Angstreduktion mit entsprechenden Fragebögen; Patienten bestätigen dann »jetzt keine Angst mehr zu haben«. Allerdings kann das »morgen« wieder ganz anders sein, wenn die nächste Bedrohung auftaucht, wieder durch Angst signalisiert wird und wenn die Angst wieder den »Antrieb« bereitstellen muss, etwas persönlich Sinnvolles, innerlich oder im Verhalten, zu dieser Bedrohung zu unternehmen.

Hilfreich sind hier auch neuere Ansätze der Emotionspsychologie mit dem in Klinik und Forschung erkannten expliziten Auftrag, bedeutsame Emotionen achtend zu lesen (Ekman 2004) und zu durchleben (vgl. Greenberg 2006; Lammers 2006). Hier wird zwischen primären und sekundären Emotionen unterschieden, wobei die Progredienzangst bei chronischen Erkrankungen im Regelfall als primär benannt werden kann; sie wird nicht – wie das bei sekundären Emotionen der Fall ist – an Stelle von schwierig erlebten primären Emotionen aufgelegt, um diese zu vermeiden. Beispielsweise erlebt ein Patient manchmal Wut, um letztlich eine Illusion der Kontrolle zu ermöglichen, während eigentlich die Angst vor der Hilflosigkeit im Krankheitsgeschehen vorherrscht und durch Wut vermieden wird (vgl. auch Stepin u. Lerch 2006). Weiterhin wird zwischen adaptiven und maladaptiven Emotionen unterschieden, wobei maladaptive keine geeignete Bewältigung des belastenden Geschehens ermöglichen sollen. Diese Unterscheidung ist im Sinne einer achtsamen Akzeptanz der permanenten Bedrohungssituation bei chronischen Erkrankungen problematisch. Statt eine Emotion als maladaptiv zu bezeichnen, können wir bei achtsamer Akzeptanz genau dieser Emotion u. U. wichtige persönliche Aspekte in der Auseinandersetzung mit der Erkrankung feststellen.

3.2.3   Beschreibung

Die fokussierten Themen im Therapiekonzept sind gemäß den Ergebnissen mit dem Progredienzangst-Fragebogen die Ängste vor
* Sterben, Leiden und Schmerzen,
* der Krankheitsentwicklung,
* Behandlungsmaßnahmen,
* Auswirkungen auf die Berufssituation und auf die existenzielle Absicherung des Lebens sowie auf die persönlichen Beziehungen in der Familie.

3.2.3.1 Therapieziel

Auch die Therapietechniken sind entsprechend dem Therapieziel »Umbewertung und Nutzung der Angst« spezifisch.

Das Behandlungskonzept für Progredienzangst ist grundsätzlich durch das konzeptionelle Rationale Direktivität und Spezifität gekennzeichnet; damit ist eine spezifische Konfrontation mit Progredienzangst und deren Bewältigung gemeint. Therapieziel ist es nicht, die Progredienzangst zu eliminieren, sondern den Patienten Werkzeuge als Mittel zur kontinuierlichen Nutzung der Angst, trotz ihrer häufigen, intensiven und damit auch oft erschöpfenden und überflutenden Qualität, an die Hand zu geben. Im Einzelnen soll der Patient
* die Selbstwahrnehmung der Angst verbessern (verschiedene Erlebnisqualitäten wie körperliche, emotionale und verhaltensmäßige Aspekte, Auslöser, Stärkevariation etc.),
* Angst als Ressource verstehen lernen,
* sich mit den Angstinhalten konfrontieren und diese »zu Ende denken«,
* die Angst im Alltag achten und ihre Bedeutung im Alltag in Relation zu anderen Lebensinhalten einordnen und
* die Angst im Alltag konkret nutzen, z. B. zur Planung vorsorgender Maßnahmen.

Neben dieser Zielvorgabe wurden allgemeine Ziele der Therapeutenhaltung bzw. Gruppenregeln definiert:
* Der Therapeut orientiert sich immer an den Aussagen des Patienten. Die Vermittlung von Inhalten steht immer im Zusammenhang mit Patientenaussagen. Informationsinhalte werden erlebens- und alltagsnah vermittelt, um einen Alltagstransfer zu erleichtern.

* Grundsätzlich ist die Selbstbeobachtung des Patienten zu fördern.
* Der Patient wird als Experte für sich und seine Erkrankung angesehen. Der Therapeut ist akzeptierend, bewertet nicht. Gefühle und Gedanken werden bestätigt und nicht interpretiert. Diese achtsame Haltung wird dem Patienten seinerseits vermittelt.
* Erfolgreiche und hilfreiche Bewältigungsstrategien des Patienten werden betont; ressourcenorientiertes Arbeiten steht im Mittelpunkt; grundsätzlich ist Hoffnung an konkreten Erfahrungen zu stärken, um Selbstwirksamkeit zu steigern.
* Soziale Unterstützung in der Gruppe soll aufgebaut werden; der Gruppenzusammenhalt wird gefördert, auch über die Laufzeit der Gruppe hinaus.

3.2.3.2 Interventionen

Im Einzelnen sind folgende Interventionen aufeinander aufbauend zusammengestellt:

* **Selbstbeobachtung der Angst über Fragebogen, Tagebuch und Verhaltensanalyse, Achtsamkeitstechniken, Information zu Angst und Angstmodellen**
  - Angst als signalgebende Emotion, die eine vermutete Bedrohung markiert, gegen die derzeit keine Abwehr- und Handlungsmöglichkeit zur Verfügung steht
  - Angst als Kraft zum Handeln (Vermeidung, Fliehen, Informationssuche, Selbstfürsorge)
  - Bisheriger Umgang mit Angst
* **Emotionsexposition: sich der Angst zuwenden, Themen und »Kräfte« zulassen**
  - Imagination möglicher Bedrohungen
  - Wahrnehmen der körperlichen, gedanklichen und Handlungsaspekte der ausgelösten Angst
  - Benennen der Angstinhalte
  - Angsthierarchie, Angststufenkonfrontation
  - Achtsamkeitstechniken, Entspannung und Zielbilder (z. B. positive Lebensmöglichkeiten nach Berentung, selbstverständliche Umsetzung der Vorsorge)
  - Es kann auch »bestenfalls« kommen – und was mache ich dann?
* **EMDR** (Mit diesen Vorbereitungen kann auch EMDR [Shapiro 2001; Schubbe 2004] durchgeführt werden, sofern der Therapeut in dieser Technik ausgebildet ist und Erfahrung hat. Diese Verarbeitung eignet sich eher für die Einzeltherapie, kann aber, nach der Benennung des »schlimmsten Falls« und der Vorstellung, wie der Betreffende »am liebsten reagieren« möchte, eine zügige und sehr befriedigende Form der Bearbeitung sein.)

- **Kognitive Techniken**
  - Zu-Ende-Denken verschiedener Sorgenphantasien
  - Kognitiv- und achtsamkeitsorientiertes »Da-sein-Lassen« des »Schlimmstmöglichen« im Sinne von »Warum sollte es nicht sein dürfen?«
  - Einschätzung der Wahrscheinlichkeit des Auftretens dieser Gefahr
  - »Angst im Lebenszusammenhang«: Neubewertung der Angst im Vergleich mit anderen Lebensbereichen z. B.
    - »Welchen Anteil hat Angsterleben in meinem Alltag?«
    - »Wie wurde und wird Angst in meiner Familie erlebt?«
    - »Wobei hilft mir Angst?«
    - »Welche Risiken fürchte ich persönlich, welche Risiken werden in meiner Familie gefürchtet, welche Risiken fürchten andere Menschen?«
    - »Was ist wichtig im Alltag, was weniger wichtig?«
- **Handlungsplanung**
  - Konzeption passender Handlungsentwürfe: »Was tue ich dann, wenn der schlimmste Fall eingetreten ist?«; Vorstellungen entwickeln, wie diesem »schlimmsten Fall« beizukommen wäre bzw. wie sich der Betroffene dann gerne verhalten möchte
  - Vorsorgemaßnahmen: »Wie verhindere ich das Schlimmste?«; Strategieentwicklung und Handlungspläne, was ich heute tun kann, um das Schlimmste zu verhindern
  - Motivationsförderung, Suche nach Hilfestellungen
  - Planung überbrückender Belohnung (oft dauert es etwas, bis die positive Wirkung z. B. von Vorsorgemaßnahmen wirksam wird) und Motivationshilfen
  - Achtsame Registrierung der tatsächlichen Auswirkungen dieser Planung

Familienspezifische Interventionen sind inzwischen nicht mehr extra aufgeführt, da sie ein neues und weites Feld eröffnen würden. Sie werden nun ggf. unter »Neubewertung« oder »Handlungsplanung« integriert:
- Familiengeschichte/n vom Kranksein
- Familienressourcen zur Krankheitsbewältigung
- Bedeutung von Kranksein und Leiden in der Familie
- Soziale Auswirkungen von Kranksein, positive wie negative

3.2.4 Evaluation

Die Wirksamkeit der verdichteten, zentralen Therapiebausteine wurde (vom Bundesministerium für Forschung und Bildung sowie dem Verband Deutscher Rentenversicherungsträger gefördert) in Rehabilitationskliniken für den Routineeinsatz als Gruppenkonzept überprüft. Im Rahmen dieser Evaluationsstudie wurden zwei kurze, den Bedingungen in Rehabilitationskliniken angepasste

Therapiegruppen durchgeführt und eine Kontrollgruppe erhoben. Im Folgenden werden Studienablauf, Auswertung und die wichtigsten Ergebnisse ausgeführt (Herschbach et al. 2010a, b).

Grundlegend bei der Therapiekonstruktion war die Annahme, dass eine funktionale Bewältigung von Progredienzangst durch bisherige unspezifische Maßnahmen in der medizinischen oder psychosozialen Betreuung kaum oder nur für kurze Zeit wirksam erlernt werden kann.

Unseren Erfahrungen und Überlegungen entsprechend wurde ein – in dem knapp bemessenen Rahmen der stationären Rehabilitationsbehandlung anwendbares – Therapieprogramm für eine Gruppentherapie zusammengestellt, das dem oben entworfenen Konzept entspricht und die wichtigsten Interventionen aus dem (im Anschluss folgenden) Manual enthält. Die Therapie basiert auf der kognitiven Verhaltenstherapie und wurde direktiv geleitet. Die Patienten sollten lernen, sich mit ihren Befürchtungen zu konfrontieren, ihre Befürchtungen zu Ende zu denken und ihre Angst auf der Basis dieser »Erkenntnis« nutzen zu lernen. Diese Gruppe wird im Folgenden als VT-Gruppe bezeichnet.

1. Sitzung	3. Sitzung
• Vorstellung des Projekts • Übung in Zweiergruppen: Erlebnisse um Angst • Angstwahrnehmung/ -kennzeichnung • Angst als Signal/Energie • Lösungskoffer • Übung zur Ruhe/Entspannung • Hausaufgabe: Selbstbeobachtung • Blitzlicht	• Zusammenfassung • Übung: Lebenskreis • Exposition • Soziale Themen • Hausaufgabe: Genuss – etwas mitbringen • Blitzlicht
2. Sitzung	4. Sitzung
• Zusammenfassung • Hausaufgabe besprechen • Exposition • Zusammenfassung der Technik • Übung/Hausaufgabe: Fünf Dinge, die ich an mir mag • Blitzlicht	• Zusammenfassung • Vorstellen der Genussutensilien • Übung: Aktionsplan • Exposition • Boosteranrufe und Katamnesefragebogen • Adressenliste austeilen • Abschlussrunde

Abb. 3-1   Prototypischer Ablauf der VT-Gruppe und Übersicht über die Interventionen

Entsprechend den in der Rehabilitation sonst üblichen themenoffenen Gruppen wurde eine wenig strukturierte Vergleichstherapie analog konzipiert und der strukturierten Therapie gegenübergestellt. Diese wurde eher non-direktiv geführt und die Patienten benannten die Themen selbst. Soziale Unterstützung und gemeinsame emotionale Erfahrungen standen im Mittelpunkt. Um die Vergleichbarkeit dieser Gruppen trotz ihrer möglichen Themen- und Ablaufvielfalt zu gewährleisten, wurde in allen Gruppen das Prinzip der »Themenzentrierten Interaktion« (Cohen 1998) regelhaft durchgesetzt. Diese Methode wird im Folgenden als TZI-Gruppe bezeichnet.

Durch beide Therapien sollten die Patienten ihre Befürchtungen so nutzen können, dass diese ihre Lebensqualität nicht länger einschränken, sondern zu einem besseren Umgang mit der Erkrankung führen. Dies wurde gemessen an einer subjektiv verminderten Belastung durch die Angst. Die Abbildungen 3-1 und 3-2 geben einen Überblick über den Ablauf und die Inhalte der beiden Gruppen.

Wir hatten folgende zentrale Hypothese der Untersuchung: Die entwickelte spezifische verhaltenstherapeutische Intervention ist besser geeignet, die Belas-

1. Sitzung: Thema »Krankheitsbewältigung und -modelle«	3. Sitzung: Thema »Partnerschaft und soziales Umfeld«
• Vorstellung des Projekts • Gruppenregeln erklären • Woher, glaube ich, kommt meine Krankheit? • Was, glaube ich, kann meine Krankheit günstig oder ungünstig beeinflussen? • Was hilft mir, mit meiner Krankheit fertig zu werden? • Hausaufgabe: Warum ich?	• Was möchte ich an der Bedeutung meiner Erkrankung ändern? • Wie werde ich es versuchen? • Welche Menschen sind mir wichtig? • Wie beeinflusst meine Erkrankung meine Familie und mein Umfeld? • Welche Auswirkungen haben Beziehungen auf meine Erkrankung? • Wie helfen mir Beziehungen?
2. Sitzung: Thema »Sinn und Glaube«	**4. Sitzung: Thema »Eigenständigkeit«**
• Warum ich? • Welche Bedeutung hat die Erkrankung in meinem Leben? • Hausaufgabe: Was möchte ich an der Bedeutung meiner Erkrankung ändern? Wie werde ich es versuchen?	• Wie ist es um meine Eigenständigkeit im Alltag, im Beruf bestellt? • Was hilft mir, meine Eigenständigkeit zu erhalten? • Was nehme ich mir an konkreten Veränderungen im Alltag vor? • Boosteranrufe und Katamnesefragebogen • Adressenliste austeilen

Abb. 3-2   Prototypischer Ablauf der TZI-Gruppe und Übersicht über die Interventionen

tung im Zusammenhang mit Progredienzangst zu reduzieren, als das weniger streng Angst-fokussierte TZI-Programm; beide Interventionen sollten sich als effektiver als die Klinikbedingung ohne spezifische Angstgruppe erweisen. Im Einzelnen wurde erwartet, dass sich nur die Progredienzangst-Werte, die Angst- und Depressionswerte, sowie die Werte für Angstbewältigung und Lebensqualität der Teilnehmer der verhaltenstherapeutischen Gruppe bis zur Einjahreskatamnese signifikant verbessern.

Die Daten wurden jeweils mit Fragebögen erhoben, in denen sich die Patienten selbst einschätzen (dem Progredienzangst-Fragebogen PA-F von Herschbach et al. 2005, der *Hospital Anxiety and Depression Scale* HADS-D von Herrmann et al. 1995, dem Fragebogen zur Lebenszufriedenheit FLZ^M von Henrich et al. 1997 und dem Fragebogen zum Allgemeinen Gesundheitszustand SF-12 von Bullinger et al. 1998).

Die Evaluation basierte zunächst auf einem prospektiven Vergleichsgruppendesign mit externer Randomisierung. Zur besseren Interpretierbarkeit der Ergebnisse wurde, zusätzlich zu den ursprünglich geplanten Erhebungen, ein Jahr später die Progredienzangst einer reinen Kontrollgruppe – *treatment as usual* – mit dem PA-F erhoben (siehe Abb. 3-3).

Die Patienten wurden konsekutiv in zwei Rehabilitationskliniken für Tumorerkrankungen und einer Klinik für Rheumaerkrankungen rekrutiert. Am Ende der Woche, in der neue Patienten in die jeweilige Klinik aufgenommen worden waren, wurden diese »Neuen« in einem Treffen über das Projekt, die Inhalte und die Teilnahme an den Gruppen informiert. Um tatsächlich nur hochbelasteten Patienten eine Therapie anzubieten, füllten diese zusätzlich eine Kurzversion des Progredienzangst-Fragebogens aus; Menschen, die einen Wert über dem vorher ermittelten Median erzielt hatten, konnten bei Interesse in eine Gruppe aufge-

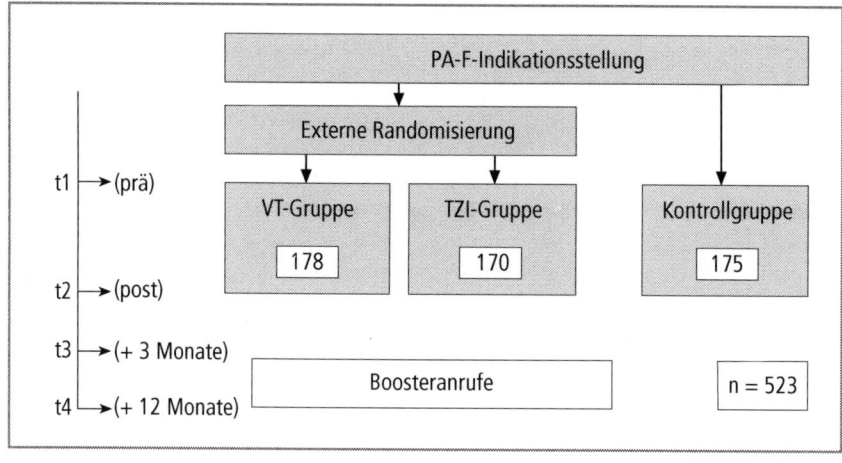

Abb. 3-3   Studiendesign

nommen werden. Bei Teilnahmewunsch wurden diese Patienten dann per Zufall einer der beiden Gruppen zugewiesen. Die Gruppentherapie dauerte vier Doppelstunden, die in den Klinikablauf eingepasst waren. Insgesamt wurden 523 Patienten in die Studie eingeschlossen. Messzeitpunkte waren vor, direkt nach, sowie drei und zwölf Monate nach der Behandlung.

Um den Teilnehmern der Interventionsgruppen die wichtigsten Gruppeninhalte nach der Entlassung in Erinnerung zu rufen und so eine Umsetzung in den Alltag zu erleichtern, wurden sie sechs und neun Monate nach der Entlassung von einem Projektmitarbeiter angerufen (Boosteranrufe). Mit den Patienten wurde dann jeweils ein 15-minütiges halbstandardisiertes Interview geführt und dokumentiert. Jeder Patient wurde gebeten zu beschreiben, wovon er in der Therapie am meisten profitiert hatte, was er im Alltag umsetzen konnte und was er gerne noch umsetzen wollte. Falls möglich, wurden innere Barrieren beseitigt und der weitere Einsatz der Strategien vereinbart. Die protokollierten Inhalte wurden auf den Projektsitzungen besprochen und gaben wichtige Hinweise darauf, wie die Patienten die Gruppen erlebten und was für sie hilfreich war.

3.2.4.1 Wichtige Ergebnisse der Untersuchung

Die Stichprobenbeschreibung ist Tabelle 3-2 zu entnehmen. Die Gruppen sind bezüglich der soziodemografischen und krankheitsbezogenen Daten vergleichbar.

Es zeigte sich, dass beide Behandlungsansätze gleichermaßen geeignet sind, Progredienzangst statistisch signifikant und klinisch bedeutsam zu vermindern. Die Werte der Patienten der Kontrollgruppe, die bislang übliche unspezifische und variable Therapiemaßnahmen bekommen hatten, verbesserten sich nicht:

Tab. 3-2 Stichprobenbeschreibung

	Kognitive VT		TZI		Kontroll-gruppe		Alle	
	Krebs	Rheuma	Krebs	Rheuma	Krebs	Rheuma	Krebs	Rheuma
n	91	87	83	87	91	84	265	258
Alter (M/SD)	53/9	45/9	53/10	14/8	53/10	47/9	53/10	46/9
Geschlecht (weiblich, in %)	85	76	85	77	78	79	83	75

Kognitive VT: Kognitive Verhaltenstherapie
TZI: Themenzentrierte Interaktion
M/SD: Mittelwert/Standardabweichung

Für den jeweils ersten und letzten Messzeitpunkt blieben die Ergebnisse gleich. Die Effektstärken der speziell konzipierten VT-Gruppe betragen bei Tumorpatienten d=.57 und bei Rheumapatienten d=.40, was nach Cohen (1998) einen mittleren Wirkungsgrad beschreibt. Die Effektstärken für die wenig strukturierte »themenzentrierte« Gruppe betragen ebenfalls einen mittleren Effekt von d=.55 für Tumorpatienten und einen mäßigen Effekt von d=.14 für Rheumapatienten. Die offene TZI-Gruppe konnte bei Rheumapatienten offensichtlich nicht nachhaltig wirken.

Die Verläufe der Progredienzangst-Werte sind in den Abbildungen 3-4 und 3-5 dargestellt. Sie zeigen die Wechselwirkung zwischen zeitlichem Verlauf und den drei Gruppen für Tumorpatienten und für Rheumapatienten.

Entsprechend verbessern sich auch die Werte für Angstbewältigung, Angst und Depression in anderen Messinstrumenten. Die Lebensqualität – nur was gesundheitliche Aspekte angeht – allerdings verbessert sich im körperlichen und seelischen Bereich (unabhängig von der Therapiegruppe) lediglich bei den Tumorpatienten.

Die qualitative Auswertung der Boosteranrufe ergab, dass das Erlernen von Angstbewältigungsstrategien, insbesondere der Technik des Zu-Ende-Denkens – vermittelt in der VT-Gruppe –, als besonders hilfreich erlebt wurde. Auch zwei Teilnehmer der TZI-Gruppe benannten »mich mit der Angst konfrontieren« als zentral, obwohl in diesem Gruppenkonzept diese Technik nicht vorgesehen und angeleitet war. Offensichtlich war durch das Sprechen über die Angst auch in

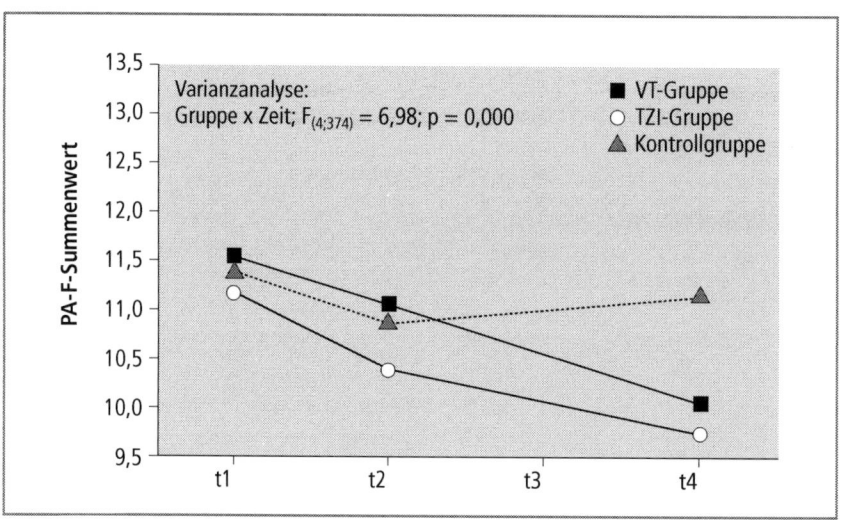

Abb. 3-4 Wechselwirkung zwischen den drei Gruppen (Verhaltenstherapie, Themenzentrierte Interaktion, Kontrollgruppe) und der Zeit für Krebspatienten (t1: vor Reha, t2: nach Reha, t3: drei Monate nach Reha, t4: ein Jahr nach Reha)

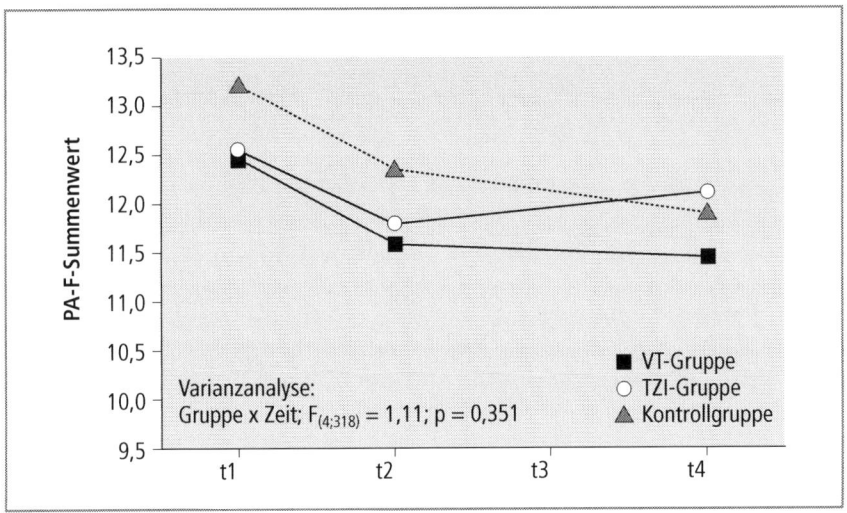

Abb. 3-5 Wechselwirkung zwischen den drei Gruppen (Verhaltenstherapie, Themenzentrierte Interaktion, Kontrollgruppe) und der Zeit für Rheumapatienten (t1: vor Reha, t2: nach Reha, t3: drei Monate nach Reha, t4: ein Jahr nach Reha)

der TZI-Gruppe eine innere Konfrontation mit den eigenen Angstinhalten für manche Teilnehmer unvermeidlich. In beiden Gruppen sind darüber hinaus soziale Unterstützung, gegenseitiger Austausch, soziale Vergleiche, Einsicht in die Psychologie der Angst sowie Lernen durch die Erfahrung anderer als hilfreich benannt worden.

Im Folgenden sind aus den Boosteranrufen beispielhaft einige Äußerungen von Patienten zur Therapie genannt:

Studienteilnehmer, welche die VT-Gruppe besucht haben

»Durch das Zu-Ende-Denken hab' ich nicht mehr so viel Angst und bin ruhiger geworden … Die Übung war eine ›Verwandlung‹. Die größte Angst ist, dass der Krebs wieder kommt, ich ins Heim muss. Das ist derzeit unwahrscheinlich … Für den Ernstfall hab ich mich prophylaktisch in einem Altenheim angemeldet … Möchte dort nicht gerne hin, es ist jedoch eine Option.«

»Es ist besser, darauf zuzugehen, als sich zu verkriechen. Man muss auch mal durch! … Durch die Übung ist das Leben reicher geworden. Ich riskier' auch einmal etwas, weil man ja nicht gleich daran stirbt.«

»Wichtig ist das Bewusstsein, etwas tun zu können.«

»… mache es ganz ähnlich wie in der Gruppe: Wovor habe ich Angst? Was könnte schlimmstenfalls passieren? Ich fühle Stück für Stück in mich hinein und lasse mich nicht erdrücken … Ein Teil von mir will es annehmen. Wenn

es kommt, mach ich das Beste daraus, der andere will es wegschieben …
Durch das Schritt-für-Schritt-Denken komme ich auf eine angemessene Ebene.«

»Da war's relativ offen, wie man sonst unter anderen nicht so ist. Vermutlich
weil alle in einem Boot sind. Alle beschäftigt: Was kommt danach gesundheitlich? Wie entwickelt sich der Krebs weiter? Ich hatte auch Angst, was
die Leute erzählen, die seit Jahren Krebs hatten. Aber da war z. B. eine Frau,
die war lebensfroh, total super drauf, offen, freundlich, gesprüht vor Engagement. Ich hab mich dann intensiv mit der Krankheit befasst. Jetzt besuche
ich Nachsorgegruppen … Ich bin erstaunt, dass so etwas möglich ist, so
lange krank sein und doch so lebensfroh. Ich versuche, diese Frau als Vorbild
zu nehmen, mich innerlich ein Stück zu verändern.«

Und einige Stimmen von Teilnehmern der TZI-Gruppe
»Der ›innere‹ Austausch hat gut getan, zusammen sprechen, ich weiß, wo
ich stehe – im Vergleich zu anderen, Gedanken in Worte fassen, der Unklarheit Sinn geben.«

»Eine gute Erinnerung! Wenn ich daran denke, das hat mir viel gebracht!
Dass man zu sich selbst gefunden hat! … Jeder konnte seine Probleme
sagen – auf jeden wurde eingegangen – ich habe mich gewundert, dass ich
so frei über mich sprechen konnte. Über Dinge, die man sonst niemandem
erzählt.«

»Wir haben unsere Masken fallen lassen, den Mut gehabt, zu sagen: ›Mir
geht es nicht gut.‹ Wir haben ein offenes Gesicht gezeigt. Es war völlig neu,
über Ängste zu sprechen, statt sich zu verschließen und einzuigeln.«

3.2.4.2 Folgerungen für Forschung und Praxis

Die Untersuchung ist an einer sehr großen Stichprobe unter Klinikbedingungen durchgeführt worden und die Patienten wurden teil-randomisiert den unterschiedlichen Therapiebedingungen zugeordnet. Daraus können wir glaubhaft
wichtige Erkenntnisse für die Praxis ableiten, wenn wir die Einschränkungen der
Studie nicht aus dem Auge verlieren. So erwiesen sich trotz guter Konzeption die
Studienpatienten bezüglich der eingesetzten Instrumente, z. B. des Progredienzangst-Fragebogens, im Vergleich zu früher erhobenen Normstichproben bei unterschiedlichen Erkrankungen (z. B. Dankert et al. 2003; Herschbach et al. 2008;
Berg 2010) als höher belastet; die Werte der später erhobenen Kontrollgruppe
liegen sogar noch weiter darüber. Bei den Kontrollgruppenerhebungen könnte –
neben zufälligen Schwankungen der Patientenreaktionen – z. B. auch eine jeweils
klinikinterne Sensibilisierung für das Thema (immerhin war jeweils das gesamte
Behandlungspersonal über die Studie informiert) die Haltungen und Antworten
der Patienten systematisch mit beeinflusst haben. Eine große Schwierigkeit für

die Interpretierbarkeit der Wirkfaktoren der unterschiedlichen Interventionsbedingungen liegt darüber hinaus in der Themenvielfalt der themenzentrierten
Gruppe: Da bei beiden Interventionen die »Zukunftsangst« hinsichtlich der Erkrankung ein ausgesprochenes Thema war, sind in dieser Gruppe z. T. ähnliche
Konfrontationen mit Ängsten entstanden, wie sie für die VT-Gruppe spezifisch
programmiert waren. Dies gilt natürlich auch für die Kontrollgruppenerhebung,
insbesondere da das Thema »Zukunftsangst« zu diesem Zeitpunkt schon nicht
mehr aus dem Klinikalltag und den routinemäßig angebotenen Gruppen wegzu-
denken war. Entsprechend werden zusätzliche Studien sowohl als Replikations-
studien als auch als Untersuchungen an weiteren Patientengruppen notwendig
und sinnvoll sein.

Dennoch können wir aus den Ergebnissen einige wichtige Bestätigungen
ableiten: So ist die spezifische Behandlung von Progredienzangst selbst in der
hier durchgeführten Kürze wirksam gewesen und sollte daher angeboten werden. Beide Interventionsbedingungen konnten Krankheits-, Behandlungs- und
Gesundheitsfolgekosten – hier untersucht bei Rheumapatienten – einsparen,
die strukturierte Intervention erzielte in noch viel mehr Fällen als die weniger
strukturierte einen hohen Kosten-Nutzen-Effekt (Brach et al. 2010, im Druck;
Sabariego 2010, im Druck).

Ein eher offenes Vorgehen, wie es häufig in den themenzentrierten TZI-Grup-
pen entstanden ist, scheint besonders für so »diffuse« Erkrankungen wie Rheuma – bei denen Patienten oft lange keine feste Diagnose erhalten haben und die
recht unvorhersehbar über sehr lange Zeiten verlaufen – kontraindiziert zu sein.
Wenn Patienten mit schubartig verlaufenden Erkrankungen (vgl. Kraaimaat et
al. 1995) das Thema »Angst« ohne spezifische psychotherapeutische Methoden
eigenverantwortlich und nur durch den Therapeuten »themengestützt« bearbeiten, könnte das letztlich und langfristig sogar eine größere Verunsicherung be-
wirken als zwar weniger spezifische, aber dafür klar umrissene und damit an sich
schon strukturierende Standardangebote im Klinikaufenthalt (wie z. B. Entspan-
nungs- oder Bewegungsgruppen). Bei Erkrankungen wie den Tumorerkrankungen, die sich naturgemäß konfrontativ und dramatisch zeigen, scheint dagegen
eine größere Interventionsvielfalt möglich zu sein.

Als Fazit bleibt, dass die Beschäftigung mit der Progredienzangst notwendig
und sinnvoll ist: Individuelle Ängste sollen identifiziert und sowohl die »Erlaubnis« als auch konkrete Techniken und Methoden angeboten werden, die Ängste
als eigen und sinnvoll zu bewerten und sie entsprechend für den Umgang mit
Krankheit und Leben zu nutzen. Zusätzlich hilfreich und unterstützend ist dabei
offensichtlich der Austausch über dieses Thema, den die Patienten erleben können und der sicher zusätzlich dazu beiträgt, die Angst »gesellschaftsfähig« und
damit annehmbar zu machen.

Entsprechend haben sich die hier im Manual gesammelten Interventionen bei
Patienten mit den verschiedensten Erkrankungen in stationärer und ambulanter
Einzel- und Gruppentherapie bewährt.

Das Manual

4 Einführung

*Wir müssen keine Angst vor der Angst haben, sie kommt zum richtigen Thema
genau zur richtigen Zeit, um genau die richtige Frage an uns zu richten.*

Dieses Manual ist nicht als fertiges und feststehendes Rezept gedacht. Zwar ist
die Therapie als Gruppenformat in vier eineinhalbstündigen Sitzungen in einer
Evaluationsstudie kontrolliert überprüft, aber die verschiedensten Interventionen und Anwendungsmöglichkeiten – so z. B. in der ambulanten Einzeltherapie
– sind in ihrer Fülle aus den persönlichen und langjährigen Erfahrungen der
Therapeuten unserer Arbeitsgruppe entstanden und unterliegen damit ständigen Entwicklungen.

   Die Therapie wurde in Modulform aufgebaut, so dass die verschiedenen Bau-
steine je nach Patientenbedürfnissen kombiniert bzw. vertieft werden können.
Sowohl bei der Vermittlung als auch bei der Beobachtung und Regulation der Inhalte wird großer Wert darauf gelegt, unterschiedliche Modalitäten und Medien
zu nutzen. Dieses Konzept kann somit an unterschiedlichste Rahmenbedingun-
gen angepasst und sowohl stationär als auch ambulant durchgeführt werden.

4.1   Kennzeichen unserer Therapie

Das Therapiekonzept »kognitive Verhaltenstherapie bei Progredienzangst« ist durch die konzeptionellen Rationale »Direktivität« und »Spezifität« gekennzeichnet. Obschon wir uns bewusst sind, dass sich bei der psychotherapeutischen Behandlung chronisch kranker Menschen vielerlei Belastungsthemen aufdrängen, legen wir hier den Fokus nur auf die direkte und spezifische Behandlung der Progredienzangst.

4.2   Therapieziele

Dabei geht es in der Therapie nicht darum – wie schon oben beschrieben – die Progredienzangst vollständig zu eliminieren, sondern den Patienten »Werkzeuge« an die Hand zu geben, damit sie ihre Angst zur Selbstfürsorge nutzen können.

Das bedeutet im Einzelnen, dass der Patient lernt
* die Wahrnehmung der Angst zu verbessern,
* die Angst als nützliches Instrument der Selbstfürsorge zu schätzen,
* die Auslöser seiner Angst zu erkennen,
* die unterschiedlichen Intensitäten der Angst zu unterscheiden,
* das Angsterleben zu regulieren und schließlich
* Handlungsimpulse daraus zu gewinnen.

Eine Übersicht zu den Therapiezielen ist in folgendem Kasten aufgeführt.

Ziele der Progredienzangst-Behandlung
* Keine Angstfreiheit, nicht einmal Angstreduktion
* Spezifizieren, Überprüfen und ggf. Verändern der Auslöser
* Aushalten des Gefühls und sofortige Nutzung (ggf. zur Reduktion der Häufigkeit und Intensität)
* Überprüfen der Einschätzung der Bedrohung
* Konzepte für Denken und Handeln
* Selbstfürsorge

4.3 Setting

Diese Therapieziele müssen in einem bestimmten Behandlungsrahmen bei bestimmten Patienten umgesetzt werden. Eine Zusammenfassung der wesentlichen Punkte findet sich im nächsten Kasten.

Behandlungsrahmen
- Stationär: Rehabilitationskliniken
  - Therapierahmen im Durchschnitt drei Wochen
  - Fast immer Gruppensetting als Therapierahmen
  - Sehr interdisziplinär: häufig stehen neben Psychologen auch Ärzte und geschultes Pflegepersonal als Therapeuten zur Verfügung
  - Einsatz oft nach medizinischer Krise und ohne diagnostizierte psychologische Indikation
  - Nicht zuhause
  - Tagesablauf vorgegeben, stark strukturiert und stark auf die Erkrankung ausgerichtet
  - Reger Austausch mit vielen Mitpatienten mit der Gefahr der Mythenbildung und der unkontrollierbaren und spontanen Konfrontation (vgl. Fallbeispiel Frau E., Kap. 2), Risiken und Möglichkeiten von Solidarisierung und Unterstützung zwischen den Patienten etc.
- Ambulant: niedergelassene psychotherapeutische Praxen
  - Überwiegend Einzelbehandlung
  - Meistens sind wenigstens 25 Einzelsitzungen genehmigt
  - Individuelle und intensive Auseinandersetzung
  - Psychologischer oder ärztlicher Psychotherapeut
  - Progredienzangst ist stark eingebettet in andere Therapiethemen
  - Meist eigenverantwortliche, eigenmotivierte Therapienachfrage, häufig wegen anderer Themen
  - Wenig Austausch mit anderen Patienten
  - Umsetzungsmöglichkeiten und Übung im Alltag

4.3.1 Stationäre Behandlung

Eine stationäre Behandlung findet im Regelfall in Rehakliniken statt, in die Patienten aus recht unterschiedlichen, überwiegend medizinischen Gründen eingewiesen werden. Karzinompatienten hatten häufig kurz davor einen chirurgischen Eingriff, und oftmals liegen Diagnosestellung und Mitteilung erst kurze Zeit zurück. Patienten mit Diabetes mellitus suchen Rehakliniken z. B. zur Abklärung von Folgekomplikationen auf, aber auch um die Diabetes-Selbstbehandlung zu optimieren. Andere Patienten, z. B. mit Rheuma, Multipler Sklerose oder Morbus Crohn, erfahren in Rehakliniken häufig spezifischere, erhärtende diagnostische Abklärungen und erhalten Behandlungen und Anwendungen, oft auch alternative und ergänzende, die in der ambulanten Versorgung nicht zugänglich sind.

Im stationären Setting können im Regelfall – aus ökonomischen Gründen und wegen der Menge an Patienten – nur Gruppentherapien angeboten werden. Diese müssen sich streng nach dem zeitlichen Ablauf und den medizinischen Maßnahmen richten, d. h. ein Patient kann an einer Progredienzangst-Gruppe nicht unbedingt dann teilnehmen, wenn sie für seine innerpsychischen Kapazitäten günstig wäre, sondern wenn sie in den Behandlungsrahmen passt. Besonders bei frisch diagnostizierten oder operierten Patienten wäre ein späterer Zeitpunkt oft günstiger. Bei »Schub«-Erkrankungen, wie Multipler Sklerose oder Rheuma, ist die Nützlichkeit des Angebotes einer solchen Gruppe ebenfalls oft vom individuellen Stand des jeweiligen Krankheitsgeschehens und der Krankheitsverarbeitung abhängig.

Die Zuweisung zu den Progredienzangst-Gruppen wird im Regelfall in Rehakliniken vom medizinischen Personal verordnet, der Patient kommt nicht immer freiwillig und hat oftmals keinerlei psychologisches Konzept; er fürchtet gelegentlich, nun als »verrückt« abgestempelt zu sein. Hier findet sich ein großer Unterschied zur ambulanten psychotherapeutischen Beziehung zwischen Behandler und Patient, bei der mindestens eine psychische Mitbeteiligung an der Problematik und eine psychologische Intervention von beiden Seiten anerkannt und vereinbart sind. Andererseits sieht das medizinische Personal im stationären Rahmen die Progredienzangst häufig sofort und unverkleidet, Patienten fallen nicht so leicht durch den »Zugangsrost«.

Viele chronisch Kranke sind bisher gewohnt, Vorgaben des Arztes zu empfangen und sich passiv danach zu richten. In der Progredienzangst-Gruppe erleben die Patienten oftmals ganz neu einen offenen Austausch über bislang als höchst privat empfundenes Erleben. Das macht vielen Patienten Angst und sie befürchten, sich zu sehr dem System auszuliefern, z. B. dass eine nur verhaltene Mitarbeit ungünstige Auswirkungen auf die Arzt-Patient-Beziehung und folgenschwere Hinweise in Abschlussberichten haben könnte. Entsprechend kursieren auch schnell »Mythen« über die psychologische Intervention, die zwar manchmal die Neugierde, oft aber Vorbehalte und Vorurteile wecken.

Durch die Dichte des medizinischen Programms ist bei Teilnehmern einer Progredienzangst-Gruppe häufig eine innere Sammlung auf das Thema erschwert: Die vielen medizinisch-physikalischen »Anwendungen« lenken oft kurzfristig von der Angst ab. Die Anwesenheit von Mitpatienten, die Gespräche und der Austausch ermöglichen in dieser Situation häufig eine Entlastung und die Gewissheit, nicht alleine mit den eigenen Ängsten zu sein. Andererseits wird dadurch die Dramatik, die durch persönliche Geschichten und schockierende Bilder, wie Amputationen, Verkrüppelungen und Entstellungen, entstehen kann, unausweichlich und schlecht kontrollierbar. (Siehe Fallbeispiel Frau E.: »Seit ich die Frauen mit den kaputten Füßen gesehen habe, habe ich mir geschworen, ich will mitsamt meinen Füßen ins Grab gehen.«)

4.3.2 Ambulante Behandlung

Der Patient in der niedergelassenen Praxis kommt dagegen im Regelfall auf eigene Veranlassung, und obwohl er über ein psychologisches Konzept verfügt, kommt er selten wegen Progredienzangst (allein), sondern wegen unterschiedlicher, auch krankheitsferner psychischer Probleme, z. B. Depressionen, Burn-out, Eheprobleme u. ä. Die Patienten in der ambulanten Praxis sind daher häufig psychisch komplexer belastet als der Durchschnitt der Patienten in einer Rehaklinik oder sie sind sich ihrer komplexen Belastung deutlicher bewusst.

Entsprechend kann und wird in der niedergelassenen Praxis am individuellen und persönlichen Bedarf orientiert auf den Patienten eingegangen. Man hat dann mehr Zeit für die Interventionen, kann sie einbinden in die Bearbeitung anderer Themen und die zeitliche Gestaltung kann flexibel sein. Die Veränderungsideen können sofort im Alltag umgesetzt, überprüft und modifiziert werden. Wenn Betroffene aber mit anderen Patienten Austausch haben sollen, müssen sie an entsprechende Selbsthilfegruppen überwiesen werden.

4.4 Therapeutenmerkmale

Als fast selbstverständliche Voraussetzung für die Arbeit mit körperlichen chronischen Erkrankungen eignet sich der Therapeut ein medizinisches Grundwissen über die jeweilige Erkrankung an. Der Therapeut muss Kenntnisse über die Fachausdrücke besitzen: Er sollte z. B. wissen, dass »HbA1c-Wert« die etwa zweimonatige Durchschnittsblutzuckerlage bei Diabetes mellitus bedeutet; er sollte medizinische Verläufe abschätzen können, wie z. B. die prognostische Bedeutung eines Lymphbefalls mit Metastasen, und wissen, dass bestimmte körperliche Veränderungen psychische Veränderungen mit sich bringen, wie das Auslösen von Weinen oder Depressivität in einem Multiple-Sklerose-Schub.

Dieses medizinische Wissen wird auch helfen, bestimmte Tatbestände anzusprechen, deren Bedeutung uns Therapeuten selbst Angst machen kann. Hier ist der Therapeut immer auch ein Modell, die eigene Angst auszuhalten und zu nutzen. Bei allem Wissen, aller Kenntnis und Erfahrung bleibt einem nicht betroffenen Therapeuten das Erleben körperlich-chronischen Krankseins dennoch oftmals fremd. Schon deswegen ist der unbedingte Respekt vor Patientenentscheidungen geboten, selbst wenn sie unverständlich scheinen.

> **Fallbeispiel H: Chronische Erkrankung**
>
> Frau H., 33 Jahre alt: »Obwohl ich schon seit Jahren meine Erkrankung habe und eigentlich damit zurechtkommen müsste, bin ich manchmal von meinen eigenen Gefühlen überrascht. Ich verstehe mich dann nicht mehr, erst recht nicht meine Familie, die ist an solchen Tagen vollkommen überfordert.«

Für die Arbeit mit Patienten mit körperlichen chronischen Erkrankungen ist mehr noch als in der üblichen psychotherapeutischen Behandlung unabdingbar, dem Patienten Transparenz in allen therapeutischen Interventionen zu gewährleisten. Auch der hoffentlich rege Austausch zwischen Therapeut und medizinischen Behandlern sollte dem Patienten immer offen gelegt werden. Dabei kann es gelegentlich zu Interessenskonflikten zwischen dem medizinisch behandelnden Personal und dem Patientenbedürfnis kommen.

Die Voraussetzungen für Therapeuten sind zusammenfassend im folgenden Kasten aufgeführt.

Therapeutenmerkmale
* Medizinisches Grundwissen über die jeweiligen Erkrankungen
* Höchste Transparenz über das therapeutische Vorgehen schaffen und dabei immer wieder die Überprüfung durch den Patienten einholen
* Respekt vor den Entscheidungen und Überlegungen des Patienten, so ungewöhnlich sie dem Therapeuten scheinen mögen
* Eigene Angst aushalten und nutzen (z. B. vor Konfrontationen)
* Kooperationsbereitschaft mit medizinischen Behandlern, nicht nur in der Klinik, sondern auch ambulant mit niedergelassenen Ärzten und Behandlungseinrichtungen
* Aushalten möglicher Diskrepanzen zwischen professionellem medizinischem Auftrag an den Therapeuten und Patientenbedarf

---

4.5   Welche Patienten sollen teilnehmen?

Dazu gibt es keine generellen Regeln oder Vorgaben. Wir wollen in den nächsten Absätzen Möglichkeiten und Grenzen der Therapieteilnahme in einigen kritischen Fällen umreißen.

4.5.1 Patienten mit körperlichen chronischen Erkrankungen

Das Programm richtet sich an Patienten mit körperlichen chronischen Erkrankungen. Wie oben beschrieben, müssen dabei grundsätzlich keine Einschränkungen hinsichtlich der Diagnose gemacht werden. Viele Themen sind auch für psychiatrische Erkrankungen relevant, selbst wenn die entsprechende Krankheit nicht direkt zu einer körperlichen Progredienz mit Todesgefahr führt. Nicht notwendigerweise ist hier die Bearbeitung des Themas Progredienzangst ausgeschlossen. Im Gegenteil: Das Thema kann gerade bei schweren psychiatrischen Erkrankungen höchst virulent sein; aber Möglichkeit und Zeitpunkt eines Einsatzes sind dann anders als bei ungestörtem psychischem Funktionsniveau zu planen.

Körperlich chronisch erkrankte Menschen müssen fast immer mit Zukunftsängsten fertig werden. Ob sie aber an einer Maßnahme teilnehmen, hängt davon ab, ob es ein Angebot gibt und ob der Bedarf für den Patienten auch festgestellt wird. Zuweisungskriterien können über den kurzen Progredienzangst-Fragebogen (PA-F-KF) erkannt werden (vgl. Kap. 2.3 und Kap. 6.1). Grundsätzlich kann man davon ausgehen, dass interessierte Patienten eine Therapie auch benötigen und nutzen können.

4.5.2 Patienten in unterschiedlichen Krankheitsstadien

Wir wissen nicht, wie eine Gruppe mit Menschen mit unterschiedlichen Diagnosen funktionieren würde, wenn z. B. Patienten mit Krebs, Diabetes und Rheuma gemeinsam in einer Gruppe wären. Aus den bisherigen Erfahrungen sind solche Gruppen aber gut vorstellbar.

Für die Dynamik der Gruppe spielen in jedem Fall die Krankheitsstadien der Patienten eine Rolle: Patienten in unterschiedlichen Krankheitsstadien haben unterschiedliche Bedürfnisse und Empfindlichkeiten. Ganz besondere Aufmerksamkeit ist geboten, wenn neu diagnostizierte Patienten mit Menschen zusammenkommen, die bereits Folgeerkrankungen, Rezidive oder Spätstadien von Erkrankungen durchleben. Neu diagnostizierte Patienten erleben die Risiken und Bedrohungen der Erkrankung beim Anblick beeinträchtigter Mitpatienten vielleicht besonders traumatisch und angstauslösend. Diese Konfrontation muss in der Therapie – gleichgültig ob in der Gruppe oder einzeln – aufgegriffen und bis zur inneren Lösung durchgearbeitet werden (siehe Angstkonfrontation Kap. 7), da sonst die Gefahr der Bahnung der Angststörung groß ist.

4.5.3   Patienten im terminalen Stadium

Bei Patienten im terminalen Krebsstadium kommen besondere Fragen auf:
* Diese Patienten sind vielleicht weniger an einer gemeinsamen Auseinandersetzung mit anderen Patienten in einer Gruppe interessiert und wollen sich vielleicht weniger mit anderen und deren unterschiedlicher Zukunftsperspektive konfrontieren. Wenn sich solche Patienten mit eigenen Ängsten über das Ende beschäftigen möchten, sind Einzelgespräche sinnvoll.
* Wenn wir mit Patienten im Akut- oder auch Endstadium eine solche Auseinandersetzung führen, müssen wir vielleicht sehr heftige und intensive Gefühle aushalten können. Besonders schwierig kann dabei auch die mögliche Wut der Menschen über ihr Schicksal sein, die sie manchmal auf den Therapeuten »projizieren« und diesem »Zumutungen« vorwerfen. Ein Therapeut muss hier sorgfältig die vielleicht ambivalenten Signale eines Patienten zu »in Ruhe gelassen werden wollen« und »ein offenes Ohr geliehen bekommen« unterscheiden sowie abwägen, wo er bereichernd fordert oder tatsächlich schädlich überfordert. So bemerkt Christoph Schlingensief (2009, S. 30) in seinem Tagebuch noch zu Beginn seiner Krebserkrankung: »Aber man sitzt dann da und wird traurig, weil man sich wünscht, einfach wieder unbeschwert sein zu können. Man möchte sich eben keine Gedanken machen, ob das jetzt das letzte gemeinsame Essen ist. Gar nicht daran denken müssen – das wäre schön.«
* Menschen mit chronischen Erkrankungen in akuten oder terminalen Stadien ihres Lebens beschäftigen sich neben der immer auch aktuellen und vielleicht besonders intensiven Angst auch mit Abschied und Trauer. Diese Themen werden sich hier in einer Therapie immer vermischen.
* Bei Menschen im Endstadium und/oder bei stark beeinträchtigten Menschen (u. U. auch durch Alter) müssen auch rasch auftretende, progredient fortschreitende körperliche Beeinträchtigungen berücksichtigt werden, z. B. Hirnmetastasen, häufige minimale Schlaganfälle, fortschreitende Demenzen, massiv zunehmende Schmerzen. Solche Zustände nehmen Menschen manchmal völlig in Beschlag, so dass kaum noch »Luft« für eine weitere seelische Auseinandersetzung bleibt. Unter diesen Bedingungen müssen laufende Therapien angepasst und manchmal auch beendet werden.

4.5.4   Patienten mit dysfunktionalen Persönlichkeitsmustern

Die Diskussion, ob Patienten mit ausgeprägten Persönlichkeitsstörungen an solchen Gruppen teilnehmen können, ist sinnlos. Immer wieder werden Menschen mit ausgeprägten, vielleicht dysfunktionalen Gefühls- und Verhaltensmustern teilnehmen. In solchen Fällen können sich ein starkes Bedürfnis nach Selbstdarstellung, Egozentrik und fehlende Empathie, starke Bewertungen (vor allem Abwertungen), häufiges Kommentieren, plötzliches Verstummen etc. zeigen. Um solche Situationen zu bewältigen, sind Therapeutenerfahrung und -kompetenz gefragt. An mancher Stelle im Manual geben wir Hinweise auf Schwierigkeiten und Interventionsvorschläge. Unter Umständen bieten wir Menschen mit Auffälligkeiten auch einmal eine Einzeltherapie an oder verweisen sie an eine entsprechende Fachambulanz.

4.5.5   Ausschlusskriterien

Außer den bekannten – und unter Umständen nicht notwendigen – Ausschlusskriterien, wie schwere psychiatrische Diagnosen, Psychosen, Demenzen, gravierende kognitive Einschränkungen, akute Orientierungs- und Aufmerksamkeitsdefizite (siehe oben), können wir kaum allgemeingültige Regeln für die Kontraindikation für solche Gruppen oder für eine Progredienzangst-Behandlung generell aufstellen. Auch unter extremen Bedingungen (wie z. B. sehr kurze Lebenserwartung, akute und weitreichende Krankheitsfolgen wie Amputation, Schmerzerwartung oder Kontrollverlust) können die betroffenen Menschen sehr von der Auseinandersetzung mit ihrer Angst profitieren und dabei zu befriedigenden Entscheidungen für sich und ihr Leben gelangen.

Wichtig scheint uns, dass Patienten eine klare Information darüber bekommen, dass es bei der Progredienzangst-Behandlung um den Umgang mit der Angst – sprich dem Umgang mit sich selbst – geht und nicht vordergründig um günstige oder ungünstige Entwicklungen in ihrem Leben. In jedem Fall würden wir eine Ablehnung von Seiten des Patienten respektieren.

4.6   Therapieplanung

Das verhaltenstherapeutische Programm besteht aus vier Teilen:
* Rahmeninterventionen
* Diagnostik und Selbstbeobachtung
* Sorgenexposition
* Verhaltensänderung

Jede therapeutische Intervention wird in drei Schritten besprochen:
* Theoretischer Hintergrund und konzeptionelle Überlegungen
* Instruktion, mit der dieser Übungsabschnitt in den Gruppen bzw. Einzeltherapien behandelt wird
* Wirkweisen, Reaktionen und Auswirkungen der Interventionen auf die Patienten (in diesem Zusammenhang wird auch auf besondere Situationen und den Umgang mit Schwierigkeiten in der Gruppen- und Einzelsituation eingegangen)

4.6.1   Gruppen- versus Einzeltherapie

Das Programm ist aufgrund des Bedarfs an standardisierten Anwendungen in Rehabilitationskliniken als Gruppenprogramm konzipiert und vielfach durchgeführt und überprüft worden (siehe Kap. 3.2.4 sowie Herschbach et al. 2010). Da aber die Grundideen sowie der größte Teil der Interventionen aus Literatur, Anwendungswissen und Anwendungserfahrung der Autoren in der Einzeltherapie erwachsen sind, sind die Interventionen dort auch entsprechend anwendbar. Wo nötig, werden bei einzelnen Interventionen Anleitungen sowohl für Gruppen- als auch für Einzelarbeit gegeben. Jedes Setting hat dabei seine besonderen Vorteile und Möglichkeiten; grundsätzlich sind aber alle Übungen sowohl im Einzel- als auch im Gruppenmodus durchführbar.

Für viele Patienten, die noch keine Erfahrung mit psychologischen Interventionen haben, ist die Gruppe eine besondere Bereicherung: Sie erleben, dass es ihnen nicht anders als anderen geht. Sie können sich bei der Nutzung der psychologischen Techniken und Ansätze an anderen orientieren und sich auch immer wieder »in die Gruppe« zurückziehen. Auch sind verschiedene Interventionen nur in der Gruppe durchzuführen, wie die Plenumsarbeit oder auch im größeren Rahmen konzipierte Rollenübungen.

Die Einzeltherapie wiederum ermöglicht ein individualisiertes Vorgehen und damit oft auch eine größere Risikobereitschaft zur Offenlegung sehr persönlicher und intimer Themen. Viele interaktionale Erfahrungen sind als Alltagsübungen planbar – der Austausch mit anderen Erkrankten kann z.B. als Hausaufgabe angeregt werden; oft können sie in den Sitzungen simuliert werden –, z.B. durch Übungen mit »Objektrepräsentation« (meist ein leerer Stuhl) oder auch durch Übungen mit dem Therapeuten als Partner. Vor- und Nachteile der Einzel- bzw. Gruppentherapie sind in folgendem Kasten dargestellt.

Vor- und Nachteile der Einzel- bzw. Gruppentherapie

- Gruppe: Vorteile/Möglichkeiten
  - Austausch der Teilnehmer
  - Vergleich der Erfahrungen
  - Erleben von Gemeinsamkeit und gegenseitiger Unterstützung
  - Paararbeit
  - Plenumsarbeit
- Einzelarbeit: Umsetzung bestimmter Gruppenmodi in die Einzelarbeit
  - Rollenarbeit mit Objektrepräsentation (z.B. Stuhl)
  - Mitarbeit des Therapeuten
  - Rollenwechsel des Patienten
- Einzelarbeit: Vorteile
  - Patienten besprechen sehr persönliche oder beschämende Fragen manchmal lieber in der Einzelsitzung

- Arbeit ist wesentlich individueller
- Verknüpfungen mit Erfahrungen aus früheren Sitzungen und Hausaufgaben
  sind möglich, die in der Gruppe kaum realisierbar sind

4.6.2 Regiepläne und Interventionspools

Grundsätzlich sind Auswahl, Einsatz und Abfolge der Therapieschritte eine Entscheidung des Therapeuten. Wir haben aber im Anhang auf S. 194 ff einen beispielhaften Regieplan als einen Vorschlag für eine Gruppentherapie mit ca. acht Teilnehmern und vier Doppelstunden vorgelegt, in dem auch mögliche Übungszeiten angegeben sind. Die Schritte im Plan bauen aufeinander auf, der Ablauf garantiert, dass kein wesentlicher Schritt vergessen wird. Dieser Therapieplan ist (vgl. Kap. 3.2.4) in der angegebenen Reihenfolge in formalen Studien in Rehabilitationskliniken überprüft worden. Allerdings ist die Zeitabfolge auch entsprechend den Notwendigkeiten in Rehabilitationskliniken hochgradig gestrafft. Sowohl die Reihenfolge der Übungen als auch die Zeitvorgaben können für den jeweiligen Bedarf angepasst werden. Besonders in Gruppen, in denen mehr Zeit eingeplant werden kann, sowie in einer Einzeltherapie ist die Übungsabfolge wesentlich variabler und verschiedene Übungen können ergänzt oder vertieft werden.

Zusätzlich haben wir vor jedem Behandlungsmodul eine Übersicht über den jeweiligen Interventionspool zusammengestellt, aus dem heraus im Vergleich mit dem Regieplan die im jeweiligen Modul eingesetzten Interventionen in eine zeitliche Rahmenplanung gestellt werden können.

Die wichtigsten Materialien zur Durchführung der Sitzungen, auf die auch im Regieplan Bezug genommen wird, sind:

- Kurzer und langer Progredienzangst-Fragebogen (PA-F-KF bzw. PA-F)
- Flipchart:
  - leer
  - mit Lösungskoffer
  - mit Angstthermometer
- Patientenblätter/Übungsblätter (siehe Anhang):
  - Angsttagebuch
  - Anleitung »Schlimmstenfalls«
  - Lebenskreis/Soll-Ist-Kuchendiagramm
  - Aktionsplan
- Optionale Arbeitsmaterialien:
  - Igelbälle
  - farbige Stifte
  - Metaplan-Materialien

4.6.3   Spezifität der Behandlung
bei unterschiedlichen körperlichen Erkrankungen

Die körperlichen Besonderheiten der einzelnen Erkrankungen hinsichtlich Pathologie, Ausprägung, Verlauf und medizinischer Behandlung können sich Therapeuten im Internet auf vielen fachlich fundierten Plattformen anschauen und aneignen (siehe Tab. 3-1). Unterschiedliche Erkrankungen verlangen an verschiedenen Stellen unterschiedliche Schwerpunkte. Beispielsweise sind für Menschen mit neu diagnostiziertem Krebs viele Ängste dramatisch intensiv und aktuell, dafür aber oft kurzzeitig und damit letztlich weniger belastend. Für Menschen mit schubartig verlaufenden Erkrankungen (wie Multiple Sklerose) können lange Zeiten der inneren »Verhaltenheit« bestehen; da aber niemals – wie z.B. für Krebs möglich – eine Möglichkeit der Heilung existiert, ist die Belastung im Durchschnitt hoch (vgl. Kap. 1). Menschen mit gut kontrollierbaren Erkrankungen, wie Diabetes mellitus, können sich oft leichter mit ihren Ängste konfrontieren und sie nutzbar machen.

Grundsätzlich kann aber der hier vorgeschlagene psychologische Therapiemethodenpool ebenso wie der beispielhafte Ablaufplan für alle Erkrankungen gleichermaßen eingesetzt werden. Bei manchen Besonderheiten werden einzelne Interventionen spezifisch ausgestaltet werden müssen, und wir werden darauf in der Diskussion über die Wirkungsweisen der Interventionen aufmerksam machen. Wie umfangreich und zeitlich ausgedehnt die Behandlung ausgelegt werden soll und ob ein Gruppen- oder Einzelsetting angeboten wird, entscheiden die Therapeuten für den jeweiligen Einzelfall.

5 Rahmeninterventionen

Rahmeninterventionen sind Maßnahmen, die die gesamte Therapie oder einzelne Sitzungen einfassen – wie die Begrüßung, die Vermittlung der Regeln bzw. Therapievereinbarungen, das Blitzlicht und der Abschluss der Therapie – oder die den gesamten Therapieprozess begleiten, wie Hausaufgaben, Achtsamkeitsübungen und der Lösungskoffer. Eine Übersicht hierzu findet sich in Tabelle 5-1 (S. 92 f).

Tab. 5-1   Interventionspool Rahmeninterventionen

Methode und Zeit	Interventionen	Hilfsmittel
Austausch und Vortrag (10 min)	• Begrüßung und Vorstellung – der Therapeuten – des Seminars – der Methoden (z. B. Austausch, Gespräche, Übungen, kein Vortrag) – der Gruppenregeln – evtl. Ausgabe von Fragebögen	• Flip-Chart • Fragebögen (s. Anhang 1 und 5)
Patientendarstellung (10 min)	• Im Plenum kurze Vorstellung der Teilnehmer: Name und »Warum bin ich in der Klinik«	
Vortrag (5 min)	• Einführung des Lösungskoffers: Vorstellen des Lösungskoffers an der Metaplantafel und Verknüpfung mit der nächsten Übung (hier Paararbeit)	• Metaplantafel mit leerem Lösungskoffer
Austausch (ohne Zeitangabe)	• Ständiges Auffüllen des Lösungskoffers während der Sitzungen bei neuen Einfällen und Lösungsansätzen	• Metaplantafel mit Lösungskoffer
Aufgabenstellung (5 min)	• Hausaufgaben – Fragebögen – Angsttagebuch – Entspannungs- und Achtsamkeitsübungen – Mitbringen eines »Souvenirs« – Ausfüllen/Ergänzen Lebenskreis – Ausfüllen/Ergänzen Aktionsplan – Üben Aktionsplan (nur in Einzeltherapien oder längeren Gruppentherapien)	• PAF/andere Fragebögen (s. Anhang 1 und 5) • Angsttagebuch (s. Patientenblatt 5 im Anhang) • Anleitungen • Lebenskreis (s. Patientenblatt 8 im Anhang) • Aktionsplan (s. Patientenblatt 9 im Anhang)
Kurz-Statements (10 min)	• Blitzlicht	

Tab. 5-1 (Fortsetzung)

Methode und Zeit	Interventionen	Hilfsmittel

Austausch (20 min)	• Hausaufgabenbesprechung oder Rückmeldung zur jeweils letzten Sitzung
	  – Fragebögen
	  – Angsttagebuch
	  – Entspannungs- und Achtsamkeitsübungen
	  – Konfrontation: »Zu-Ende-Denken« im Alltag
	  – Mitbringen eines »Souvenirs«
	  – Ausfüllen/Ergänzen Lebenskreis
	  – Ausfüllen/Ergänzen Aktionsplan
		• Fragebögen (s. Anhang 1 und 5)
		• Angsttagebuch (s. Patientenblatt 5 im Anhang)

Austausch (ohne Zeitangabe)	• Materialsammlung für den Lösungskoffer	• Metaplantafel mit Lösungskoffer
Austausch (20 min)	• Schlussplenum	

5.1 Einführung in die Therapie

5.1.1 Konzeptionelle Überlegungen

Patienten mit körperlichen chronischen Erkrankungen sind häufig und über eine längere Zeit in ärztlicher Behandlung. Die »medizinische« Art und Weise, wie über ihre Krankheit und deren Behandlung im Regelfall bis zum Zeitpunkt der Therapie gesprochen wurde, ist ihnen vertraut. Anders verhält es sich mit »psychologischen« Sichtweisen und Formulierungen.

Ebenso besteht oft eine große Unsicherheit darüber, was ein Psychologe denn eigentlich mit ihnen »macht«. Dazu kommt, dass die Patienten sich nicht notwendigerweise selbst zur Therapie anmelden, sondern von Ärzten oder Pflegern zur Teilnahme vorgeschlagen oder aufgefordert werden. Dies erleben sie häufig als kränkend, wenn sie beispielsweise denken, der Arzt halte sie für schwierig, simulierend oder für psychisch labil und sie sollten vom Psychologen »zurechtgebogen« werden. Oder sie halten die Empfehlung zur psychologischen Behandlung für eine Kapitulationserklärung des medizinischen Systems, da sie denken, der Arzt sei mit ihnen am Ende und es könne nur noch für die Seele etwas getan werden. In vielen Fällen ist daher bei den Patienten mit einer ängstlichen bis misstrauischen Vorsicht gegenüber der psychologischen Intervention zu rechnen.

Fallbeispiel I: Rheuma

Herr I., ein 35 Jahre alter Physiotherapeut, stellt sich in der Eingangsrunde mit seiner entzündlich-rheumatischen Erkrankung vor. Auf die Frage nach dem Anlass für die Gruppe sagt er: »Neugierig bin ich jetzt schon, was hier passiert. Was ich erwarte – weiß ich nicht, ich habe eigentlich keine Ahnung; der Arzt hat mir die Gruppe vorgeschlagen und gesagt, das tut mir sicher gut. Na ja, mal sehen, was das ›Psycho‹ bringt.«

Fallbeispiel J: Schmerz

Die 56-jährige Patientin Frau J. kommt auf Empfehlung ihrer Hausärztin. Sie leidet unter verschiedenen schwerwiegenden und zum Teil diffusen Erkrankungen: Polyarthritis, Fibromyalgie, Ischiasbeschwerden. Frau J. berichtet über jahrelange Schmerzen, und bisher hat keine Behandlung zu einer deutlichen Verbesserung geführt. Sie macht den Termin, weil sie vieles gemacht hat, was ihr empfohlen wurde, sagt aber: »Jetzt bin ich auch schon verrückt.«

Ziel der Einführung und Vorstellung ist daher, die Teilnehmer »neugierig« zu machen, ihnen Druck zu nehmen und Vorbehalte offen zu diskutieren. Bei ambulanter Therapie benötigen wir im Regelfall keine formalisierte Begrüßung, aber eine besondere Markierung dieses speziellen Therapieabschnitts.

Fallbeispiel K: Krebs

Herr K., 65 Jahre alt, Rentner, verheiratet, Prostatakrebs, gelegentliche Inkontinenz, Operation liegt ein Jahr zurück. Der Patient kommt wegen Eheschwierigkeiten in psychotherapeutische Behandlung. Das Thema Krebs findet in den Gesprächen kaum Beachtung, vielmehr stehen die ständigen Reibereien mit der Ehefrau, ihre Unzufriedenheit und ihre hohen, kaum zu erfüllenden Ansprüche im Fokus der Behandlung. Während einer Sitzung, bei der der Patient die vermuteten Ansprüche der Ehefrau erst schildert, dann nachdenkt und schweigt, reagiert er unvermittelt auf Nachfragen wie: »Was geht Ihnen gerade durch den Kopf?« mit unruhigen Bewegungen; er wechselt die Sitzhaltung und atmet schneller. Er spricht unvermittelt den morgigen »Nachsorgetermin« beim Urologen an. »Ich stelle mir die Frage, was sollen meine ganzen Bemühungen, es hat doch keinen Sinn mehr ... Bis jetzt ist alles gut gegangen, aber wenn nicht ...!«

5.1.2 Instruktion: Therapieankündigung

Während in der Einzeltherapie solche Interventionen kaum gesondert angekündigt werden müssen und die Patienten auch schon auf psychologische Themen und die Selbstauseinandersetzung vorbereitet sind, muss für die Ankündigung in einer entsprechenden Gruppe in der Klinik ein geeigneter Titel gefunden werden. Das Thema soll die Sorgen der Patienten benennen und treffend aufgreifen können, ohne zu konfrontativ und damit auch abschreckend zu sein. Gute Erfahrungen haben wir mit dem Titel »Zukunftssorgen besser bewältigen« gemacht.

5.1.3 Instruktion: Therapieeinstieg

Der Begrüßungsblock dauert ca. 20 Minuten und besteht aus
* der Vorstellung der Therapeuten,
* der Beschreibung des Therapierationals,
* der Vorstellung der Therapieregeln/Gruppenregeln,
* der Vorstellung eines jeden Teilnehmers (bei Gruppen).

5.1.3.1 Vorstellung des Therapieleiters

Der Therapieleiter stellt sich kurz vor, beschreibt knapp seinen fachlichen Werdegang und vielleicht seine Therapiehaltung oder auch die Therapierichtung, die er bevorzugt. Der Therapeut vermittelt den Patienten:
* dass er eine empathisch einfühlende Haltung einnehmen will (z.B.: »… ich will versuchen, richtig zu verstehen, wie Sie sich, Ihre Erkrankung und vielleicht Ihre Sorgen erleben …«),
* dass er den Patienten fachliche Rückmeldung über ihre Art zu erleben gibt (z.B.: »… ich werde Ihnen sozusagen von außen versuchen zu beschreiben, wie das funktioniert, was Sie erleben …«) und
* dass er sich dabei weitgehend jeder eigenen Wertung enthält (z.B.: »… dabei werde ich nicht sagen was Sie ›richtig‹ oder ›falsch‹ machen, sondern immer nur fragen, ob es ›funktioniert‹, also ob Sie so Ihr persönliches Ziel erreichen …«).

Den Patienten kommt der Therapeut oft näher – und dies ist beim Thema »reale Angst vor der Erkrankung« nützlich und angemessen –, wenn er auch ein persönliches Element in die Vorstellung mit einbringt, wie z.B.: »Ich bin seit zehn Jahren verheiratet und habe zwei Kinder, … in meiner Freizeit entspanne ich mich beim Fahrradfahren …«.

5.1.3.2 Beschreibung des Therapierationals

Als psychologische Behandlung will die Therapie den Umgang mit seelischen Fähigkeiten und ihren Nutzen vermitteln, hier speziell den Umgang mit Angst. Die Beschreibung des Therapierationals sollte folgende Elemente enthalten:

* »In der Therapie geben wir Ihnen einen Kurs in Psychologie und bieten Ihnen Gelegenheit zur Selbsterfahrung. Psychologie beschäftigt sich mit der Seele des Menschen, also
  - wie ein Mensch wahrnimmt (z. B.: ›ich habe Schmerzen‹),
  - wie ein Mensch denkt (z. B.: ›die Schmerzen, die ich habe, sind ungewöhnlich‹),
  - wie ein Mensch fühlt (z. B.: ›weil ich solche Schmerzen nicht kenne und nicht weiß, was sie bedeuten, bekomme ich Angst‹) und
  - wie ein Mensch schließlich handelt (z. B.: ›ich könnte versuchen, mich abzulenken, oder noch eine Woche abwarten, dann mache ich einen Termin beim Arzt‹).«
* »Wir haben einen verhaltenstherapeutischen Ansatz: Die Therapie beschäftigt sich überwiegend mit dem ›Hier und Heute‹, denn hier und heute wollen Sie vielleicht zufriedenstellend mit ihrem Leben zurechtkommen. (Manchmal wird es auch nötig, in die eigene Geschichte zurückzugehen, denn viele ›Basics‹ lernen wir in unserer frühen Kindheit mit den Menschen, mit denen wir aufgewachsen sind. Wir haben dort bestimmte Erfahrungen gemacht, andere nicht. Manchmal ist es gut, diese Erfahrungen zu sichten und zu sortieren, um dann wieder im Hier und Heute neu damit umzugehen. Dies wird in der Gruppe aber kaum eine Rolle spielen.)«
* »Ein verhaltenstherapeutischer Ansatz bedeutet auch, dass die Therapie sehr aktiv ist, sowohl seitens der Therapeuten – der Therapeut stellt viele Fragen, schlägt Übungen vor, gibt Auswertungen und Anleitungen – als auch seitens des Klienten – der Patient beobachtet sich nach bestimmte Fragen, versucht neue Haltungen einzunehmen und findet Lösungen.«
* »Die Hauptmethode dazu ist das Gespräch, in dem Selbstbeobachtung, Beobachtung anderer, Gefühle, Gedanken und Handlungsmuster reflektiert und besprochen werden.«
* »Es wird aber auch praktische Übungen im Umgang mit seelischen Dingen, hier vor allem der Angst, geben.«

In Gruppen wird der Austausch Gleichgesinnter und betroffener Patienten besonders wichtig sein. Sie könnten folgendermaßen einführen: »Es handelt sich um ein psychologisches Seminar über das Thema Sorgen und Befürchtungen im Zusammenhang mit Ihrer Erkrankung. Wir wollen Gespräche darüber führen, was Sie beunruhigt oder belastet, und Ihnen Gelegenheit geben, sich mit anderen Patienten, die ähnliche Erfahrungen gemacht haben, auszutauschen. Das Seminar wird kein Vortrag sein, sondern besteht aus vielen Gesprächen und

Übungen. Am Ende des Seminars sollen Sie eine Art »Koffer« mit vielen verschiedenen Möglichkeiten mitnehmen, um mit Ihren Ängsten umgehen, ja sie sogar nutzen zu können, und damit in schwierigen Situationen Entlastung zu finden.«

5.1.3.3 Vorstellung der wichtigsten Therapie- und Gruppenregeln

Der Therapeut stellt die wichtigsten Regeln vor:
* In Gruppen müssen persönliche und personenbezogene Informationen im Raum bleiben, da sie der »Schweigepflicht« unterstehen. Die Seminarleiter unterliegen darüber hinaus auch strafrechtlich der »ärztlichen Schweigepflicht«. Ansonsten darf auch außerhalb über das Seminar gesprochen werden, z. B. über durchgeführte Übungen.
* Es sollen persönliche Dinge besprochen werden. Daher dürfen – ja sollen – »Ich«-Sätze verwendet werden, da diese ein Erkennen und eine Beschreibung der eigenen Situation ermöglichen. »Du«-Sätze sollen vermieden werden, da sie oft Vorwürfe oder voreingenommene Vermutungen enthalten.
* Es werden Hausaufgaben gegeben, die für den Erfolg in der Therapie sehr wichtig sind. Diese Gelegenheit für Übung, Auseinandersetzung und Erkenntnis wird den Patienten daher als besonders wertvoll angetragen.
* In Gruppen soll von allen Teilnehmern Zurückhaltung geachtet werden, niemand darf zur Preisgabe persönlicher Dinge genötigt werden. In Einzelbehandlungen dürfen vom Patienten ebenfalls Signale benannt werden, nach denen der Therapeut unterbricht oder nach Störungen fragt.

5.1.3.4 Vorstellung der Teilnehmer

Jeder Seminarteilnehmer soll sich nun kurz selbst vorstellen:
* In Gruppen soll nur eine kurze Angabe über den Anlass für die Gruppe gegeben werden.
* In der Einzelbehandlung kann eine kurze Anamnese erstellt werden.

Sie könnten folgendermaßen formulieren: »Bitte sagen Sie, wie Sie heißen und nennen Sie kurz den Grund, weshalb Sie in der Klinik sind, und wie es kommt, dass Sie an dieser Gruppe teilnehmen.«

5.1.4 Reaktionen, Wirkweise und Schwierigkeiten

Bei der Vorstellung gibt es viele verschiedene Reaktionen. Während sich die meisten Patienten auf die medizinischen Fakten zurückziehen, gibt es Teilnehmer, die schon zu Beginn sehr weitreichende und oft anrührende Einzelheiten

ihres persönlichen Schicksals ausbreiten. Ein Seminarleiter wird hier darauf achten müssen, dass sich die Gruppe

* einerseits mit zeitraubenden Krankheitsschilderungen nicht langweilt und
* andererseits nicht mit der Präsentation schwerer Schicksale gleich zu Beginn
  der Therapie überfordert.

Eine Zusammenfassung kann z. B. so formuliert sein (Tausch 1981): »Viele in der
Gruppe sind schon seit langen Jahren krank und erleben die Erkrankung als sehr
belastend. Einige begrüßen es daher, dass durch die Gruppe eine Möglichkeit besteht, sich über das rein Medizinische hinaus auch über persönliche Erfahrungen
austauschen zu können, gerade dann, wenn diese krankheitsbedingt sehr schwer
sind.« Eine Übersicht zu möglichen Schwierigkeiten und entsprechenden Interventionen ist in Tabelle 5-2 aufgezeigt.

Tab. 5-2 Interventionsmöglichkeiten bei Schwierigkeiten während der Vorstellungsrunde

Schwierigkeit	Intervention
Verharren bei medizinischen Themen	Markieren in der Zusammenfassung.
Unvermitteltes »Herausplatzen« oder impulsive Beschreibung hochdramatischer Krankheits- und Lebensschicksale	Deeskalierende, empathische Rückmeldung, z. B.: »Sie haben schon schwierige Erlebnisse mit Ihrer Erkrankung durchmachen müssen; das ist Thema des Seminars, wir werden das später genauer anschauen.«
Endlosberichte (eine durchgängige Schwierigkeit in jeder Gruppe und bei jeder Übung)	Wertschätzende Begrenzung, evtl. auf später verweisen; evtl. den Kern benennen.
Sparsame Schilderungen ohne persönliche Öffnung	Darf hier so sein.
Fixierung auf externe Hilfsmaßnahmen wie Sozialberatung, Reha oder Rentenbegehren	Bei solchen Patienten ist eine derartige Therapie zu diesem Zeitpunkt vielleicht unproduktiv. Die Therapeuten können die Teilnahme am Seminar oder der Therapie nochmals zur Diskussion stellen und eine Umorientierung anbieten.
Menschen, die sich mit ihrer Progredienzangst schon weitgehend auseinandergesetzt haben und nur noch Bestätigung für den eigenen Weg wollen, vielleicht auch durch kritische Bewertung anderer Wege	Erfahrung als wertvoll einbinden.

Grundsätzlich sind wir an dieser Stelle eher sparsam mit Interventionen. Ein aktiver Eingriff ist höchstens bei sehr ausschweifenden Berichten sinnvoll, ansonsten fassen wir hier die Vielfalt der Beiträge und Darstellungen zusammen: »Wir haben jetzt sehr unterschiedliche Darstellungen gehört, den einen war die medizinische Behandlung sehr wichtig, andere haben uns an sehr bewegenden (sogar dramatischen) Lebenssituationen teilhaben lassen …«.

5.2 Ständige Hintergrundaktion: Achtsamkeit

Achtsamkeit wird als generelle Haltung in der Therapie eingeführt: Die Betroffenen sollen sich achtend wahrnehmen und möglichst auf Wertungen verzichten.

* Achtsamkeitsübungen unterstützen die Patienten darin, alle Gefühle, d. h. »negative« wie »positive«, umfassend – also von oben bis unten und von vorne bis hinten –, gelassen und wertfrei wahrzunehmen und in ihrer Veränderlichkeit und in ihrer Nützlichkeit zu erkennen.
* Achtsamkeitsverfahren bieten quasi »Werkzeuge« an, mit Gefühlsregungen so umzugehen, dass sich der Einzelne damit wohlfühlen kann.
* Achtsamkeit ist unerlässlich, um Gefühle und Empfindungen im Alltag rechtzeitig zu registrieren und radikal zu akzeptieren, um sie für eine zufriedenstellende Handlungsentscheidung nutzen zu können. Diese Entscheidung kann zu einer konkreten Selbstfürsorge führen, aber auch dazu, die Unauflösbarkeit einer Bedrohung anzuerkennen und auf einer Metaebene des Bewusstseins die Angst selbst als vorübergehendes Erleben zu akzeptieren (Stepin u. Lerch 2006).

5.2.1 Instruktion

Die Instruktion für generelle Achtsamkeit unterscheidet sich nicht wesentlich von den Instruktionen zur Angstwahrnehmung und -beschreibung (Kap. 6). Allerdings werden die Patienten aufgefordert, eben nicht nur Angst, sondern alle Empfindungen, speziell auch körperliche, und Emotionen zu beobachten.

5.2.1.1 Teil 1

Teil 1 der Instruktion erklärt den Patienten, wie sie »achtsam« sein können. Als Einführung kann das Wort vom »Weg des Weisen« (auch als Patientenblatt 1 im Anhang) als Übung zur Achtsamkeit vorgelesen werden.

Übung zur Achtsamkeit: Der Weg des Weisen
Ein weiser uralter Mann,
der eine ungeheure Ruhe ausstrahlte,
wurde von einem anderen, geplagten Menschen gefragt:
»Wie machst Du das, immer so ruhig zu sein?«
»Ganz einfach«, sagt der Weise,
»wenn ich schlafe, schlafe ich,
wenn ich aufstehe, stehe ich auf,
wenn ich gehe, gehe ich,
wenn ich esse, esse ich,
wenn ich arbeite, arbeite ich,
wenn ich höre, höre ich,
wenn ich spreche, spreche ich.«
»Wie, das verstehe ich nicht!
Das tue ich auch!
Trotzdem bin ich so nervös und unzufrieden.«
»Nein, Du machst es anders:
Wenn Du schläfst, stehst Du schon auf,
wenn Du aufstehst, gehst du schon,
wenn Du isst, arbeitest Du schon,
wenn Du hörst, sprichst Du schon.«

nach Laotse

Der Therapeut erklärt konkrete Achtsamkeitshaltungen beispielsweise mit den Worten: »Halten Sie einen Moment inne, schließen Sie vielleicht die Augen und richten Sie Ihre Aufmerksamkeit nach innen. Achten Sie dabei auf Ihre Atmung, wie die Luft ohne Zutun einströmt, wie sie vielleicht bis in den tiefen Bauch strömen kann, wie Sie ausatmen; vielleicht atmen Sie etwas länger aus als ein. Achten Sie darauf, wie sich die Atmung verändert. Und dann können Sie darauf achten, wie Sie auf die Atmung achten. Nehmen Sie wahr, wie sich Ihr Körper gerade im Moment anfühlt. Achten Sie darauf, wie der Boden Sie trägt (… wie der Stuhl, die Couch, das Kissen etc., der/die/das fest auf dem Boden steht, Sie trägt), wie sich Beine, Rumpf, Brust, Arme und Kopf anfühlen, wie sich Ihr Körper als Ganzes anfühlt. Achten Sie darauf, was Sie gerade im Moment empfinden, wie Sie sich fühlen: gelassen oder angespannt, freudig oder gleichgültig (… traurig, wütend, ängstlich oder neugierig). Und dann sagen Sie innerlich zu sich: Aha, so empfinde ich gerade jetzt, aha, so fühle ich mich gerade jetzt.«

Der Therapeut verweist auf das Prinzip »Achten ohne Bewerten«.

5.2.1.2 Teil 2

Teil 2 der Instruktion macht darauf aufmerksam, wie der Patient durch die Achtsamkeit die Veränderlichkeit von Gefühlen und Empfindungen bemerken kann:

»Sie entdecken also, dass Sie sich im Moment so fühlen und im nächsten Moment vielleicht ganz anders, obwohl sich eigentlich nichts verändert hat. Sie entdecken vielleicht, dass Sie sich gestern wie heute ganz ähnlich fühlen, obwohl sich objektiv vielleicht viel verändert hat. Und Sie können bemerken, wie eine Empfindung kommt und wieder geht. Und ob Sie wollen oder nicht, jede Empfindung wird wieder gehen. Und ob Sie wollen oder nicht, jede Empfindung wird auch wieder kommen.

Wenn Sie sich gegen eine Empfindung wehren oder sich mit ihr stark auseinandersetzen, bleibt sie vielleicht ein bisschen länger und ist ein bisschen intensiver als das letzte Mal. Aber sie wird wieder gehen. Wenn Sie sich gegen eine Empfindung wehren oder sich stark mit ihr auseinandersetzen, kommt sie vielleicht ein bisschen früher und ein bisschen intensiver wieder als beim letzten Mal. Aber sie geht dann auch wieder.

Wenn Sie eine Empfindung einfach bemerken und sie wieder ziehen lassen, bleibt sie ein bisschen kürzer und ein bisschen schwächer als das letzte Mal. Und sie kommt ein bisschen später und ein bisschen schwächer wieder als das letzte Mal. Aber sie kommt auch wieder. Das gilt für angenehme wie für unangenehme Empfindungen gleichermaßen.«

5.2.1.3 Teil 3

Teil 3 der Instruktion fordert die Patienten auf, diese Achtsamkeit im Alltag möglichst regelmäßig einzusetzen, z. B. indem sie
* einen (Handy-)Wecker jede Stunde stellen,
* sich vornehmen, bei bestimmten Gelegenheiten innezuhalten, oder
* einfach nur immer wieder daran denken.

Gut ist es, wenn Patienten für sich ein paar kleine Notizen machen im Sinne der Tagebücher (Kap. 6), um die Variabilität und Konstanz, die Abhängigkeit oder auch die Spontaneität ihrer Empfindungen zu bemerken. Dieser Teil wird besonders in der Handlungs- und Aktionsplanung (Kap. 8.4.1) benannt. An dieser Stelle können wir den Patienten unterstützende Literatur (siehe Patientenblatt 10 im Anhang) anbieten, z. B. das winzige Büchlein von Frau Wilker (2009, Einmaleins der Achtsamkeit), das ein Sieben-Tages-Kurs in Achtsamkeit und ein echtes Handtaschenbuch ist, oder das vergleichsweise umfangreiche und genaue Buch von Jon Kabat-Zinn (2006, Gesund durch Meditation).

5.2.2   Reaktionen, Wirkweise und Schwierigkeiten

Achtsamkeit ist eine hochwirksame Voraussetzung, sich mit der eigenen Angst nutzbringend auseinanderzusetzen. Sie wird von den Patienten auch gerne angenommen, besonders, solange es noch nicht explizit um Angstwahrnehmung geht. Allerdings kann ein meditativer Charakter der Übung bislang»verdrängte« und unterdrückte Bilder, Erlebnisse, Gedanken und Gefühle auslösen, mit denen Patienten alleine schlecht umgehen können, besonders, wenn sie durch akute Stadien oder Schübe der Erkrankung stark belastet sind. Dann ist Zurückhaltung notwendig und der Verweis auf eine mit dem Therapeuten gemeinsam durchzuführende Übung.

Die größte Schwierigkeit besteht im Verzicht auf Bewertung. Viele Patienten glauben zunächst nicht an die Möglichkeit, Dinge und Erleben wertfrei betrachten zu können. Wir verweisen darauf, dass »wir mit Achtsamkeit die Dinge so wahrnehmen können, wie sie sind, und nicht, wie sie sein sollten. Damit können wir auch uns selbst so wahrnehmen und achten, wie wir sind, und müssen uns nicht damit quälen, dass wir vielleicht nicht immer so sind, wie wir glauben, dass wir sein sollten«.

Tab. 5-3   Interventionsmöglichkeiten bei Schwierigkeiten mit Achtsamkeitsübungen

Schwierigkeit	Intervention
Unvorhergesehene Bilder und Erlebnisse	Der Therapeut führt zunächst über Atem-Achtsamkeit sowie körperfokussierte Achtsamkeit und Entspannung zu einer körperlichen Entspannung, die auch desensibilisierend wirken kann. Erst im Laufe der Therapie wird die Konfrontation mit den Ängsten und Inhalten – dann aber systematisch – thematisiert. Zusätzlich kann hier erfolgreich »Bewertungsfreiheit« eingesetzt werden: Ohne persönliche Bewertung sind die meisten Erlebnisse deutlich leichter zu ertragen.
Angst vor bzw. Verweigerung der Übung	Unterschiedlich insistierende und unterschiedlich ausgefeilte Anleitungen (vgl. Ratgeber, Patientenblatt 10) können den Zugang zu Achtsamkeitsübungen erleichtern, ebenso ein Hinweis auf Entspannungsverfahren; da Selbstbeobachtung und Achtsamkeit im weiteren Verlauf selbstverständlich werden, muss an dieser Stelle keine besondere Überzeugungsarbeit geleistet werden.
Unverständnis für die Bewertungsfreiheit	Immer ein zunächst schwieriges Argument, da wir über die Vorgabe der Bewertungsfreiheit auch bereits die Bewertung bewerten; am besten kann die Wirkung der Bewertungszurückhaltung am übenden Beispiel gezeigt werden, an dem Patienten fast sofort erleben können, wie erleichternd und öffnend eine Zurückhaltung bei der Bewertung wirkt.

Letztlich erklärt sich die Übung, die in der Therapie noch häufig ansteht, von selbst. Schwierigkeiten und Interventionsmöglichkeiten bei der Anwendung von Achtsamkeitsübungen sind in Tabelle 5-3 aufgeführt.

5.3 Ständige Hintergrundaktion: Lösungskoffer

5.3.1 Konzeptionelle Überlegungen

Von vornherein und durchgängig im ganzen Seminar soll der Fokus auf Lösungen und Ressourcen der Patienten liegen. Therapeuten werden also bereits mit der ersten Intervention bei allen Patientenäußerungen auf deren Ressourcengehalt achten und diesen hervorheben. Dies geschieht in einem permanenten Erinnerungsspeicher, dem sog. Lösungskoffer, in welchem ständig und dauerhaft alle eingefallenen Lösungen notiert und gesammelt werden. Ein exemplarischer Lösungskoffer ist in Abbildung 5-1 (S. 104; und als Patientenblatt 2 im Anhang) dargestellt.

- Durch den Lösungskoffer wird der Fokus der Therapie auf Lösungen und Ressourcen gelegt.
- Von Beginn an werden die Teilnehmer geschult, Ergebnisse und Lösungen zu erkennen, zu markieren und wertzuschätzen.
- Das bildhafte Sammeln der Lösungen in einem »Koffer« erleichtert sowohl das Memorieren als auch den Einsatz der Lösungen im Alltag.
- Weil das »Lösungen-Sammeln« durchgängig über den gesamten Therapieverlauf hinweg geübt wird, können auch alle Therapieteile in ein jeweils persönliches »Gesamtkonzept« integriert werden.

Bei den gegenseitigen Beschreibungen von Ängsten (Kap. 6.2) werden z. B. nicht nur diese Beschreibungen aufgenommen, sondern auch spontan geäußerte Lösungsansätze der Patienten sofort in den Lösungskoffer gesetzt. Dieses Verfahren zieht sich wie ein roter Faden durch die gesamte Therapie.

5.3.2 Instruktion

Auf einem vorbereiteten Flip-Chart (in der Einzelbehandlung reicht auch das Patientenblatt 2 aus dem Anhang) ist ein leerer Koffer aufgemalt, in dem über den gesamten Verlauf des Seminars mögliche Lösungen und Bewältigungsstrategien gesammelt werden. Bereits bei der frühen Übung (Kap. 6.2) zu bisherigen Bewältigungsstrategien bei Angst (»Was hat bisher bei Angst geholfen?«) werden viele wertvolle Patientenvorschläge kommen.

Abb. 5-1   Patientenblatt 2: Schematische Darstellung eines Lösungskoffers

Sie könnten den Lösungskoffer folgendermaßen einführen: »Wir haben hier auf dem Flip-Chart schon im Vorfeld einen Koffer aufgezeichnet. Dieser Koffer soll unser gemeinsamer Lösungskoffer werden. Im Laufe der Sitzungen werden wir alle Ideen und Lösungen aufschreiben, sowohl neue Ideen als auch solche, die Sie vielleicht schon ausprobiert haben und die sich möglicherweise sogar schon bewährt haben. Am Ende des Seminars werden Sie also alle mit einem gefüllten Koffer nach Hause gehen können. Sie können dann im Alltag immer wieder auf den Koffer zurückgreifen und die Werkzeuge herausnehmen, die Sie brauchen, um mit Ihren Sorgen schneller und besser umzugehen.«

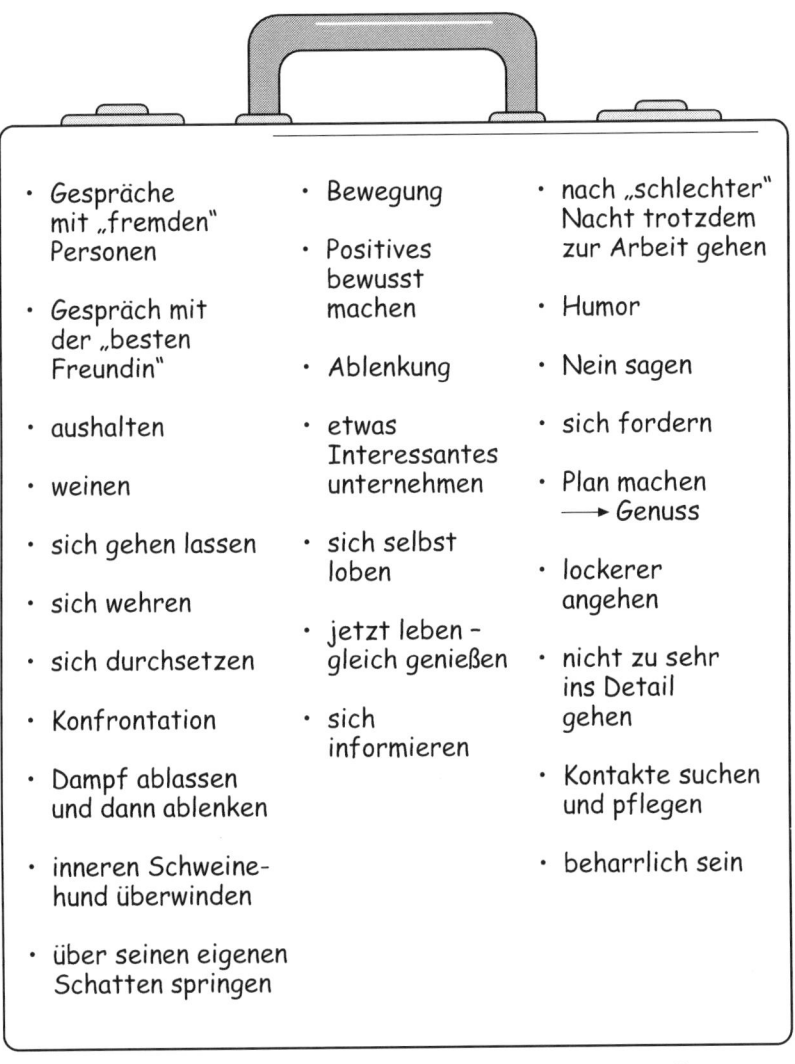

Abb. 5-2   Beispiel eines von einer Therapiegruppe gefüllten Lösungskoffers

5.3.3 Reaktionen, Wirkweise und Schwierigkeiten

Dieser Übungsteil wird von den Patienten sehr positiv erlebt und die Lösungsvorschläge nehmen im Sitzungsverlauf sichtbar zu (Abb. 5-2). Überraschend werden Zusammenhänge zwischen eigenem Erleben, eigenem Handeln und Konsequenzen klar und es kann daraus ein überzeugtes Selbsteffizienzgefühl entstehen. Die besondere Würdigung der Lösungen im Lösungskoffer durch die Gruppe ermöglicht den Patienten zudem ein Gefühl der Wertschätzung durch das »Gruppenteam«, welches letztlich die Selbstwertschätzung fördern kann.

Der Lösungskoffer wird meist sehr positiv aufgenommen:

- Er ermutigt das Selbsterkennen von Lösungen und positiven Wendungen.
- Er führt zu einem Gefühl der Wertschätzung durch andere, zu einem Gefühl des »Wichtig-Seins« für andere und damit auch für sich persönlich.
- Die Teilnehmer finden mit ihren Vorschlägen Gehör.
- Mit dem Lösungskoffer, bei dem die Aktivitäten und Ideen der Teilnehmer selbst gefragt sind, fängt das »Mitmachen« an und das Gefühl »mit mir wird gemacht« hört auf.
- Er ist ein effektiver Erinnerungsspeicher.
- Er kann als Hausaufgabenheft dienen.

Eine Übersicht zu möglichen Schwierigkeiten und entsprechenden Interventionen bei der Anwendung des Lösungskoffers ist in Tabelle 5-4 aufgeführt.

Tab. 5-4　Interventionsmöglichkeiten bei Schwierigkeiten bei der Anwendung des Lösungskoffers

Schwierigkeit	Intervention
Unterbrechung laufender Gespräche	Hilfreich ist es, Ideen zunächst auf einem Merkzettel zu sammeln und dann im Block zu übertragen.
Zeitaufwendiges Verbleiben in der Übung bei großem Ideenschwall	Das kann passieren – solche überschwänglichen oder nebulösen Äußerungen können den Anlass bilden, eine Lösung relativ allgemeingültig zu formulieren, so dass viele Teilnehmer sich darin wiederfinden können.
Große Unterschiede bei den Lösungsebenen	Für eine solche Sammlung macht das nichts; wer Zeit hat und sich die Arbeit machen möchte, kann hierzu Verbindungspfeile oder Mind-Mapping-Arbeit einsetzen.
Umgangssprachliche oder nur aus der Situation heraus verständliche Formulierungen	Auch das darf hier so sein; gerade solche Formulierungen geben ein gut erinnerbares »Lokalkolorit« der jeweiligen Gruppe.

5.4 Hausaufgaben

5.4.1 Konzeptionelle Überlegungen

Hausaufgaben sind ein zentraler Bestandteil der Therapie, um alles Erfahrene zu lernen und alles Gelernte in den Alltag übertragen zu können. In der Klinik sind Hausaufgaben nur begrenzt möglich, da die Sitzungen oft rasch hintereinander stattfinden und die Teilnehmer keinen normalen Alltag haben. Dennoch sollen auch hier die Möglichkeiten so weit es geht ausgeschöpft werden.

5.4.2 Instruktion

Als Hausaufgabe kann alles gegeben werden, was zur Vorbereitung einer Sitzung bearbeitet werden kann und was in der jeweiligen Sitzung geübt worden ist:

* Fragebogen zur Progredienzangst ausfüllen (soweit nicht schon geschehen)
* Angsttagebücher führen oder *post hoc* ausfüllen
* Achtsamkeits- und Entspannungsübungen sowie Igelmassagen (siehe Kap. 8) durchführen
* Souvenirs (siehe Kap. 8.5) suchen und mitbringen
* »Schlimmstenfalls«-Berichte geben
* Lebenskreise bearbeiten
* Aktionspläne ausfüllen usw.

Im Einzelnen werden die Hausaufgaben aus den jeweiligen Interventionen abzuleiten sein. In der Gruppentherapie sind wir aufgrund der straffen Zeitplanung mit den Hausaufgaben sehr eingeschränkt und es werden der Progredienzangst-Fragebogen, die Angsttagebücher, das Mitbringen eines Souvenirs sowie das Umsetzen der Aktionspläne als Hausaufgabe gegeben.

5.4.3 Reaktionen, Wirkweise und Schwierigkeiten

Hausaufgaben sind für den Transfer und die Übung – vor allem in den extrem kurzen Therapien im Klinikablauf – sehr wirksam und notwendig. Allerdings müssen Hausaufgaben auch regelmäßig überprüft werden. Wo dies nicht geschieht, können sich Fehler einschleichen, die der Therapeut nicht bemerkt; die Teilnehmer fühlen sich in ihren Bemühungen nicht geachtet und halten ggf. auch die jeweilige Übung für wenig notwendig oder sie machen die Übungen gar nicht mehr.

5.5   Blitzlicht (regelmäßiger Stundenabschluss)

Jede Sitzung sollte mit einem »Blitzlicht« – einer sehr gängigen Selbstachtsamkeitsübung – abgeschlossen werden, nämlich der kurzen Rückmeldung über das momentane emotionale Befinden und die momentanen Gedanken.

5.5.1   Konzeptionelle Überlegungen

Die »Blitzlichtübung« dient verschiedenen Zielen:
- Sie fördert und übt wieder die aktuelle Selbstbeobachtung und Selbstachtsamkeit.
- Sie ist ein wichtiges Diagnoseinstrument für die aktuelle Wirkung der Interventionen sowie für den »emotionalen Zustand« der Teilnehmer und der Gruppe.
- Schließlich ergibt sich mit dem Blitzlicht sehr organisch eine kurze Würdigung und Zusammenfassung des bisher Gemachten.

Unter Umständen kann man dies noch einmal aufgreifen, indem man zu Beginn der nächsten Stunde nachfragt: »Wie ist es Ihnen nach der letzten Sitzung gegangen?«, und eine Beginn-Blitzlicht-Runde durchführt oder den »Stand der Kunst« erfragt.

5.5.2   Instruktion

Den Teilnehmern wird der Sinn eines solchen Blitzlichts erklärt, es wird als »Ritual« (»Wir schließen nun jede Sitzung in dieser Weise ab.«) eingeführt und sie werden aufgefordert, eine kurze Rückmeldung über ihr momentanes Befinden und die aktuelle Einschätzung der Therapiesituation abzugeben. Diese Rückmeldung soll besonders die Gefühle benennen, die bei den Teilnehmern momentan vorrangig sind und keine »langen Reden« enthalten.

Der Therapeut kann dies an einer Beispielformulierung demonstrieren: »Ich möchte zum heutigen Ablauf sagen, dass ich mich sehr über Ihre Begeisterung gefreut habe, diese hat mich förmlich getragen. Außerdem fällt mir auf, dass Sie z. T. sehr unterschiedliche Schicksale haben, ich befürchte, dass manche von Ihnen durch die Berichte doch sehr mitgenommen sind, und bin gleichzeitig gespannt, was wir aus dieser Vielfalt machen werden.« Den Teilnehmern wird anheimgestellt, ob sie Eindrücke aus dem Blitzlicht anschließend notieren wollen, um so das Thema für die kommende Sitzung in Erinnerung zu haben.

5.5.3 Reaktionen, Wirkweise und Schwierigkeiten

Nach anfänglichem Zögern beteiligen sich – bis auf ganz wenige Ausnahmen – alle Patienten an der Rückmeldung gerne. Das Ritual erleichtert den Umgang mit solchen meist fremden »Lernmethoden« und die Therapeuten erhalten dabei wichtige Informationen über die Wirkung der bisherigen Übungen. Jeder Teilnehmer kommt noch einmal zu Wort und findet hier eine geregelte und damit einfache Gelegenheit, kurz innezuhalten, den Blick auf sich zu richten und den aktuellen Erlebenszustand zu benennen.

Sehr selten kommt es vor, dass Teilnehmer unvorhergesehen sehr schwere Verstimmungen äußern. Diese Äußerungen sind am Ende der Sitzung nicht zu klären und dies soll der Therapeut kurz benennen, um diffuses Unwohlsein und Beschämung auch der anderen Teilnehmer auffangen zu können. Gleichzeitig hat der Patient sich zur Äußerung entschlossen, was einen ermutigenden Hinweis darauf gibt, dass er diese Missstimmung in der Gruppe bearbeitet haben möchte. Es kann ein Termin benannt werden, zu dem diese Missstimmung wieder aufgegriffen wird, im Regelfall zu Beginn der nächsten Sitzung.

Eine Übersicht zu möglichen Schwierigkeiten und entsprechenden Interventionen ist in Tabelle 5-5 aufgeführt.

Tab. 5-5 Interventionsmöglichkeiten bei Schwierigkeiten bei der Anwendung des Blitzlichts

Schwierigkeit	Intervention
Unvorhergesehene Benennung schwerer Verstimmungen	Der Therapeut schätzt ein, ob es eine persönliche oder für die Gruppe gültige Verstimmung ist – im letzten Fall verweist er auf den nächsten Termin und gibt die Hausaufgabe, je eine kleine Verhaltensanalyse dazu zu versuchen (wenn die Verhaltensanalyse noch nicht bekannt ist, soll einfach eine kurze Beurteilung gemacht werden). Handelt es sich um einen Konflikt eines einzelnen Teilnehmers, muss vor der Gruppe ein Termin vereinbart und deutlich gemacht werden, dass auch eine Veränderung in der Therapie, z. B. ein Ausschluss oder Abbruch, möglich ist. Einen Termin zur Klärung vereinbaren.
Kein Kommentar bzw. Verweigerung der Übung	Beim ersten Mal kann dies einfach kurz vom Therapeuten benannt werden: »Frau X hat keinen Kommentar für uns …«; bleibt eine Rückmeldung auch die nächsten Male aus, ist zu prüfen, ob es sich um einen grundsätzlichen Einwand gegenüber der Therapie handelt.
Ein Kommentar, der einen oder mehrere Teilnehmer abwertet	Erinnern an die Regeln, eigene Befindlichkeiten und keine Vorwürfe zu benennen; evtl. auf die Auswirkung von Vorwürfen eingehen: »Sie bemerken, dass Sie in Ihrem Wohlbefinden davon abhängig sind, ob der andere sich ändert oder nicht – wenn der andere sich nicht ändert, wird es vielleicht schwierig für Sie …?«

6 Modul 1: Selbstbeobachtung und Diagnostik

Selbstbeobachtung und Diagnostik dienen nicht nur der Bestandsaufnahme, sondern schulen auch Selbstachtsamkeit und Selbstbewusstsein des Patienten und ermöglichen die Wahrnehmung geeigneter Ansatzpunkte für Veränderung. Elemente der Selbstbeobachtung und Diagnostik sind

- Fragebogen
- Verhaltensanalyse
- Übung der Selbstachtsamkeit

Tabelle 6-1 zeigt die möglichen Interventionen (Interventionspool), die für den Baustein »Selbstbeobachtung und Diagnostik« verfügbar sind.

Tab. 6-1   Interventionspool Modul 1: Selbstbeobachtung und Diagnostik

Methode und Zeit	Interventionen	Hilfsmittel

Vortrag und Anleitung (10 min) (Folgesitzung: 10–20 min)	• Fragebogen PA-F
	  – Erklärung
	  – Ausgabe
	  – Einsammeln
	  – Auswertung
	  – Rückmeldung
	  – Sammeln und Benennen wichtiger Angstsituationen
		• PA-F-KF (s. Anhang 5)
		• PA-F (s. Anhang 1)

Übung (10 min)	• Paararbeit bzw. Übung (Einzeltherapie): erstes gegenseitiges Vorstellen der Ängste (»Ich kenne Ängste/Sorgen vor ...«; »Wie gehe ich damit um?«)	
Patientenaustausch (5 min)	• Plenum: Rückmeldung über die Paararbeit	

Vortrag und Anleitung (30 min)	• Plenum bzw. erklärende Besprechung: Einführung in die Verhaltensanalyse
	  – Fragebogenbesprechung
	  – Verhaltensanalyse
	  – Achtsamkeit
		• PA-F, PA-F-KF (s. Anhang 1 und 5)
		• Metaplan mit Spalten ähnlich wie im Tagebuch als Vorlage zur Verhaltensanalyse:
		  – Situationen
		  – Gefühle, Empfindungen
		  – Beurteilung, Gedanken, Verhalten
		  – Ergebnisse

Anleitung (5 min)	• Angsttagebuch: Aufgabe erklären	• Angsttagebuch (s. Patientenblatt 5 im Anhang)

Übung (15–30 min)	• Angsttagebuch
	  – Einsammeln
	  – Auswerten
	  – Rückmeldung
	  – Verhaltensanalyse anhand der Tagebuchsituationen durchführen
		• Angsttagebuch (s. Patientenblatt 5 im Anhang)

6.1   Fragebogenausgabe und -bearbeitung

6.1.1   Konzeptionelle Überlegungen

Es liegen eine lange und eine kurze Version des Fragebogens zur Progredienzangst bei körperlichen chronischen Erkrankungen vor, die eine jeweils krankheitsübergreifende und übersichtliche Erfassung von Ängsten vor dem Fortschreiten von chronischen körperlichen Erkrankungen leisten. Die kurze Version PA-F-KF wird im Regelfall in Kliniken zur Zuweisung der Patienten zu entsprechenden Therapiegruppen eingesetzt, in Einzeltherapien dagegen zur Feststellung der Relevanz des Themas »Progredienzangst«. Die Patienten, die zu einer Gruppe kommen, haben daher den Bogen oft bereits bearbeitet und sind mit dem Vorliegen von Zukunftsängsten bereits konfrontiert worden. Daher sollte der Bogen wenigstens kurz besprochen werden.

Geeignet ist die Besprechung

* vor der Ausgabe von Angsttagebüchern zur ersten Identifizierung möglicher Ängste,
* zum Angstvortrag und dem Hinweis auf die Möglichkeit von Veränderung von Ängsten, ihrer Skalierung und der Messung der Veränderung oder
* vor den Konfrontationsübungen zur exemplarischen Benennung einzelner spezieller Ängste.

Die Langform des Fragebogens wird in der Therapie nur eingesetzt, wenn Patienten kaum in der Lage sind, spezielle Ängste zu benennen, obwohl sie angeben, Angst vor der Verschlechterung ihrer Krankheitssituation zu haben. Dann ist die Langversion des Fragebogens eine Hilfe zur Angstspezifizierung; sie findet sich deshalb nur im Anhang.

6.1.2   Instruktion

Beim Verteilen des Fragebogens zur Progredienzangst, im Regelfall die Kurzform (PA-F-KF, Abb. 2-2 und Patientenblatt 3 im Anhang), wird erklärt, dass es sich um einen (kurzen) Fragebogen handelt, der Sorgen und Ängste im Zusammenhang mit der Erkrankung und der Zukunft erfragt. Die Patienten werden aufgefordert, jedes Item zu lesen und zügig zu entscheiden und anzukreuzen, ob und wie häufig die jeweilige Aussage für sie zutrifft. Den Patienten wird versichert,

* dass es keine falschen Antworten geben kann,
* dass sich die Beantwortung auch nach Tagen und Ereignissen ändern kann und darf,
* dass mit dem Fragebogen auch eine Erfassung von Veränderungen möglich ist.

Bei der Besprechung des Fragebogens sollen die Patienten kurz beschreiben, wie es ihnen mit dem Fragebogen ergangen ist, wo sie sich angesprochen gefühlt haben und wo weniger und ob es irgendwelche Schwierigkeiten bei der Beantwortung gegeben hat. Hier werden Patienten hauptsächlich das Fehlen bestimmter Sorgen benennen und ihre persönliche Situation darlegen. Dies wird dann für die entsprechenden Übungen (Tagebuch, Verhaltensanalyse, Konfrontation) aufgegriffen und genutzt. An dieser Stelle wird auch die Varianz von Ängsten und deren Veränderlichkeit durch das Intensitätsrating eingeführt: Patienten beschreiben, wie sie ihre Angst auf einer Skala von 1 bis 5 derzeit einschätzen, und diskutieren, unter welchen Umständen die Angst stärker oder schwächer wird.

6.1.3 Reaktionen, Wirkweise und Schwierigkeiten

Der Fragebogen ermöglicht es den Patienten – ohne sich zu schämen – eigene Ängste wahrzunehmen und zuzulassen. In den allermeisten Fällen finden sich Patienten mindestens teilweise in dem Fragebogen wieder und sind erleichtert über die klare Benennung solcher Ängste.

Im Rahmen eines Kurses »Angstbewältigung« im Januar/Februar 2005 wurde den Teilnehmern ein Fragebogen ausgehändigt, der mögliche Ängste bei rheumatischen Erkrankungen formulierte. Zusammen mit vier weiteren Patienten haben sich die Teilnehmer über ihre Ängste ausgetauscht:

> »Der Fragebogen hat sehr zutreffend all das formuliert, was uns sehr beunruhigte – jeder war damit alleine bisher …«
> »… unsere Betroffenheit hat uns sehr schockiert: Schwarz auf weiß stand geschrieben, was man verdrängen wollte – jetzt die Konfrontation.«
> »Wir haben ab diesem Zeitpunkt laufend über Arbeit, Beziehungen, Kinderwunsch, Lebensvorstellungen allgemein usw. geredet. Nach ca. einem Jahr haben wir uns gegenseitig erkundigt, wie man klar kommt.«
> »Danach fanden wir, dass diese Fragen, das Sich-damit-Auseinandersetzen, das Wichtigste in der Reha war.«

Was den Fragebogen auszeichnet, schränkt ihn auch ein: Er gibt immer nur eine Auswahl und Übersicht, er ist weder erschöpfend noch individualisiert. Die Kritik am Fehlen spezifischerer Sorgen, die der Einzelne erlebt, wird vom Therapeuten begrüßt und für die Weiterarbeit genutzt.

Sehr selten, und dann eher in Kliniken, beschweren sich Patienten, dass der Fragebogen Ängste bahne, die vorher nicht da gewesen seien, im Sinne von »da könnte man ja Angst bekommen«. Hier kann wieder auf den grundsätzlichen Nutzen der Angst verwiesen werden: »Es ist nicht schlimm, Angst zu haben oder zu bekommen –, es wäre schlimm, Angst nicht nutzen zu können und keine innere Antwort auf eine mögliche Bedrohung zu finden.«

6.2 Persönliche Erfahrungen mit Ängsten/Befürchtungen

6.2.1 Konzeptionelle Überlegungen

Patienten formulieren meist schon in der Vorstellungsrunde oder bei der ersten Frage nach dem Beratungsanlass, dass das Thema »Sorgen und Ängste« sie beunruhigt. Meist nennen sie diese Besorgnis sogar unabhängig davon, ob sie zur Therapie geschickt worden sind oder selbst die Initiative ergriffen haben. Der nun initiierte Austausch über diese Sorgen soll die Verhaltensanalyse der Progredienzangst vorbereiten, also die Wahrnehmung und Differenzierung der Ängste und deren Ausdruck sowohl

* in körperlichen »Signalen«,
* in gedanklichen »Befürchtungen« und
* in Handlungen, wie z. B. Vermeidungsstrategien.

Zudem sollen die Patienten grundsätzlich in die Lage versetzt werden, ihre Ängste als etwas existenziell Notwendiges und potenziell Hilfreiches zu begreifen. Daher wird bereits zu Beginn der Fokus auf den möglichen Nutzen der Ängste und deren gelungene Bewältigung gesetzt.

Um einen selbstverständlichen, Kontrolle fördernden und gelassenen Umgang mit dem Thema gleich zu Beginn zu begünstigen, werden konkret die Ausdrücke »Sorgen«, »Befürchtungen« oder »Ängste« verwendet.

6.2.2 Instruktion

Die Gruppentherapie können Sie mit folgenden Worten einleiten: »Bitte setzen Sie sich mit Ihrem Nachbarn oder einer anderen Person aus der Gruppe zusammen und erzählen Sie sich gegenseitig, welche Ängste und Sorgen Sie im Zusammenhang mit Ihrer Erkrankung kennen. Anschließend berichten Sie sich bitte gegenseitig, wie Sie bisher bereits zufriedenstellend mit solchen ›beängstigenden Situationen‹ umgegangen sind und wobei Ihnen die Angst möglicherweise geholfen hat. Die Übung soll zehn Minuten dauern.«

Nach der Übung werden die Ergebnisse im Plenum gesammelt (Abb. 6-1) und besprochen: »Wir möchten mit dieser Übung bereits anfangen, Ihren Lösungskoffer zu füllen. Welche Ideen sind in den Gesprächen genannt worden, mit Angst und Sorgen in kreativer Weise umzugehen?« Alle Lösungsversuche, unabhängig davon, wie sie von den Patienten bewertet wurden, werden im Lösungskoffer festgehalten und damit gewürdigt.

Ebenen, Formen der Angst		
Körperlicher Ausdruck	**Gedanklicher Ausdruck**	**Verhalten**
• Erhöhter Puls • Herzrasen • Magendrücken, Sodbrennen • Verspannung • Kopfschmerz • Zittern • Übelkeit • Innere Unruhe • Schweißausbrüche, »Angstschweiß«	• »Wie geht es weiter?« • »Endstadium« der Krankheit • Angstträume • Selbstmordgedanken • »Ich schaffe nicht, was ich soll« • Angst vor Einsamkeit, Isolation • »Was denken die anderen?« • Selbstzweifel • Minderwertigkeits- gefühle • Selbstvorwürfe • Versagensängste	• Verharren, nichts mehr tun • Rückzug • Antriebslosigkeit • Überaktivität • Gereiztheit, laute Stimme • Überempfindlichkeit • Flucht • Sinnloses erzählen • Blockieren

Abb. 6-1   Therapiebeispiel Angstbeschreibung

In der Einzelarbeit werden die Patienten aufgefordert, dem Therapeuten Erfahrungen zu Ängsten und wie diese genutzt werden konnten oder hilfreich waren zu erzählen:

- »Welche Ängste im Zusammenhang mit Ihrer Erkrankung kennen Sie? Hatten Sie diese Ängste auch schon früher oder sind diese neu?«
- »Wie fühlen sich diese Ängste körperlich an, woran erkennen Sie körperlich, dass Sie Angst haben?«
- »Welche Gedanken gehen Ihnen dann durch den Kopf?«
- »Wie sind Sie bislang mit den Ängsten umgegangen?«

An dieser Stelle wird auch erstmals eine Skalierung der Ängste vorgenommen. Dazu wird das Angstthermometer (Abb. 6-2, S. 116 und Patientenblatt 4 im Anhang) vorgelegt: Man bittet die Patienten, auf einer Skala von 0 bis 10 die Intensität der Ängste einzuschätzen.

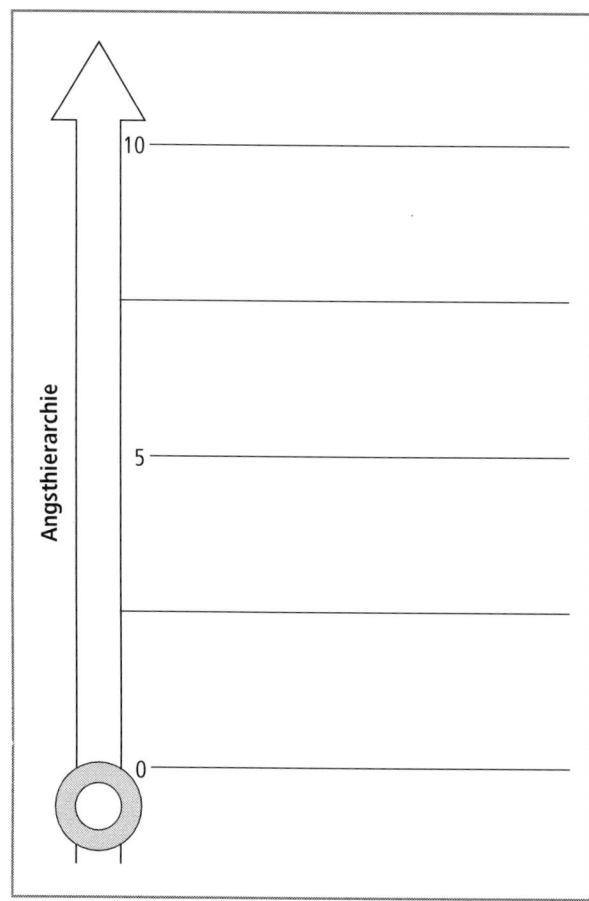

Abb. 6-2   Patienten-
blatt 4: Angstthermo-
meter (0 = keine Angst,
10 = größte denkbare
Angst)

6.2.3   Reaktionen, Wirkweise und Schwierigkeiten

Fallbeispiel L: Diabetes mellitus Typ 1

Frau L., 38-jährige, leicht übergewichtige, vorübergehend berentete Bankangestellte mit
langjährigem Typ-1-Diabetes, wird von der Diabetes-Beratungsstelle geschickt, da sie
seit Monaten kaum noch ihren Blutzucker testet, Insulin nur über ihre Pumpe und »über
den Daumen gepeilt« verabreicht und ihre Blutzuckereinstellung entsprechend schlecht
ist. Sie kommt mit »rotem Kopf« und schuldbewusster Miene, sich rechtfertigend und
entschuldigend, dass sie die Testung zurzeit einfach nicht schaffe. Es stellt sich heraus,
dass sie, aus Angst schon Folgeerkrankungen durch eigenes Behandlungsversagen ver-
schuldet zu haben, jede Beschäftigung mit dem Diabetes vermeidet und dass jeder einzelne Blutzuckertest ihr tiefstes Unbehagen bereitet.

Im Paargespräch ist Frau L. zuerst zurückhaltend und abwartend. Auf die Frage, was ihr
im Zusammenhang mit dem Diabetes Angst und Sorgen mache, schaut sie etwas irritiert.

Im Zweiergespräch hört sie zuerst ihrer Partnerin zu und anschließend erzählt sie über ihren schlechten HbA1c-Wert von 9,5 %. Sie habe »keine Ahnung«, warum dieser Wert so ungünstig sei, sie mache eigentlich alles, was nötig sei. Da sie selbst keinen Ansatz für eine Veränderung finde und ebenso ihr Diabetologe »nicht mehr weiter weiß«, habe sie Angst. Im Verlauf des Gesprächs sprudeln ihre Enttäuschung und ihre Unsicherheit nur so heraus. Auf die Frage, womit sie ihre Ängste bisher hat bewältigen können, antwortet sie, dass es ihr bislang – manchmal mehr, manchmal weniger – gelänge, ihre Erkrankung »zu vergessen«. Eigentlich ärgere sie sich darüber, weil sie dann Dinge tue, die »schlecht« seien; z. B. den Blutzucker nicht testen.

In dieser Schilderung findet sich ein typisches Wahrnehmungsmuster von Patienten mit körperlichen chronischen Erkrankungen und Ängsten. Sie erkennen vor lauter Vorgaben, Regeln, Verstößen und neuen Behandlungsanforderungen nicht mehr, was an ihrer Selbstbehandlung richtig und was falsch ist. Das führt dazu, dass sie eine generelle Unsicherheit ihren eigenen Behandlungsmöglichkeiten gegenüber entwickeln und sich zunehmend hilflos und überfordert fühlen.

Die Unsicherheit spiegelt sich auch in der Wahrnehmung der Bewältigungsstrategien wieder. Sie sind mit allem, was sie tun, unzufrieden und glauben nicht an eine positive Auswirkung ihres Verhaltens.

Nach anfänglichem Zögern und Schweigen – viele Teilnehmer sind sehr ungeübt darin, sich vor anderen Menschen zu persönlichen Dingen zu äußern – beginnt bald ein reger und lebendiger Austausch. Schließlich reicht die vorgesehene Zeit oft kaum aus, die einmal angeregte Flut von vorher häufig lange zurückgehaltenen Erfahrungen aufzunehmen.

Die Patienten finden durch diese intime Übung gleich zu Beginn der Gruppe aus ihrer Anonymität heraus und erleben die persönliche Bedeutsamkeit der Therapie. Die noch unsicheren Vorstellungen sowohl über Ängste und Sorgen als auch über das Geschehen in der Therapie erfahren sofort eine sehr konkrete Ausprägung. Darüber hinaus geschieht hier in einer ressourcenorientierten Weise eine erste heilsame Exposition mit oftmals gefürchteten Gefühlen. Insgesamt trägt die Übung zu einer deutlichen Entspannung bei, die anfängliche Befremdung verliert sich.

In der Einzeltherapie kann der Therapeut immer wieder betonen, dass es anderen Menschen mit einer chronischen Erkrankung oft auch ähnlich geht, und auf den Fragebogen oder Patientenbeispiele verweisen.

Eine Übersicht zu möglichen Schwierigkeiten und entsprechenden Interventionen bei der Vorstellung eigener Ängste ist in Tabelle 6-2 (S. 118) aufgezeigt.

Tab. 6-2 Interventionsmöglichkeiten bei Schwierigkeiten bei der Vorstellung eigener Ängste

Schwierigkeit	Intervention
Verharren bei medizinischen Themen	Wertschätzende Begrenzung, evtl. auf später verweisen; evtl. den Kern benennen, der für die Konfrontation wichtig werden könnte. In der Einzeltherapie ist hier eine bessere Führung möglich.
Einzelne, sehr belastete Patienten überrollen ihren Übungspartner mit ihrem Schicksal	Die Paare im Auge behalten, sich u. U. dazusetzen und ggf. einen Wechsel in den Rollen anregen; Rückmeldungen im Plenum zulassen, die Betroffenheit als erstes Expositionsmodell zulassen (ohne dass diese Funktion hier schon erklärt werden muss). In der Einzeltherapie Rückmeldung über die Besonderheit der Erfahrung geben.
Sparsame Schilderungen ohne persönliche Öffnung	Dem »Interviewpartner« Fragen vorschlagen: »Vielleicht interessiert Sie ...«.

6.3   Verhaltensbeobachtung und Verhaltensanalyse

Als Basisinstrument der Verhaltenstherapie wird die Verhaltensanalyse auf der Grundlage einer systematischen Verhaltensbeobachtung sehr frühzeitig vorgestellt. Ob zuerst die Beobachtung oder zuerst die Analyse präsentiert wird, spielt eher eine organisatorische als eine inhaltliche Rolle. Werden in einer Therapie bereits in der ersten Sitzung Verhaltensanalysen erklärt, kann anschließend die Verhaltensbeobachtung als Hausaufgabe gegeben werden; umgekehrt kann nach einer Verhaltensbeobachtung die Analyse dieser Beobachtungen vorgenommen werden.

Grundsätzlich wird dem Patienten vermittelt, dass eine Veränderung des Erlebens oder Verhaltens überhaupt nur nach einer systematischen Aufschlüsselung möglich ist. Zur Beurteilung eines Verhaltens müssen Anfang und Ende eines Erlebens oder Handelns deutlich sein. So muss z. B. der Anlass oder Auslöser der Angst benannt sein und es muss das Ende des Erlebens klar sein, wenn die Auswirkung und das Ausmaß der Zielerreichung – hier der »nutzende« Umgang mit der Angst – beurteilt werden sollen.

Hat z. B. eine Fernsehsendung über Krebs (Anfang oder auslösende Situation) die Angst vor einem möglichen Rezidiv wiederbelebt und hat dieser Patient diese Angst dann »weggetrunken« (Ende), können wir nach der Dokumentation dieser Szene feststellen: Die Fernsehsendung hat für den Patienten eine bestimmte Bedeutung, die sich in bedrohlichen Gedanken äußert. Sie löst Angst aus, die der Patient nicht mag. Er schaltet die Sendung vielleicht gar nicht aus, sondern betrinkt sich. Anschließend ist seine Angst abgedämpft und wird nicht für einen Entschluss zu einem Kontrolltermin genutzt (Ergebnis/Konsequenzen).

Nach dieser Analyse sind die verschiedenen Bestandteile des Erlebens benannt:

- Wahrnehmung eines Anlasses,
- Bedeutung dieses Anlasses,
- spontane Gefühle zu diesem Anlass,
- Reaktionen und
- verschiedene Konsequenzen.

Entweder können sie jeweils verändert werden oder es kann die Bewertung des Erlebens oder einzelner Bestandteile verändert werden.

6.3.1 Angsttagebuch (Hausaufgabe)

Im Regelfall wird ein Angsttagebuch (siehe Patientenblatt 5 im Anhang) als Hausaufgabe – je nach Therapieanlage aber auch als *post-hoc*-Protokoll vergangener Situationen möglich – ausgegeben und geführt.

6.3.1.1 Konzeptionelle Überlegungen

Das Tagebuch ist ein Teil der Verhaltensanalyse (wird das Tagebuch erst nach einer ersten beispielhaften Verhaltensanalyse gegeben, greift es diese auf); es ist das wichtigste Instrument zur zeitnahen, individuellen und spezifischen Selbstbeobachtung und Erfassung der Ängste und ihrer Funktionen.

Es ermöglicht eine punktgenaue Beobachtung von Angsterleben, wo sonst ein Betroffener eher abbrechen, in panische Gedankenzirkel verfallen oder die Situation vermeiden würde. Mittels des Tagebuchs werden stattdessen Situationen konzentriert von Anfang bis Ende betrachtet und reflektiert. Dadurch führt das Tagebuch die Methoden der Selbstachtsamkeit (Kap. 5.2 Achtsamkeit) und der Konfrontation (Kap. 7 Konfrontation aus der Tagebuchbesprechung) systematisch ein und erfüllt sowohl die Funktion der Verhaltensanalyse als auch der Angstbehandlung selbst.

6.3.1.2 Instruktion

Der Therapeut legt das Tagebuch vor oder zeigt es als Folie, er erklärt die einzelnen Spalten (bzw. verweist auf die Verhaltensanalyse) und gibt jeweils ein kurzes Beispiel für einen möglichen Eintrag (bzw. verweist auf das Flip-Chart-Ergebnis aus den »Persönlichen Beschreibungen der Angst«, vgl. Abb. 6-1). Der Unterschied zwischen Gefühlserleben und Gedanken wird besonders markiert.

▶ **Spalte 1/Auslöser: Wann, wo, mit wem?** Hier »beginnt« das Erleben der Angst und der Patient legt den Ausgangspunkt dieses Erlebens fest. In Stichpunkten beschreibt er z. B.: »abends, mit meinem Mann, beim Fernsehen, Sendung über Krebs«.

Patientenaussagen zur Angstauslösung
»Wenn mein Blutzuckerwert getestet wird.«
»Wenn andere von ihren Spätkomplikationen erzählen.«
»Bei unerklärlichen Schmerzen.«
»Bei Pickeln.«
»Wenn die Gelenke ziehen.«
»Wenn ich einen Menschen im Rollstuhl sehe.«
»Wenn ich schwere Dinge heben muss.«
»Bei der Urlaubsplanung.«
»Wenn meine Mutter so bedrückt schaut.«
»Wenn die Krankenkassenunterlagen kommen.«

▶ **Spalten 2 und 3/Gefühle, Empfindungen und Angststärke:** Hier beschreibt der Patient, welche Gefühle und Empfindungen er in dieser Situation hatte, z.B: »er wird besorgt sein; er wird fürchten, dass ich Angst habe; ich trau mich nicht wegzuschalten …«. Im Regelfall werden die Teilnehmer aufgefordert, die Angstempfindungen auf einer Skala von 0 (gar nicht) bis 10 (absolut) einzuordnen und dies in einer Extra-Spalte zu notieren. In den folgenden Tagebuchbeispielen mit etwas vereinfachter Spaltenführung (Tab. 6-3, S. 123, Tab. 6-6, S. 129, Tab. 6-7, S. 131) kann man sehen, wie die Patienten ihre Angststärke in den jeweiligen Situationen einschätzen. In dieser Spalte werden manchmal auch Gedanken genannt; wenn der Gefühlsanteil solcher Gedanken aber deutlich ist, wird das Erleben hier notiert.

Patientenaussagen zu Gefühlen
»Wenn ich daran denke, spreche ich schneller und undeutlicher.«
»Ich falle in ein Loch.«
»Niedergeschlagenheit.«
»Ab und zu ein Tief.«
»Ich weine viel, wenn die Ängste kommen.«
»Manchmal gleichgültig.«
»Panikartige Attacken.«
»Eklige Angst.«
»Eher Traurigkeit als Angst.«
»Unruhe und Nervosität.«

► **Ohne Spalte im Tagebuch/Körperliche Reaktionen:** Körperliche Reaktionen sollen in der Therapiesitzung eigens benannt werden, da sie später helfen, Angst oder Bedrohung zu erkennen. Bei Achtsamkeitsübungen werden häufig Körperreaktionen als Anker benutzt. Im Tagebuch werden sie aber meist unter »Gefühle« subsummiert.

> **Patientenaussagen zu Körperreaktionen**
> »Ich bekomme bei solchen Gedanken ein Druckgefühl im Nacken und im Kopf.«
> »Blutdruckerhöhung.«
> »Heiß, gerötete Wangen.«
> »Migräne.«
> »Blutzucker steigt.«
> »Durchatmungsschwierigkeiten.«
> »Magendruck und Hitzegefühle.«
> »Brennen und Taubheit in den Armen und Beinen.«

► **Spalte 4/Gedanken:** Hier beschreiben die Menschen, was ihnen so »durch den Kopf geht«. Damit beschreiben sie ihre Einstellungen, inneren Werte und handlungsplanenden Gedanken.

> **Patientenaussagen zu Gedanken**
> »Könnte ich so gar nicht benennen. Aber bei bestimmten Anlässen, wenn jemand mich fragt: ›Gehst Du mit Tennis spielen?‹, dann stürze ich ab. Dann geht ein Gedanken-Pingpong los: ›Kann ich das nicht mehr, weil ich alt bin, weil es normal ist oder weil es durch die Krankheit kommt?‹«
> »Die Angst und Scham, aus dem Arbeitsprozess herausgerissen zu werden, und die anderen denken, ich sei ein Drückeberger.«
> »Ich spüre einen Verantwortungsverlust und habe Angst, kein vollwertiger Partner mehr zu sein.«

In dieser Spalte geht es um Hintergrundeinstellungen oder komplexe kognitiv-emotionale Muster, die sich in Situationen aktualisieren. Manchmal werden auch hier Gefühle benannt, wenn aber der gedankliche und Einstellungsaspekt bedeutsamer sind, notieren wir dies unter »Gedanken«.

> **Patientenaussagen zu Gefühl-Gedanken-Kombinationen**
> »Ich fühle mich dann so hilflos, ich kann nichts machen.« (Das entspricht u. U. der Selbsteinschätzung »Ich kann nichts machen«.)
> »Langeweile.« (Dies entspricht oft der Situationseinschätzung »Hier ist nichts los«, »Es sollte etwas geboten sein« oder sogar »Ich bin unfähig«.)

▶ **Spalte 5/Was tue ich?** Hier hält der Patient fest, wie er auf diese Situation reagiert, also insbesondere, wie er auf seine Angst reagiert, in diesem Beispiel »schenke mir noch ein Glas Wein ein«.

Patientenaussagen zu Reaktionen

»Ich lese dann mehr, werde abgelenkt und kann anderes vergessen.«

»Ablenken, z.B. mit Sprüche aufsagen, Einmaleins rechnen, sich für alles interessieren.«

»Ich werde aggressiv, knalle Türen zu, schreie andere an.«

»Ich werde dann ganz penibel und nörgle rum.«

»Selbstmord kam noch nicht, auch nicht Alkohol.«

»Ich spreche dann mit meiner Frau über die nächste Rehamaßnahme.«

»Wenn mich das Testen aufregt, z.B. in der Schule, teste ich einfach nicht mehr.«

»Ich muss dann auf den Fußballplatz – sonst platze ich.«

»Ich schaue sofort nach meinem Fuß.«

»Ich mache gleich einen Termin beim Augenarzt.«

»Ich setze mich 15 Minuten in eine Ecke und erhole mich.«

»Gedanken erst einmal vertreiben, mich ablenken, vielleicht durch etwas, wobei ich angestrengt denken muss, oder Brotbacken, aus dem Haus gehen …«

▶ **Spalte 6/Was passiert?** Schließlich muss der Patient beobachten, welche Konsequenzen sein Verhalten kurz- und langfristig hat, d.h. es werden die tatsächlichen Ergebnisse beobachtet. Manchmal müssen Beobachtungen zu einem späteren Zeitpunkt in dieser Spalte ergänzt werden, wenn sich z.B. erst verspätet bestimmte Reaktionen auf eine Situation zeigen (z.B.: »es ist noch ganz gemütlich geworden«, »Kater am nächsten Morgen«).

Hier werden die Teilnehmer nochmals darauf aufmerksam gemacht, Ideen zu Lösungen und guten Veränderungen, die beim Protokollieren aufkommen, sorgfältig zu notieren und diese sogleich in den Lösungskoffer zu »packen«.

Patientenaussagen zu Konsequenzen

»Ich versuche, die Ängste gar nicht mehr aufkommen zu lassen.«

»Eigentlich nutzt nichts etwas, in allen Lebensbereichen gibt es Auswirkungen, auf dem Höhepunkt eines Schubes stelle ich mein ganzes Leben in Frage.«

»Wenn ich mich nicht einigle und wenn ich etwas zeige, wird der (Ehe-) Mann noch trauriger.«

»Ich werde dann tagelang unruhig, und manchmal kann ich dann auch irgendetwas organisieren, wie letztens, da habe ich mir einen Bring-Service für die schwere Katzenstreu gegönnt.«

»Ich heule dann nachts, damit es tagsüber niemand sieht.«

In der Instruktion und Beschreibung der Verhaltensanalyse sollte diese ausführliche Kategorisierung des Verhaltens einschließlich der gesonderten Aufführung der Körperreaktionen angeboten und erklärt werden. Für die tatsächliche Tagebucharbeit ist aber die einfachere Version, in der Körperempfindungen in der Spalte Gefühle subsummiert sind, praktikabler.

Im ersten Tagebuchbeispiel (Tab. 6-3) können wir sehen, wie aus dem Protokoll ängstigender Situationen erkennbar wird, ob und wie der betreffende Mensch seine Angst nutzt. Es werden zwei zeitlich etwas auseinanderliegende Situationen einer Patientin beschrieben: In der ersten Situation hat die Patientin mit ihrer spontanen Ablehnung der OP und einer weiteren Diskussion mit dem Arzt ihre Angst schnell zu beruhigen versucht und ist damit gescheitert. Nicht nur, dass die Angst geblieben ist – denn es gab keine Antwort auf die Frage, welche Bedrohung durch den Befund nun tatsächlich zu gegenwärtigen sei –, es kam auch noch Empörung über den Arzt dazu und damit eine Verschlechterung der Behandlungsbedingungen. Nach der Analyse dieser Situation hat die Patientin eine zweite Meinung eingeholt, in der die Notwendigkeit der Operation bestätigt wurde. In der zweiten Situation hat die Patientin die Angst, vielleicht keine Kinder mehr bekommen zu können, falls die Eierstöcke angegriffen sein sollten, dahingehend genutzt, eine Vorsorgemaßnahme zu ergreifen und hat Gewebeproben entnehmen lassen.

Tab. 6-3 Angsttagebuch: Beispiel Darmkrebs

Auslöser	Angststärke	Gefühle	Gedanken	Was tue ich?	Was passiert?
Der Arzt erkennt beim Ultraschall des Darms »nicht sichtbare« Veränderungen und sagt, er wolle operieren.	8	Panik vor einer erneuten Operation	Der tut so, als wäre die OP nichts weiter! Ich habe erst so eine schwere OP hinter mir und soll jetzt ohne Grund eine neue machen lassen?	Ich lehne ab – ich werde dem auf keinen Fall zustimmen.	Fühle mich schlecht behandelt, die Angst bleibt, und ich bin empört!
Habe mit meinem Freund darüber gesprochen, ob er Kinder will.	6	Sehr nervös	Mit der blöden Krankheit kann ich nicht planen!	Nehme mir vor, Eizellen entnehmen und einfrieren zu lassen.	Werde etwas ruhiger.

6.3.1.3 Reaktionen, Wirkweise und Schwierigkeiten

Das Tagebuch ist die strukturierteste und deutlichste Form von im Alltag umgesetzter Selbstbeobachtung. Daher ängstigt das Tagebuch auch gelegentlich solche Patienten, die »Angst vor der Angst« haben, oder solche, die sich aufgrund ihrer Sorgen schämen und diese »Schamanlässe« nun auch noch »schwarz auf weiß« dokumentieren sollen (vgl. Kap. 7.2). Sie befürchten, die Beobachtung und Beschäftigung mit der Angst verstärke ihre Probleme und löse sie nicht. Weitere Problematiken bei der Bearbeitung des Angsttagebuchs und Interventionsmöglichkeiten sind in Tabelle 6-4 aufgeführt.

Sowohl der Therapeut als auch die Teilnehmer werden rasch den Nutzen der Selbstbeobachtung bemerken – insbesondere dort, wo die Wahrnehmung der Gefühle und des Handelns konsequent nicht gewertet und nicht kritisiert, sondern gewürdigt und verstanden wird:

> »Wir haben alle Angst, wir würden uns alle schämen, das sind schwere Situationen, denen wir immer auch ausgeliefert sind.«
>
> »Erst wenn ich weiß, wann und wo welche Ängste auftreten, was mir diese Ängste sagen wollen und welche Folgen sie haben, habe ich auch eine Chance, etwas zu verändern.«

Auch kann auf den praktischen »experimentellen« Charakter aller Interventionen hingewiesen werden:

> »Jeder kann Techniken für sich ausprobieren – man könnte die gelernten Techniken immer noch lassen oder neugierig sein, wann und in welcher Weise man diese Techniken nutzen kann.«

Solche »Hintertürchen« helfen vielen Teilnehmern, sich auf eine zeitweilige Selbstbeobachtung und Protokollierung einzulassen, selbst wenn sie ihnen hart erscheint. Für die meisten Patienten bedeutet es insgesamt eine große Erleichterung, sich selbst durch die Beobachtung der Funktionalität der Ängste besser verstehen zu lernen. Wieder ist eine konsequente achtsame Haltung förderlich, die es den Teilnehmern erträglich macht, sich selbst zu erkennen:

> »Aha, hier weiche ich mir selbst aus … Aha, hier traue ich meinem Mann nichts zu … Aha, an diese Vorstellung habe ich mich noch nie herangetraut … Aha, hier schäme ich mich sehr und glaube ganz anders zu sein als die anderen …«

Tab. 6-4 Interventionsmöglichkeiten bei Schwierigkeiten bei der Anwendung des Angsttagebuchs

Schwierigkeit	Intervention
Unvollständiges oder ungenaues Ausfüllen	Überprüfen, ob der Patient genau weiß, was er beobachten und dokumentieren soll; klare Beobachtungsanweisungen; mögliche Einwände gegen unvollständiges Ausfüllen erfragen (vgl. Kap. 7.1.3).
Angst vor der Angst	Auf Signalaspekt und Kraftaspekt verweisen (»Stellen Sie sich vor, Sie hätten vor nichts und niemals Angst – würden Sie sich dann jemals die Zähne putzen?«).
Ungeübt in systematischer Selbstbeobachtung	Sich Zeit nehmen, aktuelle Selbstachtsamkeitsübung (»Halten Sie inne, richten Sie den Blick auf sich, wie ist es jetzt im Moment …«).
Ungeübt in schriftlicher Darstellung	Dem Patienten Mut machen (»Es ist keine Prüfung«); eine »heimliche« Notiz anregen (»Es reicht, wenn Sie selbst wissen, was Sie mit dieser Formulierung meinen, wir müssen diese nicht unbedingt verstehen.«).
Angst davor, die Angst »schwarz auf weiß« festzuhalten	Achtsames Verweisen auf die Unausweichlichkeit (»Es ist einfach so – ob es aufgeschrieben wurde oder nicht«, »Sie kennen Ihre Angst dann wenigstens. Wenn Sie ihr die Tarnkappe auflassen, wissen Sie nicht, womit Sie es zu tun haben«, »Sie haben quasi ein Foto von der Angst gemacht«).
Fehlende Wiederholungsmotivation	Bedeutung der Beispiele herausstellen (»Wenn wir die Beispiele sehen, wissen wir, was wir tun müssen«).
Scham	Gruppenrückmeldung einholen; Gespräche mit anderen Betroffenen und die Versicherung des Therapeuten über eigenes ähnliches Erleben sind hilfreich (»Als meine Schwiegermutter so krank war, ging mir das genauso«). Manchmal werden hier aber individuelle Besonderheiten deutlich und Patienten werden sich fragen, inwieweit sie sich tatsächlich an »die anderen« anpassen wollen oder inwieweit sie vielleicht »eigen« bleiben möchten.
Erschrecken über die sichtbaren Konsequenzen	Dieses Erschrecken ist besonders gut zu nutzen, wenn wir ihm eine achtende Haltung entgegenbringen (»Ja, das ist mir auch schon so gegangen«, »Das ist mir wie Schuppen von den Augen gefallen«, »Wenn Sie überlegen, hätten Sie es lieber nicht gewusst?«, »Wie geht es anderen in der Gruppe damit?«).

Die Gruppe ist bei dieser Selbstbeobachtung eine große Stütze, da die Patienten bestätigt bekommen, dass auch die anderen Teilnehmer ähnliche Sorgen und Nöte haben. In der Einzeltherapie ist daher darauf zu achten, dass sich Patienten diese Erfahrung in Selbsthilfegruppen oder anderem Austausch holen. Oft reicht hierzu auch das Internet mit den diversen Foren, die dort angeboten werden.

6.3.2   Verhaltensanalyse

6.3.2.1 Konzeptionelle Überlegungen

Mit dem Angsttagebuch haben wir nun die Beobachtung für die Verhaltensanalyse bereitgestellt. Mittels dieses Auswertungsschemas können die unterschiedlichen Erfahrungen der Patienten miteinander verglichen werden. So werden Problemstellen sichtbar und beschreibbar und gleichzeitig können Ansatzpunkte für mögliche Veränderungen aufgezeigt werden.

Zu jedem einzelnen Analysepunkt werden Möglichkeiten der Veränderung genannt:

- So kann die »auslösende Situation« vermieden oder verändert werden.
- Die »bewertenden Kognitionen« können überprüft und ggf. liberalisiert werden.
- »Begleitende physiologische Reaktionen« können z. B. mittels Entspannung reguliert werden.
- »Handlungen« können neu geplant werden.
- Konsequenzen, sprich Ergebnisse, können sichtbar gemacht und auf ihre Erwünschtheit hin untersucht werden; ggf. werden daraus andere Ziele formuliert.

Die Vorführung der Verhaltensanalyse in der Gruppe stellt ein wichtiges Werkzeug vor, um eine Bedrohung in handhabbare Einzelteile aufzuschlüsseln und Hoffnung auf persönliche Veränderungskompetenz zu wecken (Selbsteffizienzerwartung).

6.3.2.2 Instruktion

Die Verhaltensanalyse können wir anhand der Tagebücher oder anhand von Beispielsituationen aus dem Paargespräch, wie sie im Plenum eingebracht worden sind, vorstellen: »Wir schauen uns nun eine der geschilderten ängstigenden Situationen genauer an, etwa in der Art, als legten wir sie unter eine stark vergrößernde Lupe: Sie werden viele Dinge sehr viel genauer wahrnehmen und einiges zusätzlich bemerken, was Ihnen vorher vielleicht entgangen ist.« Die einzelnen Sparten werden auf einem Flip-Chart vorgestellt:

- **Äußere, »auslösende Situationen«: Wann? Wo? Mit wem?** (z. B. nachts vor einer Kontrolluntersuchung, bei Nachfragen über die Erkrankung, bei Medikamenteneinnahme)
- **Innere »Situationen«: Gedanken, Gefühle und ggf. Angststärke auf einer Skala von 0 bis 10** (z. B. körperliche Missempfindungen, einschießende Gedanken, Gefühle wie Angst, Scham)
- **»Reaktionen« oder »Was tue ich?«**
  - Körper (z. B. Anspannung, Entspannung)
  - Gedanken (z. B. verwirrt, »kopflos«, mich ablenken, grübeln)
  - Handlung (z. B. zurückziehen, Termine verschieben, Sport machen, shoppen)
- **»Konsequenzen« oder »Was passiert?«**
  - Innere (z. B.: »Mir wird übel.«)
  - Äußere (z. B.: »Mein Mann sorgt sich.«)
  - Kurzfristige (z. B.: »Bleibe allein zuhause, ich bin etwas beruhigter.«)
  - Längerfristige (z. B.: »Beschließe, etwas zu verändern, positive Wirkung der schmerzhaften Krankengymnastik am nächsten Tag …«)

Bei jeder Situationsbeschreibung soll der Patient erst ohne äußere Strukturvorgaben sein Erleben schildern. Anschließend wird nach den konkreten Beschreibungen der Situationen, der Bewertung, der Reaktionen und der Konsequenzen – innerer wie äußerer – gefragt. Wichtig ist hier, dass tatsächlich Angsterleben in verschiedenen Situationen untersucht wird – also eine situationsübergreifende Verhaltensanalyse erfolgt. So können Muster in der inneren Einstellung oder im Verhalten erkennbar werden.

Der Therapeut könnte folgende Beispielinstruktion geben:
- **In einer bestimmten Art von Situation …** (Wie wiederholen sich diese Situationen? Sind die Situationen typisch oder sehr wechselnd?)
- **… erlebe ich Angst.** (Wie habe ich die Situation eingeschätzt und bewertet, so dass sie Angst auslöst? Hat die Angst etwas mit der Situation zu tun? Ist sie immer gleich hoch?)
- **Ich reagiere darauf in einer bestimmten Weise.** (Reagiere ich immer gleich oder unterschiedlich? Wovon hängt ab, wie ich reagiere? Bin ich selbst aktiv oder warte ich eher darauf, was passiert oder was andere mit mir machen?)
- **Was beobachte ich als Ergebnis?** (Tritt das ein, was ich mir wünsche, oder bin ich eher unzufrieden mit den Ergebnissen? Sind diese immer gleich und wovon scheinen sie abzuhängen?)

In Tabelle 6-5 (S. 128) sind die Prinzipien der Verhaltensanalyse nochmals dargestellt.

Tab. 6-5   Analyse der Angstsituation

Analyse-ebenen	Analysekategorien: Erleben, Ähnlichkeiten, Unterschiede, Charakteristika, Konstanz
Situationen	Welche Situationen gibt es? Sind diese vorhersehbar oder sehr überraschend? Ähneln sich die Situationen oder sind sie sehr unterschiedlich? Sind ängstigende Situationen eher mit anderen Menschen oder ohne Beteiligung anderer entstanden?
Gedanken	Nehme ich oft das Schlimmste an oder eher das Beste? Mache ich häufig andere Menschen oder Umstände verantwortlich oder suche ich die Verantwortung bei mir? Glaube ich eher an festgefügte, langlebige Ursachen oder an wechselnde?
Reaktionen	Welche Reaktionen gibt es? Wie situationsgebunden sind sie? Wie unterscheiden sich kurz- und langfristige Reaktionen? Sind die Reaktionen wechselhaft, eindeutig, in der Intensität gleichbleibend oder wechselnd?
Konsequenzen	Sind die Konsequenzen kurz- oder langfristig? Sind sie gleichbleibend oder wechseln sie? Werden sie als positiv oder negativ angesehen? Gibt es Erleichterungen oder Erschwernisse?

6.3.2.3 Merkmale der Angst

Bei dieser Beobachtung werden die Therapeuten darauf achten, dass bestimmte Merkmale der Angst, wenn sie von den Patienten nicht selbst genannt werden, für alle Teilnehmer prüfbar herausgehoben werden. Patienten mit chronischen körperlichen Erkrankungen sind in psychologischer (Selbst-)Beobachtung wenig erfahren und die Therapieeinheiten sind so eng und dicht geplant, dass dieser Vollständigkeitscheck von außen oft notwendig ist.

Angst ist – wie andere Gefühle auch – kein statischer Zustand, sondern veränderlich. Sie wird immer wieder auftreten, sobald wir etwas wahrnehmen, was auf eine mögliche Bedrohung verweist. Da Bedrohungen in unserem Leben immer wieder auftreten und gelegentlich auch ein »falscher Alarm« dabei ist, wird folglich die Angst immer wieder neu aufkommen. Sie wird »schweigen«, wenn wir keine Bedrohung mehr wahrnehmen oder mit ihr zufriedenstellend umgegangen sind.

Angst ist nicht immer gleich stark, sie kann akut und sehr heftig auftreten, aber auch schleichend und lang anhaltend sein. Ohne weitere angstauslösende Hinweise wird eine akute Angst auch schnell wieder von alleine abflauen. Können wir aber die Bedrohung nicht wirklich beheben, wird die Angst bei jedem Hinweis wieder neu aufflammen, und zwischenzeitlich wird die Erregung vielleicht auf einem relativ erhöhten Niveau verharren. Solche Situationen haben wir häufig bei chronischen körperlichen Erkrankungen, da die Bedrohung oft latent bleibt. Aber wir sehen solche »Stresszustände« auch bei der »Angst vor der Angst«, da wir der eigenen Angst nie wirklich werden ausweichen können.

Die Patienten sind daher aufgefordert, die Angst in ihrer Intensität und Veränderlichkeit wahrzunehmen und einzuschätzen (vgl. Kap. 6.2). Dazu verwenden wir ein sog. Angstthermometer (der PA-F-KF kann dafür auch eingesetzt werden, ist aber trotz seiner Kürze für eine situationale Angsteinschätzung zu schwerfällig). Das Angstthermometer kann auf dem Flip-Chart aufgezeichnet werden oder jeder Teilnehmer bedient sich einfach einer inneren Skala von 0 bis 10, auf der die jeweilige Angst eingeschätzt werden soll (0 bedeutet »keine Angst«, 10 bedeutet »größte denkbare Angst«).

In Tabelle 6-6 können wir die Verhaltensanalyse bei einer Patientin mit Diabetes mellitus noch einmal nachverfolgen.

Tab. 6-6 Angsttagebuch: Beispiel Diabetes mellitus

Auslöser	Angst-stärke	Gefühle	Gedanken	Was tue ich?	Was passiert?
Frühmorgens, Messgerät liegt im Bad, habe ich dort liegen lassen.	8?	Unwohl	Ich kann jetzt nicht, keine Zeit mehr.	Gehe.	Zucker war wohl ganz leidlich.
Kindergarten-fest, Kuchen	5?	Nervös	Ich kann mich nicht ausschlie-ßen.	Esse mit schlechtem Gewissen.	Teste abends, 197mg/dl, geht ja.
7:45 h, vorm Frühstück	5	Nervös	Wollte eigentlich noch mal testen, der Blutzucker ist vielleicht wieder so hoch, jetzt nicht, keine Zeit.	Hetze.	?
Die Hände tun weh, sind schlecht be-weglich.	8-9	Verzwei-felt	Ich kann nichts tun.	Zwinge mich zu massieren.	Ein wenig besser.

Fallbeispiel M: Diabetes mellitus

In diesem Tagebuchbeispiel (Tab. 6-6) beobachtet eine Patientin mit Diabetes mellitus, dass die Aussicht auf eine Blutzuckermessung Angst auslöst; um diese Angst nicht zu erleben, vermeidet sie die Messung tagsüber (Spalte »Was tue ich?«) und verharmlost auch vergleichsweise hohe Blutzuckerwerte abends (»Was passiert?«); sie kann daher ihre Angst nicht für ein selbstfürsorgliches Behandlungsverhalten nutzen. Sowohl die schlechte Blutzuckereinstellung als auch tatsächliche körperliche Folgebeschwerden lassen die Angst stärker werden, ohne dass sie gut genutzt werden könnte. Dies wird besonders deutlich, wenn die Patientin die Spalte mit den Konsequenzen genauer betrachtet und sich fragt, ob sie mit den Folgen ihres Handelns zufrieden ist, also ob sie erreicht hat, was sie eigentlich wollte.

Immerhin erlebt sie in der letzten Situation, dass eine sofortige Zuwendung zu einem beunruhigenden gesundheitlichen Thema – hier die schlecht beweglichen Hände – zu einer sofortigen Besserung der Hände wie ihrer Stimmung führt.

Bei der ersten Verhaltensbeobachtung aus dem Tagebuchausschnitt (Tab. 6-6) könnte noch spekuliert werden, dass hier eine besonders ungünstige Situation mit Zeitdruck und Hektik vorlag, die Angst auslöst, ohne zu einer konsequenten Selbstfürsorge zu führen. Aber bereits nach der zweiten Situation wird deutlich, dass nicht nur die morgendliche Hektik eine gute Selbstfürsorge verhindert, sondern auch ein vermeintlicher »Gruppendruck« zur Vernachlässigung führt. Die Verhaltensanalyse zeigt, dass diese Patientin häufig die Angst »umgeht«, indem sie die Beschäftigung mit dem Diabetes vermeidet. Damit konnte ein generalisiertes Verhaltensmuster identifiziert werden.

Anhand des nächsten Tagebuchbeispiels in Tabelle 6-7 können wir beschreiben, wie die eigentlich sinnvolle Angst vor hohen Blutzuckerwerten, welche langfristig zu einer Schädigung aller Organsysteme führen können, zu überschießendem und damit unzuverlässigem Selbstbehandlungsverhalten führt. Solche Muster des angstvermeidenden Checking-Verhaltens oder überbehandelnden Verhaltens sehen wir auch bei vielen anderen Erkrankungen, z. B. bei Krebserkrankungen, wenn bereits kleinste Körperveränderungen zu Arztbesuchen führen, bei Herz-Kreislauf-Erkrankungen mit extrem häufigen Blutdruckmessungen oder übermäßige Kortison-Gaben bei Morbus Crohn.

Fallbeispiel E (Fortsetzung): Diabetes mellitus Typ 1

Die Patientin Frau E. (Tab. 6-7) bemerkt einen hohen Blutzuckerwert, der Angst vor Folgeerkrankungen auslöst. Da sie aber die Angst nicht »mag«, nutzt sie sie nicht für eine gute und geplante Reaktion, z. B. eine Blutzuckermessung und eine geordnete Insulingabe. Stattdessen fühlt sie sich von ihrer Angst gestört und versucht den hohen Blutzucker ohne Überprüfung durch eine Messung zu senken, um dadurch den Auslöser der Angst – und damit die Angst selbst – loszuwerden.

Tab. 6-7 Angsttagebuch: Beispiel Diabetes mellitus/Hypoglykämie

Auslöser	Angststärke	Gefühle	Gedanken	Was tue ich?	Was passiert?
Fernsehbericht über Typ-2-Diabetiker	3	Wundere mich, dass die nicht spritzen wollen	Die wissen gar nicht, was sie riskieren.	Lasse das Kuchenstück liegen.	Fühle mich besser, denke: ich gehe mit meinen Füßen ins Grab.
In der Arbeit Stress, Kuchen	5	Sorge, der Blutzucker geht zu hoch	»Giftiger« Blutzucker	Gebe 4 U drauf, ohne Messung.	Hypo (o.M.) wg. Bewegung? Kollegin nötigt mir Cola auf.
18:00 h Heimweg	0	Beruhigt	Immer noch niedriger BZ	Kaufe eine Semmel.	Bin zuversichtlich.
Zuhause, 20:00 h, 230mg/dl	6	Sehr nervös	Verstehe den hohen Wert nicht; wenn der Zucker die Nacht über so hoch bleibt, was dann?	Gebe 4 U zusätzlich.	Zweifel, ob es nicht zu wenig ist, überlege, ob ich zum Schlafen noch mehr geben soll.

Um die Angst grundsätzlich möglichst selten zu erleben, riskiert sie keine hohen, aber vorschnell sehr niedrige Blutzuckerwerte. Sie schätzt häufig den Blutzucker, ohne ihn zu messen (o.M. = ohne Messung); sie gibt häufig Insulin, ohne den tatsächlichen Bedarf zu kennen, und gerät daher häufig in eine Hypoglykämie (Unterzucker), die zwar – wenn rasch und gut behandelt – behoben werden kann, die aber – wenn übersehen – zu gefährlichen Schockzuständen führt und in jedem Fall die weitere Blutzuckerbehandlung erschwert.

Die einzelnen Situationen werden vollständig zu Ende analysiert und die »Perlenkette« der einzelnen Teile wird komplett und für den Patienten sichtbar aufgereiht. Patienten ihrerseits springen in der Analyse oft und gerne von Situation zu Situation, ohne dass die übergreifenden Abläufe in der einzelnen Situation erkennbar würden. Durch den anschließenden Vergleich verschiedener Situationen können die Patienten wiederkehrende Muster erkennen, z. B.

- Gedanken- und Einschätzungsmuster,
- Verhaltensmuster,
- Muster im emotionalen Erleben,
- Ausreißer und
- Lücken.

Dabei ist es entscheidend und wichtig – neben der effizienten Darstellung der Technik der Verhaltensanalyse –, die Einordnung der Ängste in den größeren Lebenszusammenhang wirklich lebendig zu gestalten. In der Gruppe und in der Einzeltherapie wird der Therapeut sowohl empathisch die Gefühlsinhalte der jeweiligen Erfahrungen benennen als auch die Entscheidungen, die der Patient für sich getroffen hat, und eventuell die alternativen Entscheidungen, die in dieser Situation möglich gewesen wären, benennen und respektieren. Hier kann die Gruppe mit alternativen Vorschlägen helfen (Beispielsweise könnte eine Frage in der Gruppe lauten: »Wie hätten andere entschieden, was hätten Sie in dieser Situation gemacht?«).

6.3.2.4 Reaktionen, Wirkweise und Schwierigkeiten

Diese Art der Angstanalyse ist ein wichtiger Schritt zur »Entzauberung« und Umbewertung der Angst: Die Patienten erleben, dass sie nicht »aus heiterem Himmel« kommt, sondern in Zusammenhänge gehört und damit bestimmte Funktionen einnimmt. Die Teilnehmer erfahren, welche Umstände zu einer Verbesserung, welche zu einer Verschlimmerung führen, und wie viele unterschiedliche, jeweils berechtigte »Facetten« Angst haben kann. Viele Teilnehmer erleben es als sehr erleichternd und befreiend, auf diese Weise ein Verständnis für ihre eigene Angstreaktion zu bekommen und erhalten damit ein wichtiges Instrument zur Selbstkontrolle an die Hand.

Andererseits ist es für Patienten auch oft schwer, diese »Entzauberung« hinzunehmen: Die Darstellung der funktionalen Zusammenhänge verweist die Menschen auf die Notwendigkeit und Möglichkeit der eigenen Verhaltensänderung, die immer auch Mühe und Selbstverantwortung sowie den Verlust alter Muster bedeutet. In jedem Fall befindet sich der Therapeut hier auf einer Gratwanderung zwischen »kalter« Technik, die aber auch einen ruhigen und lösungsorientierten Ansatz ermöglicht, und empathischer Benennung und Spiegelung der Ängste und ihrer Bedeutung. Letzteres ist als Bestätigung des herzlichen Mitempfindens, als Antrieb und zur Einübung des Umgangs mit Ängsten immer unerlässlich.

Die Hauptschwierigkeit bei der Verhaltensanalyse besteht darin, die Ablaufbeschreibungen in die jeweiligen Kategorien einzuordnen. Patienten fassen in ihrer Beschreibung verschiedene Kategorien häufig zusammen, häufig lassen sich – wie bereits oben bei der Tagebuchauswertung beschrieben – Gedanken und Gefühle nicht eindeutig differenzieren und auch Reaktionen sind häufig nicht

Tab. 6-8   Interventionsmöglichkeiten bei Schwierigkeiten bei der Tagebuchauswertung bzw. Verhaltensanalyse

Schwierigkeiten	Strategien zur Bewältigung
Die Differenzierung zwischen Auslösern, Gedanken, Beurteilungen, Reaktionen und Konsequenzen	Es kann hier Unverständnis in jedem Bereich geben; z. B.: Die Patientin im oben genannten Tagebuch hat als Konsequenz angegeben, »(der) Zucker (ist) wohl leidlich eingestellt«. Tatsächlich handelt es sich hierbei nicht um eine Konsequenz, sondern um eine vermeidende Reaktion, nämlich eine Beschwichtigung im Sinne »Der Zucker wird schon gut sein, ich werde ihn vorsichtshalber nicht messen«.
Intervention	Meistens genügt hier Nachfragen, z. B.: »Ist der Zucker tatsächlich gut gewesen und woran haben Sie das erkannt?« Die Intervention soll die Patienten dafür sensibilisieren, dass jede Handlung (auch eine innere Handlung) bestimmte Folgen hat. Damit ist die Frage aufgeworfen, ob der jeweilige Patient mit seinem Handeln auch erreicht hat, was er gerne erreichen wollte.
Ängstigung oder Beschämung durch das Notieren	Das Protokoll ist immer auch bereits eine Konfrontationsübung, der standardmäßig mit »schlimmstenfalls« begegnet wird, z. B.: »Was befürchten Sie, wenn Sie alles ›schwarz auf weiß‹ sehen?«.
Abwerten der Detailanalyse	Anerkennen, dass die Detailarbeit oft mühsam ist, dass sich aber schnell zeigt, dass in jeder Situation alles enthalten ist und Verhaltensmuster sich rasch und deutlich zeigen.

eindeutig zu benennen, besonders, wenn es sich um emotionale Reaktionen handelt. Weitere Schwierigkeiten und entsprechende Interventionsmöglichkeiten werden in Tabelle 6-8 aufgezeigt.

Wenn Unklarheiten oder Überlappungen auftreten, hat das oft keine Auswirkungen auf die Verhaltensanalyse. Wichtig ist vor allem, den Menschen den Zusammenhang zwischen Angstauslösern und vermeidenden oder überkontrollierenden Reaktionen zu verdeutlichen oder – andersherum – zu zeigen, in welcher Weise Angst bereits zur Selbstfürsorge eingesetzt worden ist und wie sich das wohltuend auf das Gesamtbefinden auswirkt.

Die Wirkung von inneren und äußeren Handlungen aufzuzeigen, ist die wichtigste Funktion der Verhaltensanalyse.

7 Modul 2: Angstkonfrontation und -neubewertung

Die Angstkonfrontation ist die zentrale Intervention der Behandlung. Sie soll durch die Neubewertung der Ängste und die Erfahrung, sich selbst in seiner Angst aushalten zu können, Türen zu neuem Erleben und neuen Wegen aufstoßen. In Tabelle 7-1 sind Interventionsansätze zum Umgang mit der Angst zusammengefasst.

Tab. 7-1   Interventionspool Modul 2: Angstkonfrontation und -neubewertung

Methode und Zeit	Intervention	Hilfsmittel

Vortrag (5–10 min)	• »Angst als Signal, Angst als Kraft«
	  – Angstthermometer
	  – Angsthierarchie
	  – Angst als Kraft
		• Angstthermometer (s. Patientenblatt 4 im Anhang)
		• Angsthierarchie

Instruktion (5–15 min)	• Einführung der Konfrontation	• Ggf. Visualisierung anhand eines Metaplans

Übung im Plenum/ Gespräch (je nach Übungsstand 5–30 min)	• Konfrontation 1 anhand von Tagebüchern
	  – Beispiel aus dem Tagebuch eines oder mehrerer Patienten
	• Konfrontation 2 »Zu-Ende-Denken«
	  – »Schlimmstenfalls« (achtsam fühlen, denken, spüren, Angstthermometer etc.)
	  – Wahrscheinlichkeit
	  – Was tue ich im schlimmsten Fall?
	  – Ggf. EMDR-Prozessierung
	  – Wie könnte ich vorbeugen?
	• Umbewertung
	  – Bearbeitung irrationaler Einstellungen
	  – Effektivitätsanalysen
	  – Hausaufgabe: Angsttagebuch
		• Tagebücher
		• Angstthermometer, ggf. mit Angsthierarchie (s. Patientenblatt 4 im Anhang)
		• Lösungskoffer
		• »Schlimmstenfalls« (s. Patientenblatt 6 im Anhang)
		• Lösungskoffer
		• Angsttagebuch (s. Patientenblatt 5 im Anhang)

7.1   Vortrag: Angst als Signal und Kraft

7.1.1   Konzeptionelle Überlegungen

Oftmals bereits nach der ersten einführenden Übung (Zweiergruppen, gegenseitige Beschreibung möglicher Ängste), spätestens aber vor der geleiteten Angstexposition wird den Teilnehmern die grundsätzlich positive Funktion der Angst bzw. aller Emotionen vermittelt. Dies ist wichtig für die Zieldefinition der Therapie: Niemals wird es darum gehen, keine Angst mehr zu empfinden, und selten darum, wirklich weniger Angst zu erleben. Stattdessen sollen die Teilnehmer lernen, besser mit ihrer Angst umzugehen, sie als Signal zu nutzen und die Anlässe der Angst zu überprüfen, um gegebenenfalls »Entwarnung« geben zu können.

   Unter diesen Voraussetzungen kann es auch eine gute Strategie sein, ängstigende Situationen zu vermeiden – allerdings nur, wenn der Angstanlass damit gut behoben ist oder sich von selbst auflöst. Taucht die Angst dagegen unabweisbar wieder auf, muss letztlich ihre Hinweisfunktion beachtet und ihre Kraft eingesetzt werden und die Situation entsprechend dem Angstthema »mögliche Bedrohung ohne geeignete Handlungsmöglichkeit« angegangen werden. Die Gültigkeit dieses Prinzips für alle sog. »negativen« Emotionen wird unterstrichen, um u. U. auch häufig auftretende Ängste vor Beschämung oder Traurigkeit und Hilflosigkeit bearbeiten zu können.

   Die Funktionen der Angst als Signal für eine Bedrohung und als Kraft, einen geeigneten Umgang zu suchen, müssen auch im Hinblick auf die Angstexpositionen explizit benannt werden. In den folgenden Expositionen werden immer nur wenige Teilnehmer ein Angsterlebnis präsentieren und im Detail bearbeiten. Die anderen Teilnehmer sind genötigt, dieser Präsentation gleichsam »hilflos« zuzusehen. Das erzeugt zunächst weitere Angst bei den Zuschauern. Um die Angstexposition eines Mitpatienten ertragen und nutzen zu können, benötigen die Teilnehmer dafür die Versicherung und das aus dem Angstmodell abgeleitete Verständnis, dass diese zunächst belastende Erfahrung tatsächlich grundsätzlich bereichernd, kraftvoll und wichtig ist. Diese Zuversicht wird unterstützt durch die anleitende Haltung des Therapeuten und schließlich durch die Erfahrung in einer eigenen Exposition bestätigt.

7.1.2   Instruktion

Der Therapeut hält einen Vortrag, der im Prinzip folgende Informationen vermittelt:

7.1.2.1 Gefühle sind existenzielle Signal- und Meldesysteme

Wie alle Emotionen bietet die Angst ein zum Teil angeborenes, zum Teil gelerntes Signal- und Meldesystem an. Die Angst zeigt »mögliche Bedrohungen ohne ausreichende Handlungsmöglichkeit«. Sie meldet, dass unser Bedürfnis nach Sicherheit und Unversehrtheit derzeit nicht ausreichend erfüllt wird. Bereits nach wenigen prägnanten Eindrücken aus der Umwelt oder aus unserem Inneren, die wir als Hinweise auf Bedrohungen erlernt haben, wird Angst schnell und vollständig ausgelöst. Oft reichen bereits ungenaue, schemenhafte Wahrnehmungen aus, um »vollautomatisch« Angst auszulösen. Die Sinnesbilder – Gesehenes, Gehörtes, Gerochenes, Geschmecktes, Gefühltes – sind zum kleinen Teil angeboren, zum weitaus größeren Teil aber aus der persönlichen Erfahrung erlernt.

▶ **Beispielintervention**: »Sie wissen vielleicht bereits aus Erfahrung, dass ein bestimmter Gesichtsausdruck Ihres Arztes einen ungünstigen Befund verrät. Auf einer ›inneren Karteikarte‹ in der ›Sparte Angst‹ steht: ›Wenn mein Arzt den Blick gesenkt hat oder nervös umherblickt, den Blickkontakt meidet und eine etwas starre Miene trägt, bedeutet das, dass er einen schlechten Befund für mich hat, und ich muss Angst haben, denn ich weiß nicht, wie ich damit umgehen soll.‹ Damit ›fällt‹ diese innere Karteikarte um und löst somit den Schalter für Angst aus. Die Angstreaktion läuft ab, ohne dass wir das zunächst verhindern oder unterbrechen können«.

7.1.2.2 Emotionen sind körperlich spürbare Kräfte, die existenziell notwendige Handlungswirkungen haben

Kaum hat der Mensch eine potenziell angstauslösende, also bedrohliche Wahrnehmung gemacht, werden entwicklungsgeschichtlich uralte Zellnetze in unserem Nervensystem angeregt: Ohne dass wir uns zu diesem Zeitpunkt der Bedeutung der Wahrnehmung bereits bewusst wären, wird automatisch die Atmung schneller, Blutdruck und Puls steigen und Adrenalin wird ausgeschüttet. Es sorgt dafür, dass Hirn und Muskulatur mit zusätzlicher Energie versorgt werden. Ist die potenzielle »Bedrohlichkeit« des wahrgenommenen Signals bewusst geworden, schütten die Nebennierenrinden Cortisol, ein weiteres Stresshormon, aus, das die Reagibilität um eine weitere Stufe steigert. Es entstehen sich rückkoppelnde Muster aus Körperempfindungen, Gedanken und Verhaltensweisen, die einen schnellen Rückzug oder eine rasche Reaktion auf die vermeintliche Bedrohung ermöglichen.

Fallbeispiel N: Herzinfarkt

Herr N., 65 Jahre alt, hatte vor zwei Monaten einen Herzinfarkt mit vorangegangenem Schwindel. Er steht auf einer Drehgelenkplatte in einer Straßenbahn. Er schwitzt, ihm wird schwindlig und schlecht. Er befürchtet einen erneuten Infarkt oder sogar einen Schlaganfall, greift sofort zu seinen Nitroglycerintabletten und ruft nach seiner Frau, die auf einer Bank sitzt.

7.1.2.3 Auslöser und Reaktionen auf Emotionen können überlegt verändert werden

Erst aus der Distanz heraus ist zum einen eine »Neubewertung« der Angstanlässe, zum anderen eine Übung der Reaktion auf die Angst möglich. Wenn Angst in dieser Weise genutzt wird – und vor allem nicht vermieden wird –, bildet sie eine zentrale Kraft zur Lebensbewältigung. So ginge niemand zur Krebsvorsorge ohne Angst vor einer Erkrankung; kein Diabetiker würde regelmäßig seinen Blutzucker testen, hätte er nicht Angst vor den Folgeerkrankungen; niemand würde so harte Medikamente nehmen, wie es Rheumatiker tun, hätten sie nicht größere Angst vor der Erkrankung als vor den Nebenwirkungen dieser Medikamente. Versuche, die Angst als solche gar nicht erst zuzulassen oder zu vermeiden, führen also fast automatisch zu unangepasstem Verhalten: Der eigentliche Angstanlass ist nicht bearbeitet, stattdessen werden meist irrelevante Verhaltensweisen aufgelegt, um eine an sich funktionale und natürliche Reaktion zu unterbinden.

Fallbeispiel O: Diabetes mellitus Typ 1

Frau O., 27 Jahre alt, hat Typ-1-Diabetes seit 13 Jahren, studiert Physiotherapie und finanziert ihr Studium durch ihre Arbeit als Pflegekraft in der Altenpflege, wo sie regelmäßig auf Patienten mit diabetischen Folgeerkrankungen trifft. Sie vermeidet die regelmäßige Blutzuckermessung, weil »das so unangenehm und belastend ist«, wohl wissend, dass ihre Langzeitblutzuckerwerte gefährlich hoch sind und sie damit Folgeerkrankungen, wie Fußamputationen oder Blindheit, riskiert. Stattdessen hat sie »quälende Angst«, ihr Arbeitgeber könnte erfahren, dass sie Diabetes hat, und ihr daraufhin »fristlos kündigen«.

7.1.3   Reaktionen, Wirkweise und Schwierigkeiten

Häufig sind Teilnehmer überrascht über die radikale Akzeptanz der Angst und anderer »negativer« Emotionen. Da aber bereits in der Eingangsübung der Fokus auf die positiven Aspekte der Angst gelegt wurde, finden die meisten Teilnehmer schnell den Zugang zu dieser Argumentation. Es eröffnet sich dadurch für sie die Hoffnung, selbst Angst aushalten zu können und durch die Angst letztlich bereichert und nicht eingeschränkt zu werden.

Die »Gutbewertung« der Angst ist zudem ein Vorschlag, den ganzen Menschen zu schätzen und »gut« zu finden und nicht einzelne Teile – wie z. B. die Angst – als »schlecht« abzulehnen. Eigenschaften und Erlebensmöglichkeiten werden als Werkzeuge betrachtet, die genutzt werden können. Die Sichtweise legt also den Teilnehmern eine umfassende Selbstwertschätzung nahe.

Dennoch kommt es immer wieder vor, dass einzelne Patienten starke Einwände gegen diese Sichtweise vorbringen und ohne eine stimmige Antwort des Therapeuten letztlich die Annäherung an die Angst vermeiden würden.

7.1.3.1 »Die Angst ist nicht aushaltbar«

Besonders bei mittleren Risiken für dramatische Krankheitsentwicklungen (bei hohem Risiko haben sich die Patienten im Regelfall bereits mit »dem Schlimmsten« auseinandergesetzt, bei niedrigen Risiken ist die Angst nicht so drängend) äußern Patienten zunächst häufig die Bedenken, die Angst sei nicht aushaltbar. Gelegentlich fallen den Patienten auch Beispiele von Menschen ein, die aus Angst oder Schreck gestorben oder verrückt geworden seien. An dieser Stelle wird die bislang noch gar nicht erläuterte Intervention »Schlimmstenfalls« bzw. »Zu-Ende-Denken« (Kap. 7.3) direkt und wie nebenbei angewandt. Indem die Therapeuten nach dem »schlimmsten Fall« fragen, demonstrieren sie die später eingesetzte Methode in einer für die Patienten ganz organischen und selbstverständlichen Weise. Sie sagen beispielsweise:

* »Nun, was befürchten Sie, was könnte im schlimmsten Fall passieren, wenn die Angst hochkäme und sehr intensiv werden würde?«
* »Versuchen Sie, uns hier an der schlimmsten Vorstellung teilhaben zu lassen.«
* »Was wäre in diesem Fall?«
* »Was täten Sie in diesem Fall, wie würden Sie reagieren?«
* »Wie wahrscheinlich ist dieser Fall?«
* »Wie haben Sie bisher bei Angst reagiert?«
* »Wie haben andere reagiert?«
* »Was könnten Sie tun, um den schlimmsten Fall zu verhindern?«

7.1.3.2 »Die Angst belastet doch nur, ich funktioniere dann noch weniger als ohne Angst«

Zum Einwand, dass die Angst selbst so belastend, manchmal geradezu lähmend sein könne, explorieren die Therapeuten zunächst kurz, wie sich die Belastung zeigt. Dann arbeiten die Therapeuten eine Unterscheidung zwischen der »Last der Angst« und der »Last der Bedrohung« heraus.

> **Fallbeispiel P: Multiple Sklerose**
>
> Frau P., 48 Jahre alt, hat Multiple Sklerose mit mehrfachen Schüben innerhalb der letzten zwei Jahre, die zu einer dramatischen Verschlechterung ihrer Mobilität geführt haben. Sie schildert, dass sie nachts aufwache, Schweißausbrüche habe, anfange, über die Zukunft ihres Mannes und ihrer Kinder zu grübeln, und sich vorstelle, sie werde vielleicht innerhalb der nächsten zwei Jahre ein Pflegefall. Die nächtlichen Schweißausbrüche und Unruhe erlebt sie als hoch belastend und sie sorgt sich dann über ihre Leistungsfähigkeit am nächsten Tag. Sie möchte die nächtliche Angst gerne loswerden.

Schon an der Schilderung zeigt sich, dass nicht die Schweißausbrüche oder das Grübeln das Problem sind, sondern die vermutlich berechtigte Sorge von Frau P. über die Schwierigkeiten für ihren Mann und die Kinder, die durch ihre Pflegebedürftigkeit entstehen könnten.

▶ **Beispielformulierung**: Der Satz »Die Angst kann nichts dafür, sie zeigt nur an« leitet eine Auseinandersetzung mit der eigentlichen Bedrohung ein, vielleicht sogar mit klärenden Gesprächen.

7.1.3.3 »Die Angst schadet mir, ich bekomme Bluthochdruck und Magengeschwüre«

Insbesondere die körperlichen Begleiterscheinungen der Angst erscheinen manchen Patienten bedrohlich, vor allem dann, wenn sie durch diese Begleitsymptome eine negative Auswirkung auf ihren eigenen Krankheitsverlauf vermuten, z. B. eine bei diabetischer Vorschädigung gefährliche Erhöhung des Augeninnendrucks durch Stress. An dieser Stelle kann auch eine Beschreibung und Erklärung der Bereitstellungsreaktion (Aktivierung hormoneller und nervöser Systeme) durch Angst erfolgen. Diese Aktivierung steht dem Menschen als Kraft zur Verfügung; wird diese Kraft genutzt, bleibt sie nicht als ständiger Hochdruck stehen. Im modernen Alltagsstress können wir allerdings häufig diese Aktivierung nur mental nutzen, durch besondere Planungen, entsprechende Gespräche, Informationssuche etc. Eine körperliche Nutzung der Aktivierung bleibt oft aus. Daher kann hier auf Techniken der Entspannung (s. u.) oder auf Bewegung (Laufen, Walken, Ballspiele etc.) als Stressmodifikatoren verwiesen werden.

7.1.3.4 »Ich kann anderen meine Angst nicht zumuten«

Besonders Menschen, die in ihrem Leben eine umfangreiche Verantwortung für andere Menschen übernommen haben, befürchten häufig, dass ihre eigene Angst die anderen schwächen oder enttäuschen könnte. Dies scheint besonders dort ein Problem, wo die Auseinandersetzung mit der Erkrankung bereits zu Alltagsbelastungen und Einschränkungen geführt hat; vielleicht weil sich Partner auf bestimmte Symptome, wie Zittern bei Parkinson oder Leistungspausen bei Chemotherapie oder Einschränkungen wie Durchfälle, Amputationen oder Verkrüppelungen, bereits einstellen mussten. Patienten fürchten dann manchmal, ein »Lautwerden« ihrer eigenen Angst würde zu Überbelastung führen, zu negativen Rückmeldungen oder zu einem Abwenden von Partnern, Kindern oder Freunden.

Hier kann die modellhafte Kommunikation über die Angst in der Gruppe oder Therapie angeboten werden. Im quasi geschützten Raum können Teilnehmer den Ausdruck der Angst in seinen diversen Ausprägungen und Wirkungen überprüfen. Schließlich müssen manchmal auch – bei der Anwendung der Methode »Schlimmstenfalls« – Entscheidungen über den Umgang mit den begrenzten Möglichkeiten anderer getroffen werden: Es gibt auch Menschen, die mich so nicht aushalten. Das modellhafte Zulassen der Angst in der Gruppe oder Einzeltherapie vermittelt glücklicherweise meistens, dass durch die achtsame Mitteilung der Angst und anderer Gefühle eher mehr als weniger Nähe entsteht.

Fallbeispiel Q: Ehefrau eines Patienten mit Darmkrebs

Patientin: »… und was werden sie uns als nächstes sagen? Er war so traurig, weil er nicht sitzen konnte … Furchtbar!«

Therapeut: »Was heißt ›furchtbar‹ für Sie?«

Patientin: »Er leidet so und sagt nichts.«

Therapeut: »Was ist dann bei Ihnen?«

Patientin: »Das tut mir sehr weh und ich sage nichts zu ihm.«

Therapeut: »Denn wenn Sie das täten, wenn Sie von Ihrem Schmerz erzählen wollten …«

Patientin: »Nein! Nein! Ich sage nichts. Das hält er nicht aus. Ich werde nur still weinen. Ich werde nichts sagen!«

Therapeut: »Wenn Sie also zu sich selbst sagen – ja, so machen wir es – achtsam! (Der Therapeut erinnert an die Achtsamkeitsübungen.) Wie wir das erfahren haben! – Ja, so machen wir es, wir bleiben still und sagen nichts. Wenn Sie das zu sich sagen und es ohne Wertung sagen …?«

Patientin (nickt): »Mhm, jaaa …«

Therapeut: »Sprachlos – Sie sehen aus, als wüssten Sie nicht, ob Sie das gut finden sollen?«

Patientin: »Wir hatten schon Situationen, in denen wir sprachlos waren. Wir haben nicht geredet …«

Therapeut: »Und wenn Sie zustimmend, ohne Wertung, sagen: Aha, so machen wir es …«

Patientin: »Letztes Jahr habe ich noch dauernd gedacht, ach, hoffentlich dürfen wir das noch erleben und wie lange wird das noch gehen … Jetzt genieße ich einfach. Jeden Tag.«

Therapeut: »Sprachlos genießen …«

Patientin: »Ja – sprachlos genießen. Wir sagen dann nichts.«

7.1.3.5 »Was soll ich mich mit der Angst quälen, wenn meine Zeit so begrenzt ist«

Besonders Menschen, die durch die Erkrankung in ihrer Lebensqualität stark eingeschränkt sind, erleben manchmal den Vorschlag, sich mit ihrer Angst zu befassen, als zusätzliche Zumutung. Wieder beginnt man hier mit einer Frage nach den Befürchtungen: »Was ist Ihre Sorge, was könnte schlimmstenfalls passieren …«, und führt auch hier diese Intervention wie nebenbei ein:

- Aufzeigen: Das »Auf-der-Hut-Sein« vor der Angst wegen ständiger »Gefährdung durch die Angst« schränkt die eigene Freiheit ein.
- Einführen von Achtsamkeitsübungen: Die Angst feststellen und »da sein« lassen.
- Bisherige Erfahrungen zum Nutzen der Angst: Die Angst beherrscht mich nicht, sondern ich nutze sie.

7.1.3.6 »Sie fragen mich immer nach Angst, aber solange ich die kleinen Dinge des Lebens als so schön erlebe, will ich damit nichts zu tun haben«

Ein Spezialfall der Frage »Wozu soll ich mich quälen?« ist eine weit gehende Blindheit für die Angst, manchmal sogar als bewusste Entscheidung.

Fallbeispiel R: Krebs

Ich besuche Frau R., 66 Jahre alt, auf der Palliativstation, eigentlich, um mich von ihr zu verabschieden. Vor zwei Jahren ist bei Frau R. nach lang anhaltenden Bauchbeschwerden ein langsam wachsender Gebärmutterhalskrebs diagnostiziert worden; damals fanden sich bereits wenigstens 20 Metastasen.

Zwei Wochen vor Diagnose hatte Frau R. eine Eigentumswohnung für sich gekauft, von deren Kauf sie auch nach der Diagnose nicht zurücktreten wollte. In der Zwischenzeit wurde sie operiert, hatte Bestrahlung und Chemotherapie, aber weder haben sich die Tumormarker verbessert, noch konnten die Metastasenbildung und das Tumorwachstum eingedämmt werden. Frau R. wurde zusehends schwächer und verlor an Gewicht. Schließlich schaffte Frau R. kaum noch die zweiwöchentlichen Kontroll- und Behandlungstermine, konnte weder einkaufen noch sich bücken. Dennoch kaufte sie für ihre neue Wohnung kontinuierlich Einrichtungsgegenstände und eine moderne Einbauküche. In die Palliativstation ließ sie sich nach eigenen Angaben verlegen, da sie dort ein Einzelzimmer und weniger belastende Behandlung erwartete, denn sie hatte gehört, »dass man an Krebs nicht sterben muss, im Gegenteil aber an ungesunder Behandlung sterben« könne. Kein Behandler und keine Angehörigen konnten bei ihr die Möglichkeit eines nahen Endes ansprechen.

Als ich komme, zeigt mir Frau R. freudig kleine Geschenke ihrer Besucher und berichtet, dass sie den Umzug in ihre neue Wohnung organisiert habe, sie könne sofort, wenn es ihr besser gehe, dort einziehen. Sie verabschiedet mich nach einigen Minuten mit den Worten: »Bis zum nächsten Mal, ich freu' mich immer, wenn Sie kommen.« Zwei Tage später stirbt Frau R.

Die Schwierigkeit für den Therapeuten besteht hier darin, dass er sich der Lebenseinstellung und dem Lebensbild des Patienten gänzlich unterordnen muss. Unter Umständen ist hier nicht einmal auf einer Metaebene eine Klärung möglich. Stattdessen müssen wir achten, dass – wie hier bei Frau R. – den Menschen vielleicht anderes wichtiger ist als der Abschied von uns und unsere Vorstellungen, die wir z. B. vom Nutzen der Angst haben. Frau R. wollte nichts vom Sterben wissen, aber alles über wertschätzende Rückmeldungen oder Wünsche von Freunden und lieben Menschen. In Tabelle 7-2 sind weitere Schwierigkeiten und entsprechende Interventionen aufgeführt.

Gleichzeitig ist es den meisten Menschen mit einer chronischen Erkrankung irgendwann klar, dass sie den Ängsten nicht aus dem Weg gehen können. So berichtet Christoph Schlingensief in seinem Tagebuch zu seiner Krebserkrankung (Schlingensief 2009, S. 99): »Vorhin war ich noch so optimistisch, jetzt erstarre ich wieder vor Schreck, wenn ich an die Zukunft denke. Denn natürlich steht permanent die Frage im Raum, was noch für Teilchen in meinem Blut sind und was die da jetzt machen. Ob da neuer Krebs kommt. Aber darüber soll man

Tab. 7-2 Interventionsmöglichkeiten bei Schwierigkeiten nach Erklärung der Funktion der Angst

Schwierigkeit	Intervention
»Die Angst ist so schlimm, dass ich sie nicht aushalte.«	»Schlimmstenfalls«-Intervention; Übungen zur Angst, um sie auszuhalten.
»Die Angst belastet mich doch nur.«	Unterscheidung zwischen Angst als Last und der möglichen Bedrohung als Last: »Die Angst kann nichts dafür, sie zeigt nur an.«
»Ich spüre doch, wie die Angst mir schadet (Bluthochdruck, Schlaflosigkeit …).«	»Das ist die ungenutzte Kraft der Angst«; Bereitstellungsreaktionen erklären; Entspannungstechniken, Bewegungstechniken.
»Ich kann die Angst anderen nicht zumuten.«	»Schlimmstenfalls«-Intervention; Gruppe/ Therapie als Modell, Begrenzungen der Menschen achten.
Lebensqualitätseinschränkung, insbesondere bei schlechter Prognose	»Schlimmstenfalls«-Intervention; Angst als Bereicherung; Achtsamkeitsübungen zur Wahrnehmung der Begrenztheit von Erlebnissen.
»Ich will nichts von Angst wissen, mich interessieren andere Dinge.«	»OK – ich habe nur nachgefragt.«

nicht nachdenken, sagen alle. Sagen, dass man daran nicht denken darf, weil man dann in den Fatalismus rutscht. Aber das macht die Sache so unfrei. Wenn ich nicht darüber nachdenke, dann ist das vielleicht besser, aber dann setze ich mich ja nicht mit diesem Gegenstand, mit diesem Zustand auseinander. Der ist doch jetzt Bestandteil meiner Welt, mit der ich leben lernen muss. Das ist doch nun mal die Krux an dieser Krankheit, dass man mit ihr leben lernen muss.«

7.1.4 Überblick über grundsätzliche Interventions-möglichkeiten

Die Hinführung der Patienten zur konfrontativen Auseinandersetzung mit ihren Ängsten stellt eine besondere Herausforderung an die Therapeuten dar. Im Folgenden fassen wir einige grundsätzliche Interventionsmöglichkeiten auf Einwände und »Widerstände« der Patienten zusammen.

▶ **Widerspiegeln und rückmelden:** z. B. »Ich kann andere nicht mit meiner Angst belästigen.« – »Sie sind sehr rücksichtsvoll und machen sich vor allem um die Wirkung bei anderen Sorgen – die Sorge um sich selbst stellen Sie etwas hinten an – an zweiter Stelle?«

▶ **Nicht die Angst, sondern der Kampf dagegen ist das Problem:** z. B. »Sie sehen, wenn Sie die Angst loswerden wollen, arbeitet sie trotzdem in Ihnen. Sie müssen viel Kraft auf die Unterdrückung verwenden, diese Energie steht Ihnen für Ihr Leben nicht mehr zur Verfügung.«

▶ **Recht auf Überprüfung:** Bestätigen, dass die Patienten ein Recht darauf haben, die Wirksamkeit des Konzepts zu überprüfen und nicht einfach nur glauben müssen, z. B.: »Ihre Vorsicht verstehe ich, man kauft ja auch kein Auto ohne Probefahrt: Sie können sich die Methode erst einmal anschauen – und sehen, wann Sie diese in welcher Weise einsetzen. Und ebenso können Sie die Methode an uns wieder zurückgeben, wenn Sie damit nicht zufrieden sind.«

▶ **Vertrauen erbitten:** z. B. »Wenn Sie schon wüssten, wie das wirkt, wären Sie gar nicht hier; Sie müssten tatsächlich ein Risiko eingehen und sich auf unsere Erfahrung stützen.«

▶ **Humorige Provokation:** eine situative Komik aufgreifen, z. B.: »John Wayne hatte auch niemals Angst.«

Selbst wenn vereinzelt das Misstrauen zu diesem Angstmodell bestehen bleibt, muss das keine empfindliche Störung bedeuten, da sich in einem dynamischen Gruppen-/Therapieprozess Einstellungen und Vorbehalte auch ändern.

Gleichzeitig müssen wir uns nicht unter falschen Druck setzen: Wenn ein Patient, wie im Beispiel von Frau R., Progredienzangst in der von uns beschriebenen Form nicht erlebt und mit uns darüber nicht ins Gespräch kommen will, können wir das stehen lassen, ohne nach vermeintlichen Kunstfehlern bei uns zu suchen.

7.2 Angstkonfrontation mit dem Tagebuch

7.2.1 Konzeptionelle Überlegungen

Die Diskussion des ausgefüllten Tagebuchs, das entweder zu Beginn der Therapie als Hausaufgabe ausgegeben oder aber in einer frühen Sitzung direkt ausgefüllt wurde (vgl. Kap. 6.3), erfüllt nicht nur die Funktion der Verhaltensanalyse, sondern ermöglicht auch die Wahrnehmung der Ängste und eine Konfrontation mit den Ängsten selbst. Der konfrontative Aspekt des Angsttagebuchs soll sowohl dem Patienten als auch dem Therapeuten Informationen über spezifische Ängste der einzelnen Teilnehmer geben, die Einzelkomponenten der Angst zeigen und damit eine erste Umbewertung der Angst als situationsbedingt ermöglichen: Angst wird ausgelöst, ist nicht »vom Himmel gefallen«, ist mit Nutzen und mit z. T. sehr modulierenden Konsequenzen verbunden. Vor allem aber liefert das Angsttagebuch die konkreten Vorlagen für die eigentliche Angstexposition.

7.2.2 Instruktion

Die Darstellung der Ängste anhand des Tagebuchs geht gleichsam fließend in eine Progredienzangst-Exposition über: Die Teilnehmer werden ermutigt, sich die Angstsituationen genau zu vergegenwärtigen. Dazu stellt der Therapeut Fragen

* zum achtsamen Benennen der Angst,
* zu begleitenden oder vorausgehenden Gedanken,
* zu eigenen Reaktionen und Reaktionen anderer sowie
* zu möglichen Lösungen.

Als Leitfragen für jede Exposition gelten immer folgende Fragen:
* »Schildern Sie die Situation, in der die Angst auftrat!«
* »Was haben Sie körperlich gespürt?«

- »Was haben Sie gedacht?«
- »Wie haben Sie reagiert?«
- »Wie haben andere reagiert?«
- »Was an Ihrer Angst haben Sie als schlimm erlebt, was als positiv?«
- »Wie ging es Ihnen danach?«
- »Was könnten Sie tun, was hilft Ihnen vielleicht, was bräuchten Sie, um den Zustand zu verändern oder anders damit umzugehen?«

In einer Gruppe muss nicht jeder Teilnehmer detailliert schildern, welche Ängste er hat; ein kurzer Gruppenüberblick sollte jedoch gelingen und zwei bis drei Teilnehmer können eine ausführliche Analyse vorlegen.

Diese Beschreibung der Angst, der Gedanken, Gefühle, des Verhaltens und der Reaktionen ist bereits im Tagebuch geschehen, auf welches wir hier zurückgreifen. Meistens ist das Tagebuch nicht ganz vollständig oder auch ungenau ausgefüllt. Exemplarisch wird dies in folgenden beiden Falldarstellungen jeweils mit einem Tagebuchausschnitt (Tab. 7-3 und 7-4, S. 174) und einem dazugehörigen Fallbeispiel gezeigt. Hier fragt der Therapeut zunächst genauer nach, wodurch der Patient durch die Reflexion und Beschreibung bereits in die Angstbetrachtung und -konfrontation gelangt.

Fallbeispiel S: Rheuma

Herr S., 62 Jahre alt, Frührentner.

Therapeut: »Schildern Sie die Situation, in der die Angst auftrat?«

Patient: »Ja, das war so: Ich habe doch vor einem Monat wieder überraschend einen Schub gehabt. Da wache in der Früh auf und kann mich praktisch nicht mehr bewegen. Es ist jetzt einigermaßen eingestellt. Aber wie Kurt kam und fragte, ob ich auf die Bergtour mit will, kriegte ich eigentlich sofort Panik.«

Therapeut: »Was haben Sie körperlich gespürt?«

Patient: »Weiß nicht, eng im Hals … Schmerzen im Nacken …«

Therapeut: »Was haben Sie gedacht?«

Tab. 7-3 Tagebuchbeispiel: Rheuma

Auslöser	Angst-stärke	Gefühle	Gedanken	Was tue ich?	Was passiert?
Will mit meinem Freund eine Bergtour ausmachen	5	Angst, Enttäu-schung	Es wird wieder nicht klappen, ich werde mich in der Früh nicht mehr bewegen können.	Mache einen Rückzie-her.	Traurig, aber auch erleich-tert, dass ich morgen nicht so dastehe.

Patient: »Ich dachte, es klappt nicht, es kann morgen einfach wieder so sein, dass ich aufwache und mich nicht bewegen kann. Und dann muss ich fünf Minuten vorher absagen. Und ich muss erklären und die werden mich alle für einen Drückeberger halten.«

Therapeut: »Wie haben Sie reagiert?«

Patient: »Auf das Gefühl? Ich habe einen Rückzieher gemacht. Lieber gleich sagen, dass es nicht geht. Ich habe auch eine Ausrede gebraucht und gesagt, dass mein Sohn käme und dass ich sowieso schlecht Zeit haben würde.«

Therapeut: »Wie haben andere reagiert? Wie ging es Ihnen anschließend?«

Patient: »Also, ich weiß gar nicht so genau, was Kurt dazu gedacht hat, er hat das so hingenommen. Ich war erleichtert, dass ich jetzt nicht unter Druck bin, aber es ist halt schon traurig. Irgendwann ruft er mich halt gar nicht mehr an.«

Therapeut: »Was an Ihrer Angst haben Sie als schlimm erlebt, was als positiv?«

Patient: »Ich kann halt wirklich nicht einfach zusagen, ich muss immer rechnen … Ich bin ja jetzt schon ein Krüppel, was haben die anderen schon von mir?«

Therapeut: »Da erleben Sie Ihre Erkrankung als sehr belastend und einschränkend … Aber kümmern wir uns doch noch mal einen Moment um Ihre Angst. Was an Ihrer Angst – z. B. davor, dass sie so kurzfristig absagen müssten – was ist an Ihrer Angst gut oder was mögen Sie an Ihrer Angst nicht?«

Patient: »Vielleicht wäre ich schon ein wenig mutiger, wenn ich nicht so eine Angst hätte, ja, eine gute Frage …«

Therapeut: »Ihre Angst sagt ja, es wäre für Sie eine wirklich schwierige Situation, wenn Sie kurzfristig absagen müssten und sich erklären müssten. Was wäre denn eine ideale Reaktion, wenn das doch der Fall wäre? Und wie sollen denn die anderen im Idealfall reagieren? Also was wollen Sie erreichen?«

Patient: »Verständnis, aber bloß keine Mitleid! Geduld mit mir altem Hammel. Na ja, vielleicht könnte ich beim Anruf doch gleich sagen, dass er ja weiß, dass ich gerne mitkomme, aber dass ich halt auch nicht ganz hundertprozentig sicher bin – also ich habe ja vielleicht auch eine ganz gute Chance, dass es morgen geht.«

Therapeut: »Also wenn wir hier noch einmal schauen, was konnte Ihre Angst jetzt hier leisten, wo kann sie hinführen?«

Patient: »Ich kann ins Überlegen kommen.«

Tab. 7-4 Tagebuchbeispiel: Myeloproliferative Erkrankungen

Auslöser	Angst-stärke	Gefühle	Gedanken	Was tue ich?	Was passiert?
Ich will eine Selbsthilfe-gruppe in Dortmund besuchen.	7	Mir wird total heiß.	Das sind alles ältere Menschen – und bei mir hat es so früh eingesetzt, bei mir ist es vielleicht doch viel schlimmer.	Ich will aber nicht allein damit sein! Möchte Betroffene kennen lernen!	Nervös, aber schon auch neugierig und gespannt.

Fallbeispiel G (Fortsetzung): Myeloproliferative Erkrankung

Frau G., 38 Jahre alt, Vater war, wie dies häufig bei dieser Erkrankung ist, erst im Alter von 60 Jahren erkrankt.

Therapeut: »Schildern Sie die Situation, in der die Angst auftrat?«

Patientin: »Ich habe entdeckt, es gibt doch eine Selbsthilfegruppe und war zunächst ganz begeistert. Aber als ich anfing, die Fahrt zu planen, sind meine Zweifel immer größer geworden und jetzt, als ich das Hotel buchen wollte, ist mir ganz heiß geworden.«

Therapeut: »Was haben Sie körperlich gespürt?«

Patientin: »Heiß ist mir geworden, Angst!«

Therapeut: »Was haben Sie gedacht?«

Patientin: »Ich habe mir plötzlich vorgestellt, dass da natürlich lauter ältere Menschen sind, wie mein Vater eben, und ich werde die einzige Junge sein! Und das zeigt mir, dass ich doch ein schwerer Fall bin, dass die Prognosen, die es üblicherweise gibt, für mich gar nicht gelten.«

Therapeut: »Wie haben Sie reagiert?«

Patientin: »Ich habe jetzt einfach trotzdem gebucht. Und ich hoffe, dass ich die Fahrt überstehen werde und mir nicht auf der Fahrt noch schlecht wird.«

Therapeut: »Wie ging es Ihnen anschließend?«

Patientin: »Jetzt, nachdem ich mich entschieden habe, bin ich immer noch ziemlich nervös, aber auch gespannt – ein bisschen freue ich mich sogar.«

Therapeut: »Was an Ihrer Angst haben Sie als schlimm erlebt, was als positiv?«

Patientin: »Ja, wir haben das ja schon besprochen – ich muss mich wohl damit auseinandersetzen, wenn ich ein Sonderfall bin – das ist ja die eigentliche Sorge und nicht, ob ich Zug fahren kann oder nicht.«

7.2.3   Reaktionen, Wirkweise und Schwierigkeiten

Der Umgang mit dem Tagebuch und die Reaktion auf die anschließende Exposition sind u. a. abhängig von der Erkrankungsart sowie dem Erkrankungsstadium. Im Regelfall reagieren Patienten erleichtert auf die detaillierte Beschreibung der Angst. Das genaue Hinsehen hat die Angst bereits handhabbar gemacht und ihren Nutzen oft schon sehr plastisch gezeigt.

Sind allerdings besondere Krankheitsereignisse oder belastende Lebensumstände akut aufgetreten und besteht vor allem in wesentlichen Bereichen eine große Hilflosigkeit, muss mit überflutender Angst gerechnet werden. Dies kann am Anfang finaler Krebsstadien, bei akuten Rheuma- oder Multiple-Sklerose-Schüben, bei akuten und schwerwiegenden Auswirkungen auf die Arbeitsfähigkeit oder den Arbeitsplatzerhalt, bei der akuten Diagnose schwerer Folgeerkrankungen bei Diabetes mellitus (z. B. Niereninsuffizienz, Augenhintergrundeinblutungen) etc. auftreten. Der Grund für die emotionale Überforderung liegt häufig nicht nur darin, dass unübersehbare Neueinstellungen und große Lebensveränderungen (bis hin zum Tod) drohen, die an sich schon Angst auslösen.

Gleichzeitig entstehen oft auch eine große Scham und die Sorge, sich nun noch deutlicher von anderen, »normalen« Menschen zu unterscheiden.

Fallbeispiel T: Diabetes mellitus Typ 1

Frau T., 39 Jahre alt, verheiratet, Hausfrau und Sachbearbeiterin, hat eine 4-jährige Tochter; Typ-1-Diabetes-mellitus wurde vor 21 Jahren diagnostiziert, akut steht eine Augenlaserbehandlung wegen einer Einblutung im Augenhintergrund (Retina) an. »Ich stell' mir gerade vor, dass ich blind werde und es bereuen könnte, was ich an Selbstbehandlung unterlassen habe. Ich habe Bilder im Kopf: Dialyse und abgefaulte Zehen. Das habe ich mal in einem Infovideo gesehen.«

Die Angstanalyse – die ja in jedem Fall bereits eine Exposition ist – erfordert hier einen hohen Grad der Strukturierung, nämlich

- eine sehr kleinschrittige Anleitung, sich Situationen, Empfindungen und Gedanken anzusehen, sowie
- Unterstützung durch relativierende Bezüge, z. B.
  - nicht betroffene Ressourcen explorieren,
  - Eingrenzungen vornehmen,
  - Wahrscheinlichkeiten prüfen.

Gleichzeitig soll auch hier die Wahrnehmung der Patienten bestätigt werden und vor allem die Erlaubnis und das Forum bestehen, die Angst auch zuzulassen: »Es ist verständlich, hier Angst zu bekommen … viele Menschen würden hier Angst bekommen … stellen Sie sich vor, Sie würden hier keinerlei Angst verspüren … die Vorstellung ist tatsächlich auch bedrohlich …«.

Wie anhand der Darstellung der Fragebögen bereits gezeigt, gibt es eine ganze Reihe krankheitsübergreifender, ja universeller Ängste im Zusammenhang mit dem Fortschreiten der Erkrankung. Manche Ängste sind aber auch sehr speziell durch die jeweilige Erkrankung mit ihren besonderen Risiken bedingt.

Mit der Langversion des Progredienzangst-Fragebogens (PA-F, siehe Anhang 1) sind schon viele allgemeine Ängste benannt worden. Hier sind einige besondere Krankheitsängste aufgeführt:

- Multiple Sklerose:
  - Angst vor einem Schub und Stressbeeinflussung
  - Angst vor unkontrollierbaren Schmerzen
  - Angst vor einem schnellen Krankheitsverlauf
  - Angst vor Gangschwierigkeiten, plötzlichem Einknicken auf der Straße
  - Angst vor dem Unverständnis der anderen
  - Angst vor plötzlichen Ausfällen
  - Angst vor plötzlichen, für andere nicht nachvollziehbaren emotionalen oder körperlichen Auffälligkeiten (plötzliches Lachen, plötzliches Weinen, plötzliche Gangunsicherheit etc.)

- Angst vor Kontrollverlust und Selbstfremdheit bei Gefühlen
- Angst vor Rollstuhl, Bewegungsunfähigkeit, schwerster Pflegebedürftigkeit
- Angst vor dem Alleinsein
- Diabetes mellitus:
  - Angst vor Unkontrollierbarkeit des Blutzuckers
  - Angst vor Blutzuckerentgleisungen
  - Angst vor Blindheit, Fußamputationen, Nierenversagen
  - Angst vor sexueller (erektiler) Dysfunktion
  - Angst, dass Kinder Diabetes bekommen könnten
  - Angst, für einen Junkie gehalten zu werden oder dass die Krankheit als ansteckend vermutet wird (z. B. Blutzuckermessen im Berufsalltag)
  - Angst vor Einschränkungen im Arbeitsleben durch das Hypoglykämierisiko
  - Angst vor der eigenen Fehlbehandlung, um das Hypoglykämierisiko zu vermindern
  - Angst vor der gewichtssteigernden Wirkung des Insulins
- Rheuma:
  - Angst vor überfallartigen Schüben mit Schmerzattacken und Bewegungseinschränkungen
  - Angst vor wechselnder Gelenkbeteiligung
  - Angst vor lang andauernden Schmerzen
  - Angst vor Stressbeeinflussung der Schübe
  - Angst vor kurztaktischen Veränderungen wie »heute gut, morgen katastrophal«, für andere »unsichtbare« rasche und plötzliche Veränderungen
  - Angst vor dem Unverständnis der anderen
  - Angst vor körperlichen Behinderungen, Verkrüppelung und Attraktivitätsverlust
  - Angst vor schweren Medikamentennebenwirkungen und -schäden, z. B. Leberschäden, Gewichtsschwankungen, Organschäden
  - Angst vor Alltagseinschränkungen durch Bewegungsbehinderung
  - Angst vor Arbeitsunfähigkeit
  - Angst vor Einsamkeit
  - Angst vor finanzieller Belastung durch die Erkrankung
- Krebs:
  - Angst vor dem vorzeitigen Tod
  - Angst vor dem Mitleid anderer bei der »Schockdiagnose« Krebs
  - Angst vor Schmerzen
  - Angst vor Metastasen an schwer zugänglichen Stellen, Hirnbefall
  - Angst vor quälenden oder peinlichen Behandlungsfolgen wie Erbrechen, Pickel, Verbrennungen, Haarausfall
  - Angst vor Operationsfolgen wie Stoma, verunstaltete Brust, Angst vor »ekligen« Körperveränderungen und sozialem Attraktivitätsverlust

- Angst, Beziehungen nicht mehr führen zu können
- Angst, dass die Zeit nicht reicht
- Angst, die Angehörigen könnten es nicht aushalten
- Morbus Crohn:
  - Angst vor Darmkrämpfen
  - Angst vor Durchfällen
  - Angst vor Schmerzen
  - Angst vor Diäteinschränkungen
  - Angst vor sichtbaren Folgen wie Erbrechen, Akne und Abszessen
  - Angst vor Operationsfolgen (Stoma) und möglichen Beziehungsfolgen
  - Angst vor dem Unverständnis der anderen
  - Angst vor Auslösung eines Schubes durch Alltagsunregelmäßigkeiten und Stress
  - Angst vor Medikamentennebenwirkungen wie Gewebeschäden
- Autoimmunerkrankungen mit Organtransplantationen:
  - Angst vor Ansteckungsgefahr aufgrund der Immunsuppression
  - Angst vor Abstoßungsreaktionen
  - Angst, zu spät oder nie ein geeignetes Organ zu bekommen
  - Angst vor der Bedeutung des fremden Organs für die eigene Person (besonders bei Herztransplantationen)
  - Angst vor häufigen Krankenhausaufenthalten mit zusätzlicher Ansteckungsgefahr bzw. Angst vor den nötigen Schutzmaßnahmen (z. B. Mundschutz, Quarantäne)
  - Angst vor Operationsfolgen, Wundheilung und Komplikationen
  - Angst vor dem Unverständnis der anderen
  - Angst vor der Grunderkrankung und der weiteren Schädigung auch des transplantierten Organs

> »Die sexuelle Beziehung ist schlechter geworden, Sex ist dann nicht mehr möglich.«
> »Bestimmte Stellungen gehen dann nicht mehr – und ich ziehe mich dann zurück.«
> »Im Kontakt mit anderen habe ich versucht, dass niemand etwas merkt, habe nichts gesagt und mich wegen des Diabetes geschämt.«
> »Ich fühle mich anderen gegenüber immer benachteiligt.«
> »Ich bekomme den Führerschein bald, aber ich habe den Diabetes nicht angegeben.«

Exemplarische Möglichkeiten zum Umgang mit spezifischen Patientenängsten sind in Tabelle 7-5 dargestellt.

Tab. 7-5 Interventionsmöglichkeiten bei Schwierigkeiten in der Konfrontationsstunde

Schwierigkeit	Intervention
Terminschwierigkeiten für die Konfrontationsstunde	Formaler Umgang, die Termine liegen fest.
Drohung, die Therapie oder Gruppe abzubrechen	Es gibt kein Patentrezept. Es darf auch passieren, dass eine Gruppe platzt. Möglichkeiten: als eine Meinung markieren und würdigen; bedauern und Menschen gehen lassen; Thema an die Gruppe weitergeben.
Plötzliches und unerklärtes Wegbleiben	Nachfragen, ob jemand etwas weiß, und unkommentiert stehen lassen; in der nächsten Sitzung kurz ansprechen, dass dadurch auch in der Gruppe eine Irritation entstehen kann; kein großes Gewicht beimessen, es kann sich jemand anders entscheiden.
Aufgaben missverstehen und übererfüllen (z. B. zu heftige, unangemessene Konfrontation)	Nachfragen, wie jemand die Aufgabe verstanden hat; Erleben empathisch widerspiegeln; Bewertung an den Patienten zurückgeben, Wahrscheinlichkeiten überprüfen.
Zögerlichkeit, Vermeiden, irrelevante Beispiele	Beiläufige Konfrontation: »Was befürchten Sie … «; anschließend erklären, dass es eine Konfrontation war.

7.2.4 Angst des Therapeuten

An dieser Stelle kann auch der Therapeut überprüfen, welchen Ängsten er selbst ausgesetzt ist. Für die Scheu der »Gesunden«, also auch der Therapeuten, haben Patienten oft durchaus ein feines Gespür. Wieder können wir bei Schlingensief (2009, S. 104) lesen, wenn er überlegt: »Wie kommen Leute ins Gespräch, die krank sind? Oder die, die sich ernsthaft Gedanken darüber machen, wie sie demnächst ihre Eltern versorgen sollen? Oder die, die um ihr Kind trauern? Sie wursteln alle alleine vor sich hin, ja, danke der Nachfrage, geht schon, ich schaff das schon. Sie wissen, dass im Kern niemand wirklich wissen will, wie es ihnen geht.«

Wir müssen uns daher als Therapeuten ebenfalls unseren Ängsten stellen (vgl. Kap. 1, Kasten »Selbsterfahrungsübung«) und diese aufgreifen für eine Konfrontation mit der »Angst vor der Angst«: »Was befürchten Sie denn, wenn Sie die Konfrontationsübung machen, was könnte schlimmstenfalls passieren? Und was ist, wenn genau das Befürchtete passiert?« In den »Schwierigkeiten« haben wir versucht, auf die wichtigsten dieser Befürchtungen einzugehen.

7.2.5 Information des medizinischen Personals

Unterschiedliche Meinungen professioneller Helfer über eine Konfrontation mit der Angst führen zur Verunsicherung der Patienten. Damit muss unter Umständen in Krankenhäusern und Rehabilitationskliniken gerechnet werden, wenn das medizinische Personal nicht ausreichend informiert ist. Aber auch Haus- und Fachärzte, die bei einer ambulanten Therapie kooperieren müssen, sollten informiert und regelmäßig unterrichtet werden.

Auch Teilnehmer, die schließlich bei der Konfrontation nicht selbst mitmachen, werden durch die Beobachtung aller Voraussicht nach profitieren. Sollte dennoch bei einzelnen Menschen der Wunsch bestehen bleiben, zu gehen, akzeptiert der Therapeut das vorbehaltlos. Fehlt in Gruppen ein an sich angemeldeter Teilnehmer zur Konfrontationsübung, benennt der Therapeut das Fehlen, ohne es weiter zu interpretieren oder zu kommentieren.

7.3 Angstkonfrontation: »Zu-Ende-Denken«

7.3.1 Konzeptionelle Überlegungen

Wir gehen davon aus, dass Angst eine lebensnotwendige Emotion ist. Sie entsteht, wenn wir manchmal auch nur geringfügige Hinweise auf eine mögliche Bedrohung wahrnehmen und nicht wissen, wie wir dieser Bedrohung begegnen können. Die Angst gibt uns also einen Hinweis auf die Bedrohung und sie stellt uns eine Kraft zur Verfügung, kurzfristig die Situation zu vermeiden oder zu fliehen und längerfristig nach geeigneten präventiven oder bewältigenden Handlungsmöglichkeiten zu suchen. Angst wird häufig dann vermieden, wenn die Angst oder die sie begleitenden körperlichen Symptome subjektiv hochgradig unangenehm bzw. selbst als bedrohlich (Angst-Angst) oder als peinlich und beschämend (Scham-Angst) erlebt werden. Im Regelfall haben Menschen einen solchen Umgang mit der Angst erlernt, z. B.: »ein Junge/Mann zeigt keine Angst« (Scham-Angst) oder »ein Mädchen/eine Frau braucht bei Angst Schutz und kann die Angst nicht aushalten« (Angst-Angst).

Bei körperlichen chronischen Erkrankungen sind – wie oben bereits ausgeführt – die Anlässe für das Erleben einer Bedrohung so häufig und die zu vergegenwärtigende Bedrohung so weitreichend, dass die Auseinandersetzung mit der Bedrohung die Patienten oft überfordert und sie daher diese Auseinandersetzung vermeiden oder sich ihr entziehen. Das führt im Regelfall dazu, dass immer mehr Anlässe der Angstauslösung vermieden werden müssen oder Sicherheitsmaßnahmen eingeleitet werden, die nicht mehr wirklich der Reduktion der Bedrohung, sondern der Verminderung der Angst dienen.

Angst gibt die Bedrohung durch die Erkrankung zu, gibt die mögliche Hilflosigkeit zu, gibt zu, den Alltag und die Zukunft vielleicht nicht im Griff zu haben. Wenn die Angst vermieden wird, bleiben sowohl die Bedrohungen bestehen als auch die Hilflosigkeit gegenüber der Bedrohung und gegenüber der eigenen Angstreaktion.

Der effektivste Weg, mit der Angst selbstverständlich und nutzbringend umzugehen, ist eine offene und bewusste Konfrontation mit der Bedrohung. Dabei spielt es kaum eine Rolle, ob die Bedrohung wahrscheinlich oder realistisch ist, also von uns, den Therapeuten oder Ärzten, oder Angehörigen als real erlebt wird. Die Bedrohungsqualität entsteht aus der jeweils individuellen Erfahrung der Patienten.

Bei der Angstkonfrontation werden die Patienten angeleitet, sich dieser Angst zu stellen. Sie erwerben damit Erfahrungen und Kompetenzen,
● die Angst als Hinweis auf die entscheidenden Fragen anzuerkennen,
● die körperlichen Begleiterscheinungen als aushaltbar zu erleben,
● »Herr im eigenen Haus« zu sein und die Angst zur Selbstfürsorge zu nutzen, z. B. indem sie
  – Techniken zur Überprüfung der Bedrohung einsetzen,
  – Präventivmaßnahmen (z. B. Gesundheitsverhalten) ergreifen oder
  – Handlungskonzepte für tatsächlich eingetretene Bedrohungen entwerfen.

Im Laufe des Seminars sollen daher möglichst alle Teilnehmer wenigstens einmal eine Angstkonfrontation über Imagination erfolgreich bewältigt haben, entweder indem sie eine Tagebuchsituation ausführlich besprochen, im Aktionsplan spezifische Handlungskonzepte erarbeitet oder eben eine Angstkonfrontation durchlebt haben. Dabei können wir häufig auf eigene Erfahrungen der Patienten zurückgreifen. Viele Patienten haben das für sich selbst schon ähnlich begonnen und das Seminar wird diese Selbstversuche systematisieren.

> Rheumapatient: »Ich simuliere die Situation, male mir aus, wie es schlimmer werden könnte, abhängig von der Situation und der Jahreszeit.«
> Krebspatient: »Das ist jetzt einfach so, jetzt musst du selbst schauen, wie du am besten wieder rauskommst. Und so bin ich eigentlich immer gut gefahren.«

Die Angstkonfrontation ist die direkteste Methode der Angstbewältigung und auch die effektivste. Allerdings muss peinlichst darauf geachtet werden, dass die Teilnehmer die Übung ohne inneren Abbruch positiv abschließen können, da ansonsten der Kreislauf von »Vorstellung – Angst – Symptome – Abbruch (Vermeidung) – verstärktes Auftreten der Symptome« aufrechterhalten und verstärkt wird. Im nächsten Patientenkommentar wird deutlich, wie durch die Vermeidung des Wortes Krebs Vorstellungen diffus, nebulös und bedrohlich bleiben:

> Krebspatient: »Wer weiß, wie lange das noch hält. Wenn das wieder auf-
> taucht, was mache ich dann? Wird man mir dann helfen können?«

Bei einem Diabetespatienten führt die Vermeidung sogar zu weiteren vermeidenden und auch verschlimmernden Verhaltensweisen:

> Diabetespatient: »Wenn ich an Blindheit denke, sehe ich nur schwarz. Wenn
> dann jemand wegen des Diabetes Druck auf mich ausübt, mache ich extra
> nichts.«

7.3.2 Instruktion

Den Teilnehmern wird das Rational der Angstkonfrontation erklärt: »Sie alle
haben erlebt, dass immer wieder Sorgen und ängstigende Gedanken zum Fort-
gang Ihrer Erkrankung aufkommen. Oftmals gelingt es, sich abzulenken oder
sich sogar zu beruhigen. Das ist gut.«

> Krebspatient: »Ich lebe mein Leben so weiter, groß auseinandersetzen tue
> ich mich nicht mit der Krankheit.«
> Krebspatient: »Ich mache mir keine Gedanken, ich hoffe es wird wieder –
> man hat es nicht in der Hand.«
> Diabetespatient: »Heute ist das kein Thema mehr, früher machte mir jeder
> schlechte Wert Angst.«
> Rheumapatient: »Ich denke heute weniger an die Krankheit, habe die
> Krankheit seit 25 Jahren.«

Der Therapeut könnte sagen: »Manchmal aber gelingt es kaum noch, sich wirklich abzulenken, und alle Bemühungen, die Angst zu unterdrücken, fruchten
nicht. Dann ist es Zeit, sich der Angst aktiv zuzuwenden. Wir haben ja schon
gelernt, dass Angst ein wichtiges Signal gibt und eine wesentliche Kraft darstellt,
mit der möglichen Bedrohung erfolgreich umzugehen. Wenn sich die Angst
nicht mehr unterdrücken lässt, werden wir sie also nutzen, damit sie uns nicht
weiterhin umsonst quält.«

> Krebspatient: »Angst vor den immer wieder auftretenden Metastasen …
> die Familie vor dem Ruin bewahren … man hinterlässt ein Chaos, womit
> die Hinterbliebenen dann fertig werden müssen.«
> Diabetespatient: »Ich muss abnehmen, sonst bekomme ich Insulin … habe
> Fußamputationen und offene Wunden gesehen.«
> Rheumatiker: »Mein eigener Vater litt an Rheuma, hoffentlich komme ich
> mal nicht soweit, mein Vater musste zum Schluss gewaschen werden.«

Gelegentlich muss gesondert auf schädliche Formen der Vermeidung eingegangen werden:

* »Der Bedrohung kann man nur begegnen, wenn man die Angst als Hinweis ernst nimmt, also auch zulässt. Wenn ich Angst vermeide, muss ich alle Situationen vermeiden, die potenziell Angst auslösen. Habe ich bestimmte Situationen vermieden, begegnen mir neue Situationen, die vorher keine Angst ausgelöst haben, nun aber bedrohlich erscheinen. Situationen, denen ich offen und selbstverständlich begegnen kann, werden immer weniger und mein Lebensraum schränkt sich ein. Auch meine Emotionalität schränkt sich ein: Angst wird bedeutsam, alle anderen Emotionen treten dahinter zurück.«
* »Wenn ich Angst vermeide, vermeide ich oft auch alle anderen Emotionen und ich verflache.«
* »Vermeidung ist dann das Kraftfutter für die Angst – Vermeidung ist giftig.«
* »Stellen Sie sich aber Ihrer Angst, werden Sie sich selbst kennenlernen, sich verstehen lernen und sich wertschätzen auch in und mit der Angst.«
* »Die Angst nutzen heißt, dass wir die Angst fragen, was uns möglicherweise bedroht. Wir werden die Angst also fragen: Was kann mir schlimmstenfalls passieren? Die ersten Ideen über mögliche Risiken und schlimmes Erleben sind allerdings oft flach und oberflächlich. Wir trauen uns oft noch nicht ›ran‹ an die wirklich bedrückenden Ideen. Im Regelfall müssen wir noch öfter weiterfragen: Was ist, wenn dieser schlimmste Fall eingetreten ist, was kann dann noch ›schlimmstenfalls‹ sein – bis wir wirklich an der letztendlich schlimmsten Vorstellung angekommen sind.«

Anschließend wird der genaue Ablauf der Konfrontation vorgestellt. Die Übung heißt »Schlimmstenfalls« oder »Zu-Ende-Denken«; dieser Ausdruck gibt eine besonders klare Anweisung, ist für manche Patienten aber bereits so konfrontativ und mit Gedanken an Sterben und Tod assoziiert, dass die Übung manchmal nicht mehr leicht angenommen wird: »Wir nennen die Übung ›Schlimmstenfalls‹, da wir nicht – wie bei der Ablenkung – einen ängstigenden Gedanken oder ein ängstigendes Bild abbrechen (siehe Patientenblatt 6 im Anhang). Im Gegenteil: Wir wollen den ängstigenden Gedanken oder das ängstigende Bild in allen Konsequenzen und Facetten weiter verfolgen und analysieren, um so zu geeigneten Ergebnissen zu kommen. Ein Teilnehmer benennt uns eine für ihn wichtige Sorge. Wir werden – ähnlich wie wir dies im Angsttagebuch bereits begonnen haben – betrachten,

* was im ›schlimmsten Fall‹ eintritt,
* wie wahrscheinlich und berechtigt diese Sorge ist,
* in welchem Zeitrahmen sie möglicherweise berechtigt ist,
* wie der Betreffende im ›schlimmsten Fall‹ am besten reagieren möchte und könnte und schließlich
* wie der Betreffende diesem ›schlimmsten Fall‹ vielleicht zuvorkommen und vorbeugen kann.«

In der Gruppenbehandlung wird schließlich ein Teilnehmer ermittelt, der angeleitet eine solche Konfrontation durchführen möchte. Die übrigen Teilnehmer werden gebeten, die Konfrontation nicht zu unterbrechen (selbst wenn ihnen dies gelegentlich schwerfällt), sondern möglichst innerlich mitzumachen. Dabei sollen sie die verschiedenen Veränderungen ihrer Gefühle und Körperreaktionen beobachten. Bei der Beobachtung sollen sie unterscheiden, welche Gefühle zu eigenen Sorgen gehören und welche sich auf die besonders exponierte Situation des demonstrierenden Teilnehmers beziehen (z.B.: »Ach, die Arme, hoffentlich hält die das aus …«). Schließlich wird ein Freiwilliger gebeten, seine persönliche Sorge zu erzählen.

- **Die schlimmste Phantasie:** Der Therapeut leitet die Auseinandersetzung zunächst konsequent zur »schlimmstmöglichen« Vorstellung: »Sie wollten Ihrem Mann also die Informationen des Arztes gar nicht so genau mitteilen – was befürchten Sie wird passieren, wenn Sie ihm das sagen? Welche Reaktion wäre für Sie besonders schlimm? Was könnte daraus schlimmstenfalls entstehen? Was wäre schön? Was würden Sie sich wünschen?«

- **Könnte das Schlimmste wirklich eintreten?** Der Teilnehmer prüft – wenn der bedrohlichste Fall feststeht – wie berechtigt die Sorge ist, also wie wahrscheinlich und in welchem Zeitrahmen dieser Fall eintreten könnte.

- **Was tue ich im »schlimmsten Fall«?** In einem nächsten Schritt sollen Vorstellungen entworfen und gegebenenfalls geübt werden, wie mit einer solchen »schlimmsten Situation« umgegangen werden könnte: »Sie befürchten also, Ihr Mann könnte die Vorstellung einer größeren Behinderung gar nicht aushalten und sich aus der Beziehung zurückziehen.

  - Was genau trauen Sie ihm zu – im schlimmsten Fall/im besten Fall?
  - Was wünschen Sie sich für den schlimmsten Fall?
  - Was würden Sie tun, wenn er tatsächlich gehen würde?
  - Welche Hilfen könnten Sie organisieren?
  - Wo bleiben Sie hilflos?«

- **Im schlimmsten Fall und noch kein Ende:** Oftmals ergeben sich bei der Bearbeitung der »schlimmsten Situationen« weitere Sorgenanlässe. Soweit wie möglich sollen diese Sorgenanlässe in der gleichen Weise verfolgt werden, da sonst die Angst davor nicht aufgelöst werden kann: »Wenn Ihr Mann nun tatsächlich gehen würde, was wäre denn dann? Sind Sie dann ganz alleine, ganz allein mit der Erkrankung? Was ist dann – was ist, wenn Sie ganz allein mit der Erkrankung sind?« Die Angstanlässe werden solange weiterverfolgt, bis der Betreffende den Eindruck hat, nun tatsächlich am »schlimmsten Fall« angekommen zu sein.

- **Im schlimmsten Fall der Tod:** Eine vielschichtige ängstigende Vorstellung ist die vom nahen Tod – ob die Sorgen nun die Ressourcen der Überlebenden betreffen oder das eigene Sterben oder »Nicht-mehr-da-Sein«. Die Therapeuten müssen es sich zutrauen und bereit sein, auch in solche Vorstellungen hineinzugehen und kein Modell der Vermeidung, sondern eines der Bewältigung anbieten:

- **Was ist das »Eigentliche«:** »Sie denken oft daran, dass es doch auch recht bald zu Ende sein könnte. Was ist bei diesen Gedanken das Schlimmste für Sie? Das Sterben, der Tod selbst, wie Ihnen wichtige Menschen ohne Sie weiterleben müssen oder auch was Sie vielleicht versäumen, nicht mehr erleben werden?« Auch hierfür werden Wahrscheinlichkeiten und Handlungskonzepte geprüft.

- **Schmerzen:** »Es ist vor allem die Angst vor Schmerzen beim Sterben, die Sie belastet? Sie fragen sich, ob Sie diese überhaupt aushalten könnten? Was ist, wenn Sie solche Schmerzen nicht mehr aushalten können, was ist dann? (vgl. Fallbeispiel Frau D., Kap. 8.3.3) Wenn Sie tatsächlich solche Schmerzen haben sollten (Wahrscheinlichkeitsprüfung vorab), wie möchten Sie am liebsten damit umgehen (Medikamente, Aushalten, Ablenken, Gottvertrauen)? Was könnte Ihnen heute schon helfen, sicher zu sein, dass Sie es sich so einrichten/sich so verhalten können?«

- **»Sich auflösen«:** »Was genau fürchten Sie am Tod selbst? Was wäre nun tatsächlich, wenn Ihre Befürchtung wirklich eintritt – Sie sich also z. B. völlig und spurlos auflösen? Was ist dann? Bleibt dann nirgends mehr etwas von Ihnen oder nur in bestimmten Bereichen (Wahrscheinlichkeits-, Plausibilitätsprüfung)? Was wünschen Sie sich? Gibt es etwas, was Sie heute schon tun können, um sicher zu sein, in diesem Sinne zu handeln? Was genau – wenn Sie sich z. B. im Nichts aufgelöst haben – was daran ist für Sie besonders schlimm? Bestimmtes zu bestimmten Menschen nicht mehr gesagt zu haben, nicht mehr reparieren zu können, was Sie verursacht haben …?«

- **Kinder:** »Wie leben Ihre Kinder genau, wenn Sie verstorben sind: Wer kümmert sich um sie? Was können sie haben, was werden sie vielleicht entbehren? Was können Sie heute schon tun, damit Sie es für Ihre Kinder bestmöglich einrichten. Wo müssen Sie auf die Möglichkeiten der Kinder einfach vertrauen …?

* **Das Angstthermometer:** Immer wieder während den Konfrontationen soll die Angst auf der Skala des Angstthermometers eingeschätzt werden. In einer Gruppentherapie wird dazu das auf dem Flip-Chart aufgezeichnete Angstthermometer genutzt, in einer Einzeltherapie kann die Angststärke einfach immer wieder erfragt und notiert werden.

* **Das »Prinzip Hoffnung«:** Nach der Entwicklung von Konzepten für den »schlimmsten Fall« (nicht vorher, da dies zu diesem Zeitpunkt leicht wieder in Vermeidungsstrategien mündet) werden Patienten auch die Hoffnung für sich in Anspruch nehmen wollen. An dieser Stelle soll das »Prinzip Hoffnung« ausdrücklich gefördert werden, um vorbeugende Konzepte entwerfen zu können: »Wie könnte ich diesen schlimmsten Fall verhindern, was muss ich selbst verändern, damit ich meine Wahrscheinlichkeit auf einen besseren Ausgang erhöhe? Wie kann ich auch anderen vertrauen, etwas zur Verbesserung meiner Lage beizutragen – Partnern, Familie, Freunden, Helfern, nicht zuletzt

den Ärzten?« Diese Hoffnung und das Vertrauen auf eigene Fähigkeiten und die von anderen werden von der Angst, wenn sie angenommen werden kann, als Ausrichtung auf das Leben aufgerufen und der Mensch bewegt sich »zwischen Hoffen und Bangen«.

- **Was wünsche ich mir?** Mit dieser Frage kann oft nicht nur das Befürchtete rasch und genauer benannt werden – als Abwesenheit des Gewünschten –, sondern auch der Zugang zur Hoffnung und zu den Ressourcen – den eigenen wie denen der anderen – eröffnet werden. Diese Perspektive geht aber meist nur, wenn der Betroffene bereits vorreflektiert hat und sich schon grundsätzlich den Ängsten stellen kann. Ansonsten muss auch hier wieder die Nachfrage folgen: »Was befürchten Sie, wenn sich dieser Wunsch so vielleicht nicht verwirklicht?«

Fallbeispiel U: Brustkrebs

Frau U., 48 Jahre alt, verheiratet, 15-jähriger Sohn, Mammakarzinom, brusterhaltende OP vor ca. einem Monat, Chemotherapie ist geplant. Frau U. kommt ambulant zur begleitenden psychoonkologischen Behandlung.

Therapeut: »Gibt es aktuelle Ängste?«

Patientin: »Ja, ich habe Angst, die Haare zu verlieren, wenn ich die Chemotherapie bekomme.«

Therapeut: »Was haben Sie denn für Vorstellungen darüber, was da passieren könnte? Woran würden Sie denn merken, dass es soweit ist, dass Ihnen die Haare ausfallen?«

Patientin: »Haare auf den Kopfkissen oder im Waschbecken nach dem Kämmen – jetzt ist es passiert …«

Therapeut: »Wann ist denn der Punkt erreicht, dass Sie wirklich Angst bekommen?«

Patientin: »Wenn ich merke, dass es jeden Tag mehr Haare werden, die mir ausgefallen sind.«

Therapeut: »Was wäre für Sie das Schlimmste?«

Patientin: »Im schlimmsten Fall verliere ich auch die Augenbrauen – das habe ich gestern bei jemandem gesehen.«

Therapeut: »Und was ist denn dann? Was ist, wenn dieser schlimmste Fall tatsächlich eingetreten ist und Sie haben auch Ihre Augenbrauen verloren?«

Patientin: »Dann fühle ich mich so unweiblich …«

Therapeut (wartet zunächst, ob gleich noch etwas kommt):   »Und was ist dann …?«

Patientin: »Ich traue mich nicht unter die Leute, weil alle gleich sehen, dass ich Krebspatientin bin … Ich bin vielleicht auch für meinen Mann gar nicht mehr attraktiv … Und für mein Kind ist es peinlich, in der Schule danach gefragt zu werden …«

Therapeut: »Wenn wir uns das jetzt mal genauer ausmalen: Ein Nachbarskind hat Sie ohne Augenbrauen gesehen und spricht Ihren Sohn in der Schule an … Wenn Sie diese Situation vor Ihrem inneren Auge vorbeiziehen lassen, wie geht es Ihnen dann … Was erleben Sie, was spüren Sie?«

Patientin: »Ja, dann wird mir ganz schlecht – das ist so peinlich, ich möchte eigentlich nicht, dass ihm das passiert!«

Therapeut: »Wie wahrscheinlich ist es denn, dass Ihnen die Haare so ausfallen werden?«

Patientin: »Na ja, ich weiß nicht genau – aber es passiert doch, glaub ich, allen?«

Therapeut: »Also werden Sie sich zunächst auch bei Ihrem Arzt erkundigen müssen. Aber es ist schon gut möglich, dass Ihnen die Haare und vielleicht sogar die Augenbrauen ausfallen werden. Und wie wahrscheinlich ist es denn, dass Sie oder Ihr Kind tatsächlich angesprochen werden?«

Patientin: »Das kann man ja kaum übersehen – obwohl – Frau Z. hat das mit Ihrer Perücke schon ziemlich gut kaschiert, aber ich selbst habe meine Nachbarin damals vor zwei Jahren schon angesprochen – und es war ihr ziemlich peinlich.«

Therapeut: »Wenn Sie dieses Gefühl nun gerade einmal zulassen – bis in die Fingerspitzen, bis in die Zehenspitzen hinein …«

Patientin: »Unangenehm …«

Therapeut: »Lassen Sie es zu … bis in die Fingerspitzen, bis in die Zehenspitzen, es könnte die Situation genau so entstanden sein …«

Patientin: »Nun, jetzt wird es auch leichter …«

Therapeut: »Wir wissen nun also, dass eine solche Situation durchaus entstehen kann, und Sie merken, dass Ihnen das sehr peinlich ist – und Sie haben Angst davor. Die Angst sagt Ihnen ja, dass Sie nicht wissen, wie Sie mit dieser peinlichen Situation umgehen sollen. Wie möchten Sie denn im besten Fall reagieren, wenn das tatsächlich so entsteht?«

Patientin: »Eigentlich möchte ich gerne versuchen, zu meinem Krebs zu stehen – ich kann ja nichts dafür, es ist jetzt einfach so. Eigentlich möchte ich gerne, dass die Leute das auch aushalten.«

Therapeut: »Und wenn Ihr Sohn peinlich berührt ist …?«

Patientin: »Ja, das ist besonders schwer! Vielleicht kann ich mit ihm darüber reden. Ich weiß ja auch gar nicht genau, wie das für ihn ist. Vielleicht rede ich mit ihm, bevor ich zur Chemo gehe.«

Therapeut: »Ja, das klingt für mich auch erleichternd. Da hätte ich jetzt auch ein gutes Gefühl. Gleichzeitig dürfen Sie schon auch überlegen, ob Sie solchen Situationen – wenn andere sofort erkennen, dass Sie krank sind – irgendwie vorbeugen können? Gibt es etwas, was Sie sich im Vorfeld überlegen können?«

Patientin: »Ich könnte mir jetzt schon die Haare kürzer schneiden lassen – so dass der Kontrast nicht so groß wäre. Vielleicht sollte ich auch schon mal Perücken probieren – die Vorstellung finde ich aber nicht so schön. Lieber probiere ich es mal mit einem Kopftuch, das habe ich schon vorher öfter mal getragen.«

Auch andere genannte Ängste müssen bei Frau U. in der gleichen Art noch behandelt werden, z. B. die Angst um die Attraktivität für den Ehemann, solange, bis alle Ängste erfolgreich »abgearbeitet« sind und für Handlungskonzepte »genutzt« werden können.

Wir können die Wahrscheinlichkeitsprüfung an verschiedenen Stellen vornehmen. Im Regelfall wird die Wahrscheinlichkeitsprüfung nach der Konfrontation stattfinden – also erst dann, wenn der Patient für seinen »schlimmsten Fall« bereits ein tragfähiges Konzept hat. Dann entlastet u. U. die Relativierung der Wahrscheinlichkeit des gefürchteten Ereignisses zusätzlich. Macht man die Wahrscheinlichkeitsprüfung am Beginn der Auseinandersetzung, besteht die Gefahr, dass der Patient das als Verharmlosung erlebt.

Fallbeispiel V: Schmerz

Frau V., 42 Jahre, verheiratet, Hausfrau, auf dem Land wohnend, zwei Kinder von 17 und 14 Jahren, attraktiv und gepflegt. Konfrontation in einer Progredienzangst-Behandlungsgruppe in der Klinik: »Ich habe Angst davor, bei schwerem Gesichtsschmerz dennoch den Mund beim Zahnarzt aufmachen zu müssen.«

Therapeut: »Ihre Hausaufgabe war, Angstsituationen zu finden, die im Zusammenhang mit der Erkrankung stehen. … Alle haben Sie nun Ihre Situationen vorgestellt. Wer möchte sich das denn genauer anschauen.«

Patientin: »Ich hätte ein Thema. Ich werde wohl nächstes zum Zahnarzt müssen, und das macht mir höllische Angst.«

Therapeut: »Ach ja – Sie hatten berichtet, dass Ihnen die Gesichtsschmerzen zu schaffen machen.«

Patientin: »Ja, genau! Also, die Schmerzen werden unerträglich, wenn ich den Mund aufmachen muss. Wenn ich ihn gar offen halten muss, werden die Schmerzen unerträglich. Das kann sich keiner vorstellen.«

Therapeut: »Was genau ist nun Ihre Angst?«

Patientin: »Ja, dass ich den Mund nicht offen halten kann, vor lauter Schmerzen. Schon bei dem Gedanken daran habe ich lauter Panik – so weh tut das.«

Therapeut: »Und wenn ich Sie nun richtig verstanden habe, steht ein Zahnarztbesuch an?«

Patientin: »Genau. Ich habe Parodontose und muss länger in die Behandlung. Und nächste Woche gleich nach meiner Entlassung habe ich den Zahnarzttermin. Mir wird ganz anders, wenn ich daran denke.«

Therapeut (in die Runde): »Also wir sehen hier, dass Frau V. schon Panik bekommt, wenn sie nur daran denkt, dass sie nächste Woche zum Zahnarzt soll. An dieser Stelle müssen wir uns die Angst nun genau anschauen.«

Therapeut: »Wenn Sie sich jetzt vorstellen, Sie säßen beim Zahnarzt, was wäre denn das Schlimmste für Sie?«

Patientin: »Das Schlimmste ist, wenn ich den Mund aufhalten soll, damit der Arzt das Parodontosemittel pinseln kann. Ich kann ihn kaum öffnen und aufhalten geht gar nicht.«

Therapeut: »Was ist dann, wenn Sie merken, Sie können nicht mehr weiter aufhalten?«

Patientin: »Der Zahnarzt wird sauer. Und außerdem muss ich das behandeln lassen, denn die Zahnhälse werden auch immer empfindlicher, es tut weh und wird immer schlechter. Das eine tut weh und das andere auch. Ich habe einfach keine Chance!«

Therapeut: »Wie fühlt sich das für Sie an … da sind Schmerzen und dort sind Schmerzen? Und der Zahnarzt ist wütend.«

Patientin: »Ich bin so hilflos und ich könnte weinen. Ich muss auch ständig daran denken, ich kann gar nicht mehr abschalten.«

Therapeut: »Eine wirklich schwere, vertrackte Situation. Bleiben wir dennoch noch einen Moment in der Situation: Sie sitzen auf dem Behandlungsstuhl und sollen oder wollen Ihren Mund aufhalten … Was sagt die Angst?«

Patientin: »Es geht so nicht. Die Angst sagt: ›Stopp, ich kann nicht.‹ …«

Therapeut: »Was bedeutet das? Sie sitzen auf dem Stuhl und die Angst sagt: ›Stopp, ich kann nicht.‹«

Patientin: »Ich muss dem Arzt das erklären. Vielleicht kann ich ganz kleine Behandlungseinheiten machen. Lieber öfter und dafür kürzer.«

Therapeut: »Ich finde gut, was Sie vorschlagen. Sie sind jetzt nicht mehr passiv, sondern können schon aktiv etwas tun. … Und vielleicht hat der Arzt ja auch noch einen Vorschlag; das ist ja vielleicht auch sein Beruf, sich um solche Probleme auch zu kümmern.«

Ein anderer Patient: »Vielleicht geht ja Spritzen, also Betäubung?«

Patientin (zögerlich):   »Ja, vielleicht. Ich muss einfach mit dem Arzt reden. Ich muss das erklären.«

Hier entscheidet sich der Therapeut zunächst für eine Variante des »schlimmsten Falls«, nämlich der konkreten Vorstellung der Situation selbst, aber vermittelt durch den Hinweis darauf, dass die Angst etwas sagen könnte. Als die Patientin hier eine Lösung findet, lässt der Therapeut es bewenden. Eine Vorbeugung muss hier nicht mehr diskutiert werden.

Fallbeispiel D (Fortsetzung): Darmkrebs

Frau D., 28 Jahre alt, Fremdsprachenassistentin, Darmkrebs vor einem Jahr operiert, bislang ohne Stoma und ausgezeichnete Verträglichkeit der Chemotherapie. Die Nachuntersuchung hat nun einen unklaren Befund im Darm und eine Verdickung der Eierstöcke ergeben.

Patientin (verweint):   »Es sind schon wieder ganz schlechte Nachrichten. Ich war jetzt noch bei der Gynäkologin, eigentlich nur zur Routineuntersuchung, und die hat festgestellt, dass beide Eierstöcke geschwollen sind. Und dann hat sie ganz nervös getan und gleich nach den Tumormarkern gefragt.«

Therapeut: »Beide Eierstöcke gleichermaßen?«

Patientin: »Der eine ganz dick und der andere nicht ganz so dick.«

Therapeut: »Zunächst einmal spricht das ja noch nicht unbedingt für Krebs? Sie hatten ja auch die Eierstockpunktion – wegen der vorsorglichen Eientnahme?«

Patientin: »Ja, aber doch – warum fragen die plötzlich alle nach den Tumormarkern? Nach der Darmoperation hat kein Mensch danach gefragt. Aber es ist schon komisch … und alle verhalten sich so komisch …«

Therapeut: »Die Tumormarker waren bei der Darmnachuntersuchung bei 50?«

Patientin: »Ja, das muss ja auch noch nichts bedeuten. Es ist nur, weil ich doch dachte, jetzt habe ich nach der Darm-OP Ruh' und ich fühle mich ja auch gut und die Chemo habe ich auch gut vertragen und dann kommt doch noch was und noch was …«

Therapeut: »Schlimmstenfalls?«

Patientin: »… kann ich das gar nicht mehr kontrollieren.«

Therapeut: »Mhm, und was bedeutet das?«

Patientin: »Es wächst in mir was und ich werde das gar nicht los, ja ich habe immer was dabei!«

Therapeut: »Und wenn das tatsächlich nicht weggeht, sich nicht beheben lässt, was ist denn dann?«

Patientin: »Habe ich jetzt schon Gedanken, wozu das alles und ich will nicht mehr, und rentiert sich das überhaupt …«

Therapeut: »Und dann …«

Therapeut (als keine weitere Äußerung kommt):   »Wie würden Sie es denn im besten Fall machen?«

Patientin: »Den Krebs kontrollieren, ihn wegmachen!«

Therapeut: »Wenn das aber womöglich doch nicht geht – Sie haben ja die Befürchtung, es könnte doch schlimmer und lang anhaltend sein …? Wenn also noch eine Operation (von der Patientin sehr gefürchtet!) und noch eine Chemo kommt?«

Patientin: »Ich könnte das nicht!«

Therapeut: »Schlimmstenfalls?«

Patientin: »Halte ich nicht aus, kann ich nicht noch eine OP machen!«

Therapeut: »Bestenfalls?«

Patientin: »…gelassener, weniger Drama, steigere ich mich nicht so hinein.«

Hier hat der Therapeut zunächst versucht, Relativierungen anzubieten: »spricht vielleicht nicht für Krebs … Tumormarker vielleicht noch nicht extrem …«. Es wird aber schnell deutlich, dass die ängstigenden Gedanken bereits da sind und sich so einfach auch nicht mehr abschütteln lassen. Auch bei so akuten dramatischen Befürchtungen muss der Therapeut »dranbleiben«. Schließlich entsteht für den Therapeuten der Eindruck, das »Nicht-Aushalten-Können« sei die schlimmste Vorstellung. An dieser Stelle wäre auch denkbar gewesen, noch einmal nachzufragen: »… und dann?«. Aber die Patientin ist offensichtlich schon so weit: Auf die Frage: »Bestenfalls?« kann sie sofort ein Konzept entwerfen.

7.3.3   Traumatisierende Angst und der Umgang damit

An solchen Stellen – wenn also die Angst und die Bedrohung schon benannt sind und auch eine mögliche »gute« innere Haltung gefunden worden ist – kann, wenn die Angst sehr nachhaltig ist, eine Desensibilisierung oder besser noch eine EMDR-Verarbeitung (Kap. 3.2.3.1) durchgeführt werden. Das Vorgehen wird hier nur kurz angerissen – der genaue Ablauf soll sich nach den Vorgaben aus einer entsprechenden Ausbildung und den Erfahrungen des Therapeuten ergeben.

Dazu wird die Patientin – nachdem ihr vorab das Verfahren erklärt worden ist, vielleicht eine Übungssequenz durchgeführt und ein stimmiges Stoppsignal vereinbart wurde – nach der Ausprägung der Angst im Moment gefragt. Wir würden hier eine Skala von 0–10 wählen, da diese schon über das Angstthermometer (Patientenblatt 4 im Anhang) eingeführt ist und nicht – wie in den eingeführten EMDR-Protokollen – eine Skala von 0–7 (z. B. Schubbe 2005); das bleibt aber grundsätzlich jedem Therapeuten überlassen. Daraufhin wird die Patientin aufgefordert, sich den belastenden Anlass zu vergegenwärtigen, also hier z. B. den Rat des Onkologen, eine erneute Darmoperation machen zu lassen. Gleichzeitig soll die Patientin »im Hinterkopf« behalten, wie sie idealerweise mit ihrer Angst umgehen wollte (wir bleiben hier bei dem Konzept der Angstnutzung und reden nicht von einer Angstbewältigung!) oder wie sie über sich denken müsste, wenn sie gelassen oder auf andere ideale Weise ihre Angst nutzen wollte. Daraufhin wird eine EMDR-Verarbeitung mit ca. 24 bilateralen Finger-Augen-Bewegungen durchgeführt. Die Patientin schätzt dann wiederum die Angststärke ein und reflektiert, inwieweit sowohl der Angstanlass als auch die Zielvorstellung noch aktuell und richtig sind. Wenn dies der Fall ist, wird die Verarbeitung solange fortgesetzt, bis die Patientin auf der Angstskala eine deutliche Reduktion erreicht hat. Eine Reduktion bis auf 0 ist weder realistisch noch wünschenswert, da der Angstanlass nicht wirklich verschwunden ist; nur die »Nutzbarkeit« der Angst hat sich verbessert.

Oftmals werden sich aber während der Prozessierung weitere Themen eröffnen – ähnlich, wie wir das in der Konfrontationssequenz selbst erleben. Diese Themen werden dann der Reihe nach bearbeitet.

7.3.4 Demonstration der Technik und Markieren des Wechsels zwischen Inhalt und Technikdemonstration

Die Therapeuten müssen immer wieder selbst darauf achten, an welcher Stelle sie den Patienten inhaltlich begleiten und an welcher Stelle eine Unterbrechung der inhaltlichen Begleitung zur Darstellung der Technik geleistet werden muss. Die zeitnahe Darstellung der Technik ist für den Transfer extrem wichtig.

▶ **Beispielintervention**: Therapeut: »Sie überlegen, welche Hilfen Sie langfristig zur Unterstützung (Multiple Sklerose) organisieren können. Ich habe dabei irgendwelche unausgesprochenen Einwände, Sorgen gespürt – vermutet?« Patientin: »Die anderen (Freunde) finden das vermutlich versnobt oder sind sogar beleidigt, wenn ich nicht mit ihren Hilfen zufrieden bin.« Therapeut: »Also, schlimmstenfalls, wer sagt was? … – Also wir wenden jetzt wieder sofort die Technik an, nachzuschauen, was ich tatsächlich im Einzelnen befürchte. Mit dieser Technik können wir hier präzisieren.«

▶ **Die Technik im Transfer**: Zum Abschluss – erst wenn mit einer deutlich verbesserten und zustimmenden Haltung des Patienten gerechnet werden kann – wird das Vorgehen nochmals reflektiert und als Technik für weitere Übungssituationen im Lösungskoffer festgehalten.

7.3.5 Reaktionen und Wirkweise

Was wir zum Angsttagebuch als der ersten ungeschminkten Auseinandersetzung mit Angst und Angstsituationen bereits gesagt haben, gilt hier ebenfalls: Im Regelfall sind der übende Teilnehmer sehr und die beobachtenden Teilnehmer immerhin noch deutlich erleichtert und ermutigt, da sich auch schlimme Befürchtungen als letztlich handhabbar erweisen. Die Erleichterung können wir beobachten, wenn der Patient plötzlich innehält und ein inneres Erkennen sichtbar wird – wir sehen, dass der »Groschen gefallen ist«.

> **Fallbeispiel W: Rheuma**
> Frau W., Rheumapatientin, zwei Jahre nach Therapie: »Im Nachhinein ist mir hier nochmal klar geworden, dass das Eingestehen der diversen Ängste und die Bearbeitung im Einzelnen entscheidend dazu beigetragen haben, dass ich Veränderungen in meiner Arbeit umgesetzt habe (eine andere Funktion, weniger Stunden, weniger Geld), meine eigenen Ansprüche heruntergeschraubt habe und mit denen der anderen souveräner umgehen kann und dass ich die Haltung verinnerlicht habe: Ich bin krank und kann nicht mehr die Hochleistung wie früher bringen, weder in der Arbeit noch im Privaten; und ich habe Erleichterungen in vielerlei Hinsicht organisiert.
> Mir ist es noch nicht gelungen, so etwas wie eine Selbsthilfegruppe zwecks Austausch über z. B. unsere Ängste zu organisieren – nehme ich mir für die nächste Zeit vor, da Zukunftsängste ja auch unabhängig vom Rheuma berechtigt sind. Die Auseinandersetzung mit Ängsten sollte fester Bestandteil der Reha z. B. in einer Rheumaklinik sein – sie hilft, die Krankheit zu bewältigen.«

Das Gespräch und der Kontakt zum Therapeuten werden in dem Moment sofort intensiver, relevanter, »echt«. Tatsächlich aber ist der Effekt für den Übenden deutlich größer als für die Beobachtenden. Daher muss an dieser Stelle besonders auf Einwände eingegangen werden.

Beispielsweise könnten einige Teilnehmer monieren, dass durch das Vorgehen Befürchtungen wieder aufgewühlt wurden, die vielleicht gerade etwas zurückgestellt waren: »Jetzt haben wir gerade das Thema für uns auf die Seite gestellt und Sie wühlen wieder alles auf!«, »Ich will doch nicht an mein ›Ende‹ denken, sondern an das Leben; deswegen bin ich doch hier!«. Der Therapeut bestätigt das Ziel, »leben zu wollen«, greift aber gleichzeitig denjenigen Teil des Einwandes auf, der die Mühe des Vermeidens benennt: »Sie sagen mir gerade selbst, dass Sie oft Mühe haben, die ängstigenden Gedanken tatsächlich wegzubekommen, dass Sie letztendlich hilflos sind und niemals alle Situationen vermeiden können, die Sie an die mögliche Bedrohung erinnern könnten. Also ist es besser, sich einmal abschließend damit auseinandergesetzt zu haben, Antworten zu finden auf die Fragen der Angst, um dann nicht ständig auf der Hut sein zu müssen, die Angst könnte wieder aufflammen. Und es ist besser, wenigstens einmal erlebt zu haben, dass ich die Angst aushalten kann, dass sie etwas Wertvolles ist, um dann nicht ständig auf der Hut sein zu müssen, die Angst könnte wieder aufflammen.«

Noch einmal soll hier betont werden, dass es unbedingt notwendig ist, eine Konfrontation bis »zum Ende« und bis zur inneren Lösung (nicht gleichbedeutend mit Angstreduktion auf 0!) durchzudenken, da sonst eine Sensibilisierung statt einer Desensibilisierung eintreten kann. Die ausdrücklich erfragte Rückmeldung der Patienten ist daher extrem wichtig: Nicht alle Patienten zeigen von sich aus, wenn sie das Thema noch nicht wirklich abgeschlossen haben.

7.3.6   Schwierigkeiten

Bei der Konfrontation selbst treten – nach guter Vorbereitung – vergleichsweise wenige Schwierigkeiten auf; kritische Punkte haben wir schon bei der Einführung zur Konfrontation (Kap. 7.1.3) genannt:

- Widerstand gegen die Übung bzw. Angst vor der Übung
- Hypersensibilisierung statt Möglichkeit der Auseinandersetzung
- Scheinauseinandersetzung und vorzeitiges Entkatastrophisieren

▶ **Widerstände**: Dem Widerstand gegen die Übung wird mit dem Respekt der Frage begegnet: »Was befürchten Sie schlimmstenfalls, wenn Sie die Übung machen …?«, wobei dieses »schlimmstenfalls« durchaus wie nebenbei formuliert sein kann, wofür das folgende Gespräch ein Beispiel ist.

Fallbeispiel D (Fortsetzung): Darmkrebs

Patientin: »Ich will mich damit jetzt nicht beschäftigen; ich will die Erlaubnis haben, dass ich daran glauben kann, dass es gut wird!«

Therapeut: »Denn wenn Sie nicht daran glauben könnten …?«

Patientin: »Dann ist das jetzt zu viel, dann werde ich ja verrückt!«

Therapeut: »Was würde das bedeuten? Schlimmstenfalls.«

Patientin: »Ich könnte meinen Alltag nicht machen, das kostet mich zu viel Energie …«

Therapeut: »Und jetzt brauchen Sie von mir die Erlaubnis, diese Energie für Ihren Alltag sparen zu dürfen?«
Patientin: »Ja … nein … ich tue es jetzt einfach.«

▶ **Sensibilisierung**: Jede Andeutung von Ängsten, ohne dass diese aufgelöst – also beantwortet – werden, bringt die Gefahr einer Sensibilisierung mit sich. Die Ängste werden dann nicht kleiner, sondern größer. Konkret bedeutet das, dass Therapeuten sich nicht voreilig mit Angeboten zufrieden geben dürfen, die »mager« oder »lasch« anmuten oder sich durch Bewältigungsvorschläge unterbrechen lassen. Hypersensibilisierung entsteht oft aus vorzeitigem Entkatastrophisieren, wie man im folgenden Fallbeispiel sehen kann.

Fallbeispiel X: Gutartiger Tumor
Frau X., 38-jährige serbische Patientin, verheiratet, zwei Kinder, mit einer nicht malignen Geschwulst zwischen Hals und Schlüsselbein, die operativ entfernt wurde.
Patientin: »Dieses regelmäßige Kribbeln am Hals – ich denke dann, hoffentlich ist da nichts, und dann versuche ich, mich zu beruhigen, weil es ja untersucht ist.«
Therapeut: »Es scheinen sich aber doch immer wieder Sorgen aufzudrängen – das Kribbeln könnte Schlimmeres bedeuten – was befürchten Sie schlimmstenfalls?«
Patientin: »Nun ja, ich weiß nicht?«
Therapeut: »Ihre geheimsten Befürchtungen?«
Patientin: »Na ja, ich lasse es ja immer untersuchen?«
Therapeut: »Und das könnte dennoch nicht reichen?«
Patientin: »Meine Mutter hat es (unklare Erkrankung, vielleicht Krebsbeteiligung, vermutlich schließlich bakteriell entzündet) gar nicht untersuchen lassen. Das war doch nicht üblich in dem Dorf. Erst als es ganz eitrig war, ist sie zum Arzt gegangen, und dann war es wirklich zu spät, … man konnte nichts mehr tun.«
Therapeut: »Ihre Sorge ist, dass Sie bei allem Bemühen doch auch zu spät kommen, doch nicht genug getan haben? … Wenn sich das so herausstellte, wenn Sie tatsächlich zugeben müssten, nicht alles Mögliche getan zu haben, etwas versäumt zu haben …?«
Patientin: »Na ja, für mich wäre das vielleicht nicht so schlimm – aber für die Kinder wäre es schon schlimm.«
Therapeut: »So wie Sie das erlebt haben? Was ist, wenn Ihre Kinder das auch erleben müssten?«
Patientin: »Für Kinder ist das schon schlimm. Aber meine Kinder sehen ja auch, dass ich mich kümmere – und wenn es dann nicht reicht, na ja, dann müssen sie wohl da durch – wie ich auch – schrecklich!«

Erst mit dieser Bemerkung ist für die Patientin wohl der »schlimmste Fall« erfasst. Die Selbstbeschwichtigungen, sie ließe sich ja untersuchen etc., haben trotz deutlichem Vortrag der Patientin letztlich nicht gereicht. Nun kann die nächste Phase eingeleitet werden, wobei die Therapeuten darauf achten, dass die Patienten bei sich selbst und den eigenen Ressourcen bleiben können: »Was können Sie im schlimmsten Fall tun?« und »Was würden Sie bestenfalls tun?«.

> **Fallbeispiel X (Fortsetzung): Gutartiger Tumor**
> Therapeut: »Sie würden Ihren Kindern das gerne ersparen – und vielleicht sind Ihre Kräfte doch auch begrenzt. … Was würden Sie gerne tun, wenn Sie merken, Ihre Kräfte reichen vielleicht nicht für jede Vorsorge und jede Sicherheitsmaßnahme?«
> Patientin: »Ich müsste vielleicht daran denken, dass ich lieber mit den Kindern noch etwas zusammen bin, bevor ich noch zu einer dummen Untersuchung renne, die doch nichts Großes mehr bringt.«

Tauchen Bedrohungen für andere auf, wie hier z. B. für die Kinder, die Krankheit und vielleicht Sterben der Mutter bewältigen müssen, können – vor allem über die Wahrscheinlichkeitsprüfung – Ressourcen anderer erinnert und Vertrauen aufgerufen werden:

> **Fallbeispiel X (Fortsetzung): Gutartiger Tumor**
> Therapeut: »Sie fürchten, Ihre Kinder könnten ernsthaften Schaden nehmen, wenn Sie so hilflos krank sind oder gar sterben?«
> Patientin: »Ja – mein Sohn ist ja jetzt schon viel schlechter in der Schule geworden. Wer weiß, wie sie das packen? Vielleicht gar nicht.«
> Therapeut: »Versuchen Sie sich einen Moment darauf einzulassen – für wie groß halten Sie die Wahrscheinlichkeit, dass Ihre Kinder an dieser Erfahrung komplett scheitern?«
> Patientin: »Na ja – was heißt ›komplett scheitern‹. Ich meine, mein Mann kann sie vielleicht schon stützen. Vielleicht besser als das bei uns ging. Und die Oma ist ja auch noch da …?«
> Therapeut: »Wie haben Sie es selbst geschafft? Könnten Ihre Kinder das auch?«
> Patientin (weint):   »Vielleicht schon … mindestens die Große, na ja, der Kleine vielleicht auch irgendwie – sie müssten ja auch irgendwie … Irgendwie habe ich es auch geschafft, ja, aber es war schon hart!«

Entscheidend ist, dass die Therapeuten sich nicht selbst vor diesen Ängsten verschließen, sondern sie auch im eigenen Erleben zulassen. Wenn wir als Therapeuten diese Ängste in uns selbst zulassen, können wir zusammen mit den Patienten für diese ihre jeweils eigenen Lösungen finden.

> **Fallbeispiel B (Fortsetzung): Diabetes mellitus Typ 2**
> Frau B. hatte die nötige Insulintherapie verweigert, da sie in »magischer« Weise fürchtete, wenn sie sich in die Behandlungsnotwendigkeit fügen würde, sei sie erst »wirklich« krank. Sie dachte, Insulin zu spritzen käme einer Kapitulation vor der Erkrankung gleich

und sie würde sich damit all den diabetischen Folgeerkrankungen aussetzen, die ihre Verwandten zu erleiden gehabt hatten.

Frau B. hat sich in der Therapie mit den »schlimmsten« Vorstellungen auseinanderge-setzt, d.h. sie musste erkennen und aushalten, dass die vorgestellten Folgeerkrankun-gen tatsächlich eintreten können – allerdings besonders rasch und wenig aufhaltbar, wenn sie die Insulintherapie vermeidet. Als die Patientin dieses Risiko annehmen konnte, konnte sie auch die Ähnlichkeiten zu ihrer Familie annehmen, auch die Veranlagung zu Diabetes und Stoffwechselstörungen. Damit war für Frau B. der Weg frei, sich auch auf die gefürchtete Insulinbehandlung einzulassen.

Inzwischen hat Frau B. sämtliche Ausbildungsschritte geschafft und eine gute Stelle an-getreten. Sie behandelt den jetzt ordentlich eingestellten Typ-2-Diabetes weitgehend regelmäßig mit Insulin. Nach wie vor setzt sie in emotional belastenden Situationen vorübergehend das Insulin ab (mit Typ-2-Diabetes und einer gewissen Restproduktion an Insulin aus der Bauchspeicheldrüse geht das, wenn auch mühsam). Dann muss sie sich wieder mit »dem Schlimmsten« konfrontieren, um zum guten und selbstfürsorglichen Umgang zurückzufinden.

▶ **Vorzeitiges Entkatastrophisieren:** Bei der Realitätsprüfung ist immer zu kontrollieren, ob der Patient tatsächlich eine Entkatastrophisierung erreichen will oder ob doch eher Vermeidung im Spiel ist. Hier müssen sich auch The-rapeuten achtsam allen noch virulenten Ängsten stellen. Anders als z. B. bei der Zwangsbehandlung können wir die Patienten nicht in eine Konfrontati-on führen, in der »eigentlich« das zu konfrontierende Ereignis nur mit einer sehr kleinen Wahrscheinlichkeit eintritt: »Stellen Sie sich vor, das Haus brennt ab! Wir sind zwar sicher, dass das so selten ist, dass das eigentlich gar nicht vorkommt, aber Sie können es sich trotzdem einmal vorstellen…«. (Wobei natürlich auch ein Zwangspatient ggf. aushalten lernen muss, dass sein Haus abbrennen könnte.)

Aber bei chronisch kranken Menschen sind die Folgen durchaus im Bereich des Möglichen, ja sogar Wahrscheinlichen. (Die oben zitierte Patientin mit den geschwollenen Eierstöcken hat leider doch eine bösartige Veränderung erlitten.) Wir werden bei chronisch körperlich Kranken demnach weniger »entkatastrophisieren«, sondern stattdessen nach echten Lösungen auch für die oftmals fast katastrophalen Entwicklungen der Erkrankung suchen müs-sen. Lösungen finden heißt aber nicht, dass das gefürchtete Ereignis vermie-den werden könnte – auch wenn dies beispielsweise durch Behandlungsmaß-nahmen wahrscheinlicher wird (siehe Insulinbehandlung zur Vermeidung von Folgeerkrankungen). Es heißt, dass der Patient eine innere Haltung der Vorsorge findet, die manchmal auch mit einschließt, wie man sich in extre-men Leidens- und Sterbenssituationen verhalten kann.

In Tabelle 7-5 (S. 152) sind einige weitere Schwierigkeiten, die mit dem Ange-bot der Übung zur Angstkonfrontation entstehen können, und entsprechende Interventionen aufgelistet.

8 Modul 3: Verhaltensänderung und Lösungen

Der Umgang mit der Angst soll auch neue Wege anregen und Lösungen befördern. Da viele Verhaltensänderungen und Lösungen sehr spontan genannt und/oder erfahren werden, steht der schon besprochene Lösungskoffer immer im Hintergrund und nimmt alle gefundenen Lösungen auf. Die Teilnehmer können am Schluss des Seminars diese Lösungen abschreiben oder es wird ein Foto des Lösungskoffers vervielfältigt.

Daneben wollen wir aber spezifische Lösungsansätze zur Selektion und Optimierung vorhandener Ressourcen (Stärkung und Nutzung vorhandener Ressourcen) sowie zur Kompensation dauerhafter Einschränkungen und Behinderungen anbieten (Baltes u. Carstensen 1996). Dazu schlagen wir eine Reihe von Übungen vor, die bereits Verhaltensänderungen oder aber Lösungsvorschläge enthalten; sie sind in Tabelle 8-1 aufgeführt. Diese Strategien können in der Kli-

Tab. 8-1   Interventionspool für Verhaltensänderungen und Lösungen

Methode und Zeit	Interventionen	Hilfsmittel
Übung (5 min)	• Rückgriff auf den Lösungskoffer: Sammeln	• Metaplantafel/Patientenblatt (s. Patientenblatt 2 im Anhang)
Vortrag bzw. Übung (30 min)	• Einführung Entspannungsverfahren – Progressive Muskelentspannung – Igelmassage	• Instruktion • Igelbälle
Vortrag und Übung (30 min)	• Kognitive Umstrukturierung: Lebenskreis – Vorstellen und Einzelarbeit – Diskussion, Veränderung der Wertungen – Beginn von Lösungsideen (→ Aktionsplan)	• Lebenskreise (s. Patientenblatt 8 im Anhang) • Lösungskoffer
Transfer (30 min)	• Ressourcenaktivierung • Vornehmen positiver Aktivitäten • Mitbringen eines Souvenirs • Effektivitätsanalysen • Umbenennen ungünstiger Einstellungen • Selbstfürsorge • Achtsamkeit: Augenblick statt Zukunft • »Fünf Dinge, die ich an mir mag und schätze« (Ressourcenaktivierung)	• Aktionsplan (s. Patientenblatt 9 im Anhang) • Tagebücher (s. Patientenblatt 5 im Anhang) • »Fünf Dinge, die ich an mir mag und schätze« (s. Patientenblatt 7 im Anhang)
Erklärung und Übung (50 min)	• Aktionsplan	• Aktionsplan (s. Patientenblatt 9 im Anhang)
Übung bzw. Hausaufgabe	• Einzelarbeit: Ausarbeiten eines Aktionsplans • Einbau von Selbstbelohnung • Evtl. Hausaufgabe für die nächste Woche	• Aktionsplan (s. Patientenblatt 9 im Anhang)

nik im Regelfall nicht vertiefend bearbeitet, sondern nur angedacht und geplant werden; man übergibt sie dann den Patienten zur eigenverantwortlichen Weiterführung. In der Einzeltherapie fängt hier oftmals erst die Hauptarbeit an.

8.1   Entspannungsverfahren

Im Folgenden stellen wir »Progressive Muskelentspannung« und »Igelmassage« als körpernahe Wahrnehmungs- und Entspannungsmethoden vor; »Achtsamkeit«, die hier auch wieder zum Einsatz gelangt, ist schon oben unter »Rahmeninterventionen« (Kap. 5.2) beschrieben worden. Die Übungen der progressiven Muskelentspannung oder Igelmassage konnten wir gut mit dem Konzept der Angstwahrnehmung, -konfrontation und -nutzung verbinden. Es sind aber auch viele andere Methoden denkbar und anwendbar, wie z. B.

* Feldenkrais-Übungen,
* Yoga,
* Atemmeditationen,
* Qigong und
* Tai-Chi.

Häufig finden auch Imaginations- und Visualisierungsverfahren hilfreiche Anwendung, wie z. B. die Imagination von »guten, effektiven Immunzellen im Kampf gegen die fordernden Krebszellen« (z. B. Simonton et al. 1981). Wir beschränken uns hier auf gut handhabbare Möglichkeiten zum Umgang mit und zur Nutzung der Angst und präsentieren entsprechende Methoden.

8.1.1   Konzeptionelle Überlegungen

Achtsamkeits- und Entspannungsverfahren werden aus verschiedenen Gründen eingeführt:
* Entspannungsübungen speziell bieten eine geeignete Unterbrechung und Erholung vom bisher anstrengenden Therapieablauf, indem Patienten nun statt Anspannung tiefes körperliches Wohlbefinden erleben können.
* Alle Übungen können im Sinne einer Gegenkonditionierung und Desensibilisierung bei der Angstkonfrontation eingesetzt werden. Vielleicht kann in besonderem Maße die Igelmassage ein angenehmes, positives Körpererleben anstoßen oder reaktivieren.
* Entspannungsverfahren sind darüber hinaus geeignet, Unterscheidungswahrnehmung zu leisten, z. B. eine Differenzierung zwischen Krankheitssymptomatik und Angsterregung (z. B. Hypoglykämiesymptome bei Diabetes mellitus, Entzündungsschmerz bei Rheuma, Bluthochdruck bei Herz-Kreislauf-Patienten).

8.1.2 Instruktion: Progressive Muskelentspannung nach Jacobson

Den Patienten werden Überlegungen zum Sinn und Nutzen von Entspannungsverfahren vermittelt: »Wir werden Ihnen im Laufe des Seminars einige Übungen zur Entspannung vorstellen:

* Entspannungsverfahren sind zunächst eine Möglichkeit der geleiteten Körperwahrnehmung, mittels derer Sie Ihren Körper in angenehmer Weise kennenlernen können.
* Gleichzeitig ist körperliche Entspannung und Achtsamkeit auch ein Anti-Angst-Mittel. Sie können nicht gleichzeitig entspannt sein und starke Angst erleben. Mit Entspannungsübungen werden Sie deshalb besser in der Lage sein, die Angst als kurzen Hinweis auf eine mögliche Bedrohung zu nutzen, ohne sich von ihr überwältigen zu lassen.
* Schließlich sind Entspannungsverfahren auch erfolgreiche Techniken, um Schmerzen zu vermindern, z. B. beim Gynäkologen oder bei einem Arthritis-Schub.«

Die Patienten werden darauf hingewiesen, dass Übung die Entspannungsfähigkeit zunehmend und deutlich verbessert und dass sie daher die Entspannungstechniken zuhause weiterführen sollen, vielleicht sogar zusammen mit ihrem Partner.

Die progressive Muskelentspannung ist eine Entspannungstechnik ähnlich dem autogenen Training. Anders als dort wird die Entspannung nicht durch Vorstellung herbeigeführt, sondern dadurch, dass jeweils abwechselnd bestimmte Muskelgruppen kurz angespannt und dann wieder entspannt werden. Dadurch hat die progressive Muskelentspannung (PME) für die Alltagsanwendung einige Vorteile:

* PME ermöglicht Tiefenentspannung ohne große Vorstellungs- oder Konzentrationsleistung.
* Wie bei einem Pendel gelingt es oft gut, die Muskelentspannung im Gegenausschlag zur Anspannung weiter zu vertiefen.
* Durch die besondere Aufmerksamkeit, die man während der Übung der Anspannung sowie der Entspannung der Muskeln widmet, gelingt es auch im Alltag oft gut, Anspannung rechtzeitig zu erkennen und darauf – wie bei der Übung – mit Entspannung zu reagieren.
* Teilübungen lassen sich in vielen Alltagssituationen leicht durchführen: Beispielsweise kann eine kurze Schulter-Nacken-Anspannung und -Entspannung im Bus, Kaufhaus oder Büro gut eingesetzt werden.
* Im Anhang findet sich Patientenblatt 10 mit Literaturangaben zu entsprechenden Ratgebern. Hier kann nach Bedarf eine passende Entspannungsanleitung gesucht werden.

8.1.3   Instruktion: Igelmassage

Die Igelmassage ist eine Kombination aus Achtsamkeits- und Entspannungs-übung. Die Patienten erleben bewusst und »achtsam« die gegenseitige Körper-massage sowie die sie begleitenden Gefühle und können sich dabei im Regelfall auch entspannen.

Der Therapeut fordert die Patienten auf, sich einen Partner für eine gemein-same Entspannungsübung zu suchen, z. B.: »Suchen Sie sich bitte einen Partner/eine Partnerin in der Gruppe, mit dem/der Sie zusammen eine kleine, angeneh-me Entspannungsübung ausprobieren können. Sie können sich zu der Übung je-weils abwechselnd auf den Boden legen (soweit Matten oder Decken vorhanden sind!) oder sich gegenüber auf Stühle setzen.«

Die Therapeuten verteilen an jedes Übungspaar einen »Igelball«, das sind kleine Gummibälle mit Noppen. Die Partner werden aufgefordert, sich nachein-ander gegenseitig mit dem Ball den Rücken in kleinen kreisenden Bewegungen zu massieren, z. B.: »Ich verteile an jedes Paar einen kleinen Ball mit Gummi-noppen. Jeweils ein Partner drückt einen solchen Ball leicht auf die rechte Schul-ter des Gegenübers und bewegt den Ball mit kleinen kreisenden Bewegungen zur linken Schulter. Dann wiederholen Sie die Massage etwas weiter unten am mittleren Rücken, an der Hüfte, am Po und an den Schenkeln. Die jeweiligen Partner melden bitte zurück, ob ihnen der Druck angenehm ist.«

Nach etwa fünf Minuten wird getauscht und der »Masseur« kommt in den Genuss der Massage.

8.1.4   Reaktionen, Wirkweise und Schwierigkeiten

Nach den Entspannungsverfahren, Massagen und Meditationen sind die aller-meisten Teilnehmer wesentlich ruhiger und gut entspannt, gelegentlich wird tat-sächlich von einer akuten Schmerzreduktion berichtet. Besonders ermutigend erleben die Patienten meist die grundsätzliche Beeinflussbarkeit der Anspan-nung und der körperlichen Reaktionen.

Bei Massageübungen kann es zunächst zu peinlichem Berührtsein – im wahrs-ten Sinne des Wortes – kommen. Wenn das Peinliche benannt werden kann, dient dies nicht nur als gutes Modell zum Umgang mit Emotionen, sondern es verliert sich auch schnell und die Teilnehmer erleben die gegenseitige Massage als große Bereicherung.

Bei konzentrativen Entspannungsübungen kann es gelegentlich zu einer be-drohlich erlebten Verstärkung bestimmter Körperempfindungen kommen, wie z. B. Herzklopfen. Solche Reaktionen müssen erfragt werden, um den Teilneh-mern weitere Instruktionen zur »gelassenen« Beobachtung zu geben. Höchst selten kommt es zu Panikreaktionen. Solche Patienten sollen beobachtend teil-nehmen dürfen und der Therapeut sollte mit ihnen diskutieren, ob eine weiter-führende Therapie nötig sein könnte.

Das Anspannen bestimmter Muskelgruppen ist bei manchen Erkrankungen schwierig, schmerzhaft oder kontraindiziert. Hier ist der »Body-Scan« – das konsekutive Atmen in alle einzelnen Körperregionen von den Zehen bis zum Kopf – wie er im Rahmen der achtsamkeitsorientierten Mediationstherapie von Jon Kabat-Zinn praktiziert wird, besser (Kabat-Zinn 2006).

Besonders bei den Achtsamkeitsübungen fällt es Patienten manchmal schwer, im Augenblick zu bleiben und dies ohne Bewertung zu tun, also auch Gefühle und Empfindungen nicht zu bewerten. In einem solchen Fall können die Therapeuten im Sinne der »Achtsamkeit« diese Schwierigkeit modellhaft »achtend da sein lassen«, also z. B.: »Ah, ja, Sie bemerken, dass das gar nicht so einfach ist, aha …«.

8.2 Ressourcenaktivierung: Fünf Dinge, die ich an mir mag und schätze

Die Angst nutzbar zu machen, heißt natürlich letztlich, dass sie nur eine punktuelle Bedeutung im Erleben bekommen soll. »Das Eigentliche« sollen ja auch nach einer solch intensiven Beschäftigung nicht die Angst und nicht die Erkrankung sein, sondern »das Leben« insgesamt. Wir wollen also Patienten den Zugang zu eigenen Ressourcen in Erinnerung bringen, ihn wiederentdecken lassen oder manchmal auch erst eröffnen. Dazu wird im Klinik-Setting nicht viel Raum bleiben, deshalb muss der Ansatz umso deutlicher erfolgen. In Einzeltherapien schadet die Deutlichkeit auch nicht, aber wir werden viel mehr Zeit für die Ausarbeitung haben.

8.2.1 Konzeptionelle Überlegungen

Da sich das Seminar/die Therapie überwiegend mit eher »schweren« Themen beschäftigt, ist es immer wieder notwendig,
- ausgleichend Leichtigkeit und Lebensfreude unterzubringen,
- sich der eigenen Stärken zu erinnern und
- ein »Gegengewicht« gegen Angst und Belastungen aufzustellen.

Eine zentrale Technik ist das Selbstlob und die Selbstanerkennung. Das führt nicht nur zu höherem Selbstrespekt, sondern macht auch unabhängiger vom Lob anderer. Schließlich ist das Selbstlob wichtig, um über oft schwere Übungsphasen hinwegzukommen, solange bis sich die heilende Wirkung der Übungen von selbst entfaltet.

8.2.2   Instruktion

Die Teilnehmer werden aufgefordert, im Stuhlkreis der Reihe nach fünf Eigenschaften, Leistungen oder Fähigkeiten zu überlegen, zu notieren (Patientenblatt 7 im Anhang) und zu nennen, die ihnen an sich selbst gefallen und die sie an sich mögen, z. B.: »Wir haben nun auch viel darüber gesprochen, was Sie vielleicht fürchten oder an sich nicht mögen. An dieser Stelle wird es Zeit, dass Sie sich auch einmal Ihrer persönlichen Stärken und Ressourcen bewusst werden und sich selbst und anderen gegenüber offen – und vielleicht sogar ein bisschen protzend – darstellen. Ich bitte Sie deshalb, überlegen Sie sich jeder kurz fünf Eigenschaften, Leistungen oder Fähigkeiten, die Sie an sich selbst mögen, die Ihnen gefallen und auf die Sie stolz sind. Anschließend werden bitte alle der Reihe nach diese gelobten Eigenschaften oder Fähigkeiten auch nennen, offen und ernsthaft, so dass wir Ihnen auch glauben mögen, dass Sie diese Eigenschaften an sich schätzen.«

Erklärt wird – wenn nötig –, dass anders als im Sprichwort »Eigenlob stinkt«, ernsthaftes Eigenlob überhaupt nichts Anrüchiges ist, sondern im Gegenteil Selbstsicherheit und Respekt vor sich selbst vermittelt; diese stehen als wichtige Voraussetzungen immer vor dem Respekt der anderen: Nur wer sich selbst mag, wird anerkannt und kann Anerkennung aussprechen. Selbstlob macht darüber hinaus ein Stück unabhängig vom Lob anderer – was für manche Veränderungen im Alltag notwendig werden kann, die vielleicht gegen äußere Widerstände eingeführt werden müssen. Und schließlich müssen wir gelegentlich »Übungs-Durststrecken« mit viel Eigenlob überwinden, bis sich die Erfolge einstellen.

Teilnehmer zieren sich manchmal am Anfang: Sie wollen nicht eitel erscheinen, sagen, fünf Eigenschaften seien zu viele, ihnen fielen nur zwei ein, etc. Der Therapeut besteht darauf, dass jeder fünf oder sogar noch mehr Eigenschaften nennt; hier lassen wir nur die Zeit für fünf – letztendlich könnte die Liste jedoch endlos sein. Weiter weist der Therapeut darauf hin, dass die Teilnehmer in schwierigen Lebenssituationen ihre Ressourcen und Fähigkeiten kennen müssen und auch sofort darauf zurückgreifen können sollten. »Daher werden wir hier solange zusammen sitzen bleiben, bis jeder seine fünf Eigenschaften genannt hat.«

Bei besonders schwerfälligen Gruppen kann der Therapeut zunächst selbst als Modell fungieren: »Also ich z. B. bin sehr stolz darauf, dass ich mit meinem Sohn gestern ruhig und gelassen Mathe gelernt habe, obwohl er so schlecht vorbereitet war; des Weiteren finde ich gut an mir, dass ich über vieles lachen kann …«.

8.2.3   Reaktionen und Wirkweise

Einmal angefangen, macht die Übung eigentlich allen Teilnehmern Spaß. Sie stellen dabei vor allem erstaunt fest, dass das Hören von Eigenlob bei anderen

– soweit es ernsthaft und nicht kokett vorgetragen wird – durchaus nichts Eitles oder Peinliches hat und den anderen sogar sympathisch macht. Zur Nachbesprechung können die Teilnehmer noch einmal aufgefordert werden, zu reflektieren, wo sie im Alltag in ähnlicher Weise bereits auf solche inneren Ressourcen zurückgegriffen haben. Auch kann der Therapeut zur Bestätigung im Verlauf des Seminars immer wieder einmal einzelne solcher Nennungen aufgreifen (»Sie hatten ja gesagt, dass das ›Mit-anderen-in-fröhlicher-Runde-Sein‹ tatsächlich etwas Wertvolles ist. In dieser Situation kann es Ihnen also auch helfen.«).

8.3   Kognitive Umbewertung: Lebenskreis/Lebensbereiche

8.3.1   Konzeptionelle Überlegungen

Kognitive Umbewertungen haben schon an vielen Stellen stattgefunden, z. B. ist die Angst von einer negativen, selbst bedrohlichen Emotion zu einer positiven Kraft umdefiniert worden. Im lösungsorientierten Teil soll durch Umbewertung vor allem die Fokussierung auf »Schwere« und »Last« durch die Erkrankung neutralisiert werden. Dazu werden die Patienten aufgefordert, Lebensbereiche einzelnen Stücken eines »Kuchenkreises« zuzuordnen. Die Übung soll

* den Blick öffnen für wichtige Lebensbereiche, die bei der Beschäftigung mit der Erkrankung vielleicht in den Hintergrund geraten sind,
* den Wert »körperliche Gesundheit« relativieren als einen wichtigen, aber nicht den einzigen Wert im Leben,
* veränderungsmotivierend wirken, indem sie positive Perspektiven in den Mittelpunkt rückt und
* die Planung der Verhaltensaufträge und Veränderungen (Aktionspläne) nach dem Seminar vorbereiten, indem die verschiedenen Alltagsbereiche überblickt werden.

8.3.2   Instruktion

Eine mögliche Intervention dazu (neben anderen wie z. B. Impact-Methoden) ist die sichtbare Aufteilung verschiedener Lebensbereiche in einer Art »Soll-Ist-Kuchendiagramm« (siehe Patientenblatt 8 im Anhang): Es sollen entweder vorgegebene Lebensbereiche (z. B. Familie, Freunde, Freizeit, Beruf, Krankheit) oder zusammen mit den Patienten gesammelte Bereiche in einem Kreis segmentweise verteilt werden. Im Sinne einer Bestandsaufnahme »für den Moment« werden die Segmente zunächst in einen ersten Kreis eingezeichnet. Daran anschließend werden für einen Ist-Soll-Vergleich in einem zweiten Kreis diese Segmente so

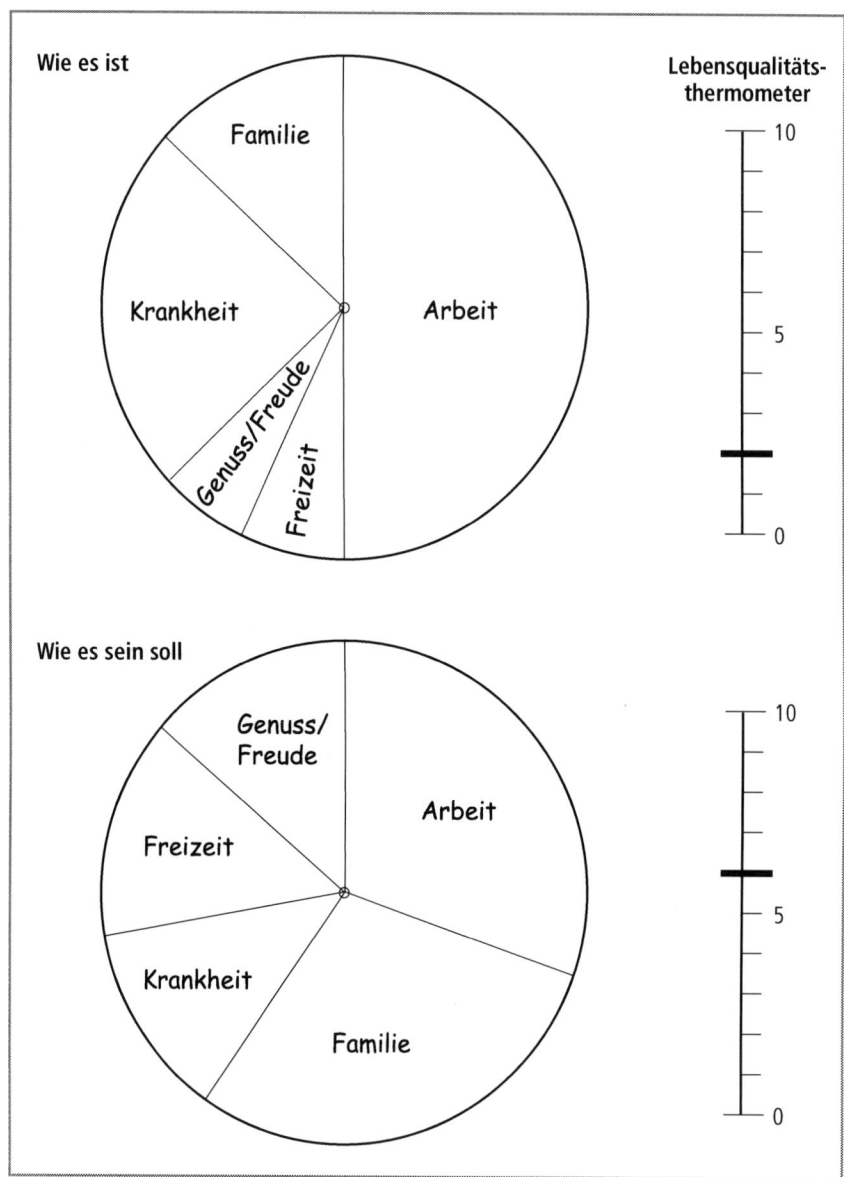

Abb. 8-1   Beispiel einer Lebenskreis-Arbeit (Rheumapatient)

verändert, wie es dem Wunsch des jeweiligen Patienten entspricht. Sie können
die Übung mit folgenden Worten einführen:

»Sie haben hier nun ein Blatt mit zwei Kreisen vor sich. Nehmen Sie sich bitte
fünf Minuten Zeit, um über die unterschiedlichen Bereiche und Aspekte Ihres
Lebens nachzudenken, und zeichnen Sie dann, jeder für sich und ganz nach ei-

genem Gutdünken, Segmente in den oberen Kreis, die den Platz repräsentieren sollen, den jeder Lebensbereich jetzt im Augenblick in Ihrem Leben einnimmt.

In den ersten Kreis zeichnen Sie die Segmente so ein, wie die Themen tatsächlich in Ihrem Leben gewichtet sind, z. B. vielleicht für Sie, Herr Mayer, ein relativ großes Feld für ›Beruf‹ und – wenn ich Sie richtig verstanden habe – ein eher kleines für ›Freizeit‹. Gesundheitliche Aspekte können dabei ein eigenes Segment erhalten, vielleicht wählen Sie Körper und Gesundheit als einen Bereich, je nachdem, wie es sich für Sie persönlich darstellt.

In den zweiten Kreis zeichnen Sie bitte dieselben oder auch neue Themensegmente, aber so, wie Sie es sich wünschen, dass die Wichtigkeit verteilt wäre. Sie sagten bereits, Herr Mayer, dass Sie der Familie gerne mehr Raum geben wollen; möglicherweise würden Sie dann dieses Feld im zweiten Kreis vergrößern.«

Im nächsten Schritt stellen die Patienten diese beiden Kreise einander gegenüber, reflektieren über die Unterschiede und schildern besonders die dabei aufkommenden Gefühle. Daraus resultieren ganz selbstverständlich individuelle Veränderungswünsche, die später in Aktionsplänen aufgegriffen werden können.

Abbildung 8-1 zeigt ein Beispiel für eine solche Lebenskreis-Arbeit. In diesem Beispiel hat eine Rheumapatientin die Übung – angeregt durch das Angstthermometer – durch ein »Lebensqualitätsthermometer« ergänzt. Neben dem Kreis »Wie es ist« befindet sich ein Thermometer, auf dem die Patientin ihre aktuelle Lebensqualität auf einer Skala von 0 bis 10 bei 2 festlegt. Sie hat die Vorstellung, dass ihre Lebensqualität mindestens bei 6 Punkten auf dem Thermometer liegen könnte, wenn sie es schafft, den Kreis »Wie es sein soll« im Alltag umzusetzen. Besonders wichtig ist ihr, weniger Zeit und Energie auf die Krankheit und die Arbeit zu verwenden und mehr für Familie, Genuss und Freizeit.

8.3.3   Reaktionen, Wirkweise und Schwierigkeiten

Diese Übung zeigt den Teilnehmern oft überraschend, wie relativ übergewichtet das Thema Gesundheit/Krankheit tatsächlich ist. Die Übung macht in heilsamer, handlungsfördernder Weise deutlich, in welchen Bereichen bisher Wünsche offen geblieben sind oder wo Veränderungen anstehen.

Wenn gelegentlich Traurigkeit aufkommt, weil vielleicht einseitige oder reduzierte Lebensbedingungen bemerkt werden, muss der Therapeut in der Lage sein, diese auszuhalten und begleitende Gefühle zuzulassen (Modell und Anweisung für »Achtsamkeit« siehe Kap. 5.2 und »Gefühle nutzen« siehe Kap. 6.2, 7.1). In jedem Fall macht auch ein schweres Trauer- oder Angstgefühl über Defizite und Begrenzungen deutlich, dass hier ein noch nicht gelebter Handlungsbedarf besteht. Die Anerkennung der Realität wird hier oft in Motivation münden.

Fallbeispiel D (Fortsetzung): Darmkrebs mit Metastasen

Patientin: »Wenn ich den Krebs gar nicht loswerde, wozu mache ich dann all das, wozu quäle ich mich dann mit der Operation und noch einer Chemo und noch einer Chemo …?«

Therapeut: »Schlimmstenfalls?«

Patientin: »Schlimmstenfalls muss ich sterben.«

Therapeut: »Ja, wozu machen Sie das dann? Haben Sie Vorstellungen davon, aufzuhören, nichts mehr zu machen? Vielleicht lieber gleich zu sterben? Sie hatten ja gesagt, wenn liebe Menschen vor Ihnen stürben, wäre das für Sie so unerträglich, dass Sie lieber selber sterben wollten, bevor Sie den Abschied aushalten wollten.«

Patientin: »Ich denke mir das – aber nein, nein, natürlich mache ich weiter, auch wenn es so schwer ist.«

Therapeut: »Wozu? Wozu wollen Sie – oder ein Teil von Ihnen – dann doch weitermachen (Anmerkung: eine andere Variante des ›schlimmsten Falls‹)?«

Patientin: »Es ist ja immer noch Hoffnung da.«

Therapeut: »Aber Hoffnung worauf? Wenn es jetzt nur noch um Abschied und Sterben geht?«

Patientin (überlegt lange):   »… Es gibt ja so viele Augenblicke, die auch schön sind. Auch wenn ich noch so viel wollte (Rückbezug auf eine frühere Lebenskreis-Übung), was vielleicht nicht mehr geht …«

Patientin (weint):   »Aber doch will ich weitermachen. Ich habe ja auch so viel Schönes erfahren, die Liebe und die Zuwendung meiner Familie, und auch mein Freund, dass er so ausgehalten hat und immer noch da ist, das ist doch schön …«

An dieser Stelle beginnt die eigentliche Arbeit zu den Zielvorstellungen. Die Patientin kann nun konkrete Überlegungen anstellen, was sie verändern möchte. Sie tut dies in diesem Fall erst in einer der folgenden ambulanten Sitzungen.

> »Jetzt nach zwei Jahren – wiederholt hier in der Reha – muss ich mit Erstaunen feststellen, dass das Erschrecken über die Krankheit einer gewissen Gelassenheit gewichen ist. Im Vergleich mit Patienten, die erst vor kurzem ihre Diagnose erfahren haben und darüber sehr niedergeschlagen sind, habe ich mich mit meiner Krankheit arrangiert, sie gehört irgendwie zu meinem Lebens dazu; ich habe meine Grenzen der Belastung und Kräfte akzeptiert – meistens.«

Einige Schwierigkeiten, die sich bei der Erstellung des Lebenskreises ergeben können, und mögliche Lösungsansätze sind in Tabelle 8-2 aufgeführt.

Tab. 8-2 Interventionsmöglichkeiten bei Schwierigkeiten bezüglich des Lebenskreises

Schwierigkeit	Intervention
Geringer Differenzierungsgrad	Feststellen, Ausdifferenzieren, Einführen von Wünschen, Bescheidenheit in den therapeutischen Erwartungen.
Peinliche Vergleiche oder Konkurrenzvergleiche, z. B. hat jemand nur wenige Lebensräume oder – im Gegenteil – »protzt« über Möglichkeiten	Stehen lassen und Mut machen; die Besonderheit bemerken und wertschätzen.

8.4 Verhaltensänderung: Aktionsplan

8.4.1 Konzeptionelle Überlegungen

Ein zentraler Teil des Seminars besteht in der »Nutzung« der Angst. Die Teilnehmer stellten sich im Verlauf schon die Frage, welche mögliche Bedrohung die Angst benennt. Die weiterführenden Fragen sind nun, wie die Betroffenen mit der Bedrohung umgehen wollen, in welcher Weise sie vielleicht vorbeugen können und welche Veränderungen insgesamt notwendig und wünschenswert sind. Das heißt, nun wird nach zielorientierten Handlungsanweisungen aus dem Signal der Angst heraus gefragt. Bereits während der ersten Expositionen, spätestens aber innerhalb des letzten Therapieabschnitts (in der Gruppe: innerhalb der letzten einhalb Therapiestunden) wird daher der Aktionsplan (Abb. 8-2, S. 182 und als Patientenblatt 9 im Anhang) ausgeteilt. Im Aktionsplan planen die Patienten, welche einzelnen Schritte ihrer Vorsätze sie nach dem Seminar/in oder nach der Therapie tatsächlich umsetzen. Die Therapie wird damit sozusagen über das Kursende hinaus verlängert. Damit kann ein Transfer der gelernten Techniken unterstützt werden.

8.4.2 Instruktion

Je nach Gruppengröße arbeitet der Therapeut nun mit der gesamten Gruppe oder lässt Kleingruppen bilden; in der Einzeltherapie arbeitet der Patient alleine bzw. zusammen mit dem Therapeuten. »Setzen Sie sich bitte in Zweiergruppen zusammen. Sie haben im Lösungskoffer schon viele Lösungen für die verschiedensten Belastungssituationen gesammelt und die allermeisten von Ihnen haben in den Übungen ›Schlimmstenfalls‹ und ›Lebenskreise‹ Verschiedenes geplant, was sie in ihrem Alltag vielleicht verändern möchten.«

Aktionsplan

- Meine größte Angst:

  _____

- Meiner größten Angst möchte ich begegnen:

  _____

  – Wie reagieren andere auf eine solche Bedrohung?

  _____

  – Was möchte ich dann am allerliebsten können?

  _____

  – Wie kann ich mich vorbereiten?

  _____

  – Wie kann ich vorbeugen?

  _____

- Ziel 1:

  _____

- Ziel 2:

  _____

- Ziel 3:

  _____

- Was muss ich genau tun?

  _____

- Ich nehme mir für heute vor:

  _____

- Zeitplan:
  – Morgen

  _____

  – Nächste Woche

  _____

  – Nächsten Monat

  _____

  – In der Zeit danach

  _____

- Für jeden neuen Versuch mache ich mir eine Freude:

  _____

Abb. 8-2   Patientenblatt 9: Aktionsplan

Die Übung enthält folgende Teile:

- Jeder Patient beschäftigt sich alleine mit seinen Zielen und Veränderungs-möglichkeiten. Er wählt für sich aus, welche Ziele er anstrebt und welche konkreten Schritte dazu notwendig werden. Schließlich überlegt der Patient genau, wie er diese Schritte in seinem Alltag umsetzen möchte.
- Beispiel: »Gleich nach der Stunde rufe ich meine Frau an und frage, wann sie mich wieder besucht. Ich überlege mir, wie ich das bisher vermiedene Gespräch gestalten möchte; vielleicht schmücke ich dazu den Tisch in meinem Zimmer, lasse Kaffee kommen. Wie beginne ich das Gespräch; wenn sie weint (schlimmstenfalls), wie will ich dann reagieren …«
- Entweder der Therapeut (Einzelbehandlung) oder ein Partner aus der Gruppe nimmt die Rolle des *Advocatus Diaboli* ein (besonders wirksam, wenn zwei oder drei Personen aufgestellt werden) und hinterfragt kritisch den Realitätsgehalt der Ziele und die tatsächlichen Möglichkeiten der Umsetzungspläne.
- Wenn die Pläne sukzessive realitätsgerecht angepasst wurden und der kritischen Prüfung standgehalten haben, werden sie mit Zeitplan auf dem Aktionsplan fixiert. Der erste Schritt soll dabei möglichst zeitnah nach dem Therapieende einsetzen bzw. in der Einzeltherapie womöglich gleich nach der Sitzung. Je früher eine Umsetzung stattfindet, desto höher sind die Erfolgsaussichten.
- Schließlich legen die Patienten fest, wie sie ihr Engagement würdigen können, wie sie unabhängig vom Lob und der Wertschätzung anderer solche Mühen durchhalten und sich ganz persönlich eine Freude machen können. Damit wird das Selbstverstärkungsprinzip in der Selbstkontrolle eingeführt (Rückgriff auf Selbstlob, evtl. aber auch Suche nach geeigneten »Selbstbelobigungen« oder Verstärkern).

8.4.3 Reaktionen, Wirkweise und Schwierigkeiten

Diese Übung hilft den Patienten ganz entscheidend, die Erfahrungen aus der Gruppe im Alltag umzusetzen. Wichtig ist dabei die Anleitung, dass selbst wenn der in der Therapie ausgearbeitete Plan zu keinem befriedigenden Ergebnis führt, er ein grundsätzliches Modell für Veränderung überhaupt ist. Die Patienten erleben hier ein hohes Ausmaß an Selbsteffizienz und Kontrolle, was viel Unsicherheit reduzieren kann.

Fallbeispiel D (Fortsetzung): Darmkrebs

Patientin:　»Also ich habe das tatsächlich ausprobiert und richte mich jetzt wirklich mehr nach mir. Beispielsweise werde ich nicht mehr so nervös, wenn mich jemand fragt, wie es mir geht. Und ich will auch nicht mehr verheimlichen, dass ich Krebs habe. Wer es nicht aushält, braucht ja nichts mit mir zu tun haben. Aber ich will jetzt mehr bei mir bleiben. Ich kann mich nicht um all die komischen Gefühle der anderen kümmern.«

Tab. 8-3　Interventionsmöglichkeiten bei Schwierigkeiten bezüglich des Aktionsplans

Schwierigkeit	Intervention
Unrealistische Ziele, z. B.: »Ich will die Krankheit wegbekommen.«	Evtl. in die Konfrontation »Schlimmstenfalls und was dann« zurückgehen; u. U. kann – wenn Zeit dafür ist – auch ein entsprechender Aktionsplan genau dafür ausgeführt werden, immer verknüpft mit der Aussicht, dass das vielleicht gar nicht gehe, aber eine Planung dafür »rechtens« sei.
Undifferenzierte Schritte: »Ich will alles tun, ich werde auf meine ›innere Stimme‹ hören.«	Achtsamkeit üben: »Woran genau merken Sie, was Ihre innere Stimme wünscht? Welchen Teil davon möchten Sie vielleicht als erstes umsetzen?«
Selbstbelohnung macht Angst, ist peinlich und wird nicht durchgeführt	Evtl. auch einmal paradox intervenieren: »Vielleicht sollten Sie das tatsächlich ohne jede Selbstermutigung und ohne jede Selbstbelobigung hinbekommen. Möglicherweise sollten Sie sogar besonders kritisch sein, damit Sie auch jeden Einwand und jeden Fehler ausräumen: Vielleicht machen Sie tatsächlich zunächst eine Liste der möglichen Fehler und wir werden Ihnen dann dabei helfen, diese zu ergänzen … «.
Zukunftsperspektiven sind sehr begrenzt (und das ist meist peinlich)	Vgl. Fallbeispiel D »Wozu tue ich das?«, Kap. 8.3.3: Der Therapeut muss die Peinlichkeit und die Trauer darüber aushalten, dass es vielleicht nicht mehr viel gibt – solange, bis der Patient sich in die Dinge findet, die ihm dann immer noch wichtig sind, es gibt eigentlich fast immer welche. Tatsächlich aber gibt es sehr vereinzelt auch Menschen, die dann gerne vorzeitig mit dem Leben abschließen möchten, z. B. bei einer sehr langwierigen und schmerzhaften Erkrankung. Glücklicherweise ist das selten. Wir als Therapeuten stellen das dann achtend fest.
Bedrohungen bleiben aktuell sehr belastend	Der Therapeut gibt nicht auf und besteht mindestens auf einem Konzept, wie mit der Dauerbedrohung umzugehen sei; Achtsamkeit üben!

Hier beginnt die Patientin auszuformulieren, in welchen Situationen sie konkret etwas verändern möchte, z. B.

- ihren Krebs nicht mehr zu verheimlichen, wie es bei Gelegenheit schon vorgekommen ist,
- sich nur noch mit Menschen zu treffen, die signalisieren, dass sie ihre Erkrankung aushalten,
- sich auf bestimmte Auseinandersetzungen nicht einzulassen,
- weniger eifersüchtig zu sein und
- stattdessen mehr Gemeinsamkeiten zu leben.

Einige Schwierigkeiten während der Bearbeitung des Aktionsplans und mögliche Lösungsansätze sind in Tabelle 8-3 dargestellt.

8.5 Souvenir: Etwas mitbringen, das das neue Verhalten abbildet oder für das Neue spricht

8.5.1 Konzeptionelle Überlegungen

Der Therapeut kann die Übung »Ein Souvenir zur Arbeit an der Progredienzangst« als Abschlussübung sowie als Auflockerung während der Therapie einsetzen. Sie ist besonders gut geeignet, die Teilnehmer zu einer deutlichen Wertschätzung sich selbst gegenüber und gegenüber ihren »neuen Möglichkeiten« zu führen und sich darüber zu freuen. Damit wird bereits noch während des Seminars die Umsetzung der gelernten Techniken angestoßen und vielleicht auch durchgeführt; die Teilnehmer nehmen neben dem Lösungskoffer auch noch ein konkretes Ding – ein Sinnbild – für die Veränderung mit nach Hause.

Hier kann speziell auch auf die Möglichkeit und Wirkung von »guten Düften« hingewiesen werden. Düfte haben sich in der Angstdesensibilisierung generell und zur »Selbstkonditionierung« im Besonderen bewährt (Hanisch 1993). Sie können daher nicht nur als Souvenir (Parfümflakon, Blüte, Seife etc.) mitgebracht werden, sondern auch bei wiederkehrenden Konfrontationsübungen zuhause und außerhalb der Klinik übend eingesetzt werden.

8.5.2 Instruktion

»Sie haben sich nun im Aktionsplan (oder bereits vorher zur Lebenskreis-Übung oder in den Expositionen) etliches überlegt, was Sie im Alltag konkret verändern wollen, um Ihre Angst vor Progredienz effektiv zu nutzen. Ich möchte nun, dass Sie alle irgendetwas, das diese Veränderung oder Ihre Arbeit daran versinnbildlichen kann, in die nächste Sitzung mitbringen. Das kann ein Buch sein, das Sie erstmals nach zehn Jahren sich gestatten zu lesen, das kann eine Kinokarte sein, ein Bild vom Friseur, ein Duft, eine Pflanze, ein Überraschungsei, dessen Figur Sie immer mit dem hier Gelernten in Verbindung bringen können …«.

8.5.3 Reaktionen und Wirkweise

Die Teilnehmer sind im Regelfall sehr froh, diese Übung gemacht zu haben – die unterschiedlichen, oft sehr bezeichnenden »Versinnbildlichungen« geben allen Teilnehmern große Hoffnung, dass sie auch im Alltag, außerhalb der »Schulstunden«, etwas ändern können.

8.6   Transfer

8.6.1 Konzeptionelle Überlegungen

Immer wieder im Laufe der Therapie werden wir bemüht sein, nicht nur übungsweise die Techniken durchzuführen, sondern den Patienten die Techniken auch für den Alltag, in unterschiedlichen Anforderungen und Gegebenheiten, zugänglich zu machen. Die Übertragung diverser Techniken auf den Alltag hat sich als wesentlich für eine nachhaltige Verbesserung erwiesen.

8.6.2 Instruktion

In den Aktionsplänen konnten wir bereits die konkrete Technikumsetzung vorbereiten. Wir können Patienten nun direkt instruieren, wie sie z. B. die Methode der Achtsamkeit oder des »schlimmsten Falls« im Alltag umsetzen können. Ohne hier eine spezielle Anleitung geben oder sich auf bestimmte Teile der Auseinandersetzung mit der Angst beziehen zu wollen, scheint uns diese Verankerung im Alltag eine wichtige Voraussetzung für den konkreten Einsatz der Techniken zu sein.

Zum Abschluss – erst wenn mit einer deutlich verbesserten und zustimmenden Haltung des Patienten gerechnet werden kann – wird das Vorgehen nochmals reflektiert und als Technik für weitere Übungssituationen im Lösungskoffer festgehalten. Patienten können dann für sich sammeln, welche Ansätze für sie besonders praktikabel und hilfreich waren.

8.6.3 Reaktionen und Wirkweise

Dazu wollen wir zum Abschluss nur das Beispiel einer Patientin geben, die die Technik des »schlimmsten Falls« zwar anwendet, dies aber zunächst gar nicht bemerkt, ja sogar verneint hat.

Fallbeispiel D (Fortsetzung): Darmkrebs, sechs Wochen nach der zentralen Angstkonfrontation

Patientin: »Jetzt sind es auch gute Nachrichten. Die Chemo schlägt wohl an, die Tumore sind kleiner geworden und der Arzt sagt, das sei sehr gut, er hätte das nach sechs Wochen selbst nicht erwartet, er habe selten so einen guten Erfolg gesehen. Die Tumoren hätten sich schon in eine Art Zyste verwandelt.

Ich persönlich glaube auch daran, dass der Krebs wieder weggeht. Ich vertraue da drauf. Ich habe auch ein Buch gelesen, das von einer Frau geschrieben wurde, die selbst Krebs hatte und geheilt wurde (Eva-Maria Sanders: Leben! Ich hatte Krebs und wurde gesund. München: Nymphenburger 1997). Und die sagt, dass Ängste einen nur blockieren. Und gar nicht weiterführen.

Ich habe jetzt auch keine Angst mehr. Ich habe mich ja jetzt entschieden, ich mache die Behandlung und glaube daran, dass sie wirkt.

Klar, jetzt vor der CT kommt die Angst schon wieder. Da waren schon Gedanken wie: Was passiert, wenn doch was ist, wenn doch was kommt. Nee, sagte ich mir, sei rational, dir geht es ja gut. Aber was, wenn doch (unterbricht sich eine Sekunde lang …) … dann muss ich den Arzt eben fragen, was dann!«

Therapeut: »Nun, Sie sind jetzt auch bereit, sich den Fragen der Angst zu stellen, sofort und ohne langes Vermeiden, Verschieben, Verzögern …«

Patientin: »Aber ich glaube jetzt an mich und habe keine Angst mehr.«

Therapeut: »Weil Sie sich die Fragen beantwortet haben. Erinnern Sie sich, wie Sie vor sechs Wochen sagten ›schlimmstenfalls geht mir die Luft aus – schlimmstenfalls weiß ich gar nicht mehr, ob ich weitermachen kann …‹. Damals haben Sie sich der Angst gestellt und haben gefunden, dass die kleinen Dinge des Lebens Ihnen so wertvoll sind, dass es sich eben doch rentiert. Sie haben sich für die Behandlung entschlossen, weil Sie sich für das Leben entschieden haben.«

Die Patientin strahlt.

Therapeut: »Aber auch jetzt stellen Sie sich sofort. Wir können das beobachten. Sie fragen sich, was ist, wenn das CT doch etwas zeigt. Und Sie wollten erst abwiegeln, ›nee – sei rational‹, aber die Frage blieb, die Angst blieb: ›Was ist, wenn doch?‹. Und dann sind Sie hergegangen und haben einen Moment lang überlegt – das ging ganz schnell – und sich eine Antwort gegeben: ›Dann muss ich den Arzt eben fragen‹.

Damit – und erst damit – können Sie die Angst beiseite stellen. Wenn die Frage unbeantwortet bleibt, ist das Angstbild da und es kann nicht weggehen. Dann blockiert die Angst Sie. Jetzt aber, nach der Antwort, zieht sich die Angst zurück, Sie brauchen sie nicht mehr. Sie haben eine Antwort gegeben – ›notfalls frage ich den Arzt‹ – und können sich um das Leben kümmern. Schön!«

Anhang

Die folgenden Arbeitsmaterialien
für Patienten und Therapeuten
stehen zusätzlich unter
www.schattauer.de/2790.html
als PDFs zum Ausdrucken zur Verfügung.

Progredienzangst-Fragebogen (PA-F)

Im Folgenden finden Sie eine Reihe von Aussagen, die sich alle auf Ihre Erkrankung und mögliche **Zukunftssorgen** beziehen. Bitte kreuzen Sie bei jeder Aussage an, was für Sie zutrifft. Sie können wählen zwischen »nie«, »selten«, »manchmal«, »oft« und »sehr oft«. Bitte lassen Sie keine Frage aus.

Sie werden sehen, dass einige Fragen nicht auf Sie zutreffen. Wenn Sie beispielsweise keine Rentner/in sind, können Sie Fragen zum Beruf eigentlich nicht beantworten. Wir bitten Sie, in diesen Fällen ein Kreuz bei »nie« zu machen.

		nie	selten	manch-mal	oft	sehr oft
1.	Ich habe Sorge, dass ich meinen Hobbys wegen meiner Erkrankung irgendwann nicht mehr nachgehen kann.	☐	☐	☐	☐	☐
2.	Wenn ich an den weiteren Verlauf meiner Erkrankung denke, bekomme ich Angst.	☐	☐	☐	☐	☐
3.	Vor Arztterminen oder Kontrolluntersuchungen bin ich ganz nervös.	☐	☐	☐	☐	☐
4.	Es gelingt mir, gegen meine Angst anzukämpfen.	☐	☐	☐	☐	☐
5.	Ich habe Angst vor Schmerzen.	☐	☐	☐	☐	☐
6.	Wenn ich Angst habe, spüre ich das auch körperlich (z.B. Herzklopfen, Magenschmerzen, Verspannung).	☐	☐	☐	☐	☐
7.	Es hilft mir, wenn ich mich durch angenehme Tätigkeiten von der Angst ablenke.	☐	☐	☐	☐	☐
8.	Wegen der Sorgen um meine Gesundheit habe ich Schlafstörungen.	☐	☐	☐	☐	☐
9.	Ich habe Angst, dass meine Krankheit meine Partnerschaft gefährden könnte.	☐	☐	☐	☐	☐
10.	Es tut mir gut, wenn ich mich bei Sorgen und Ängsten an meinen Arzt wende.	☐	☐	☐	☐	☐
11.	Bei Unternehmungen mache ich mir Sorgen, dass ich anderen zur Last fallen könnte.	☐	☐	☐	☐	☐
12.	Wenn ich mir sage, »es gibt andere, denen es schlechter geht als mir«, hilft mir das.	☐	☐	☐	☐	☐
13.	Die Frage, ob meine Kinder meine Krankheit auch bekommen könnten, beunruhigt mich.	☐	☐	☐	☐	☐

© PA-F TUM 2000

Waadt/Duran/Berg/Herschbach: Progredienzangst
© 2011 Schattauer GmbH, Verlag für Medizin und Naturwissenschaften, Stuttgart

PA-F (Fortsetzung)

	nie	selten	manch-mal	oft	sehr oft
14. Ich habe Bedenken, ob ich mit meiner Erkrankung meine beruflichen Ziele erreichen kann.	☐	☐	☐	☐	☐
15. Mich beunruhigt, was aus meiner Familie wird, wenn mir etwas passieren sollte.	☐	☐	☐	☐	☐
16. Die Angst überfällt mich ganz plötzlich.	☐	☐	☐	☐	☐
17. Ich befürchte, dass sich aufgrund meiner Erkrankung der Kontakt zu meinen Kollegen verschlechtern könnte.	☐	☐	☐	☐	☐
18. Ich habe Angst, die Behandlung nicht durchhalten zu können.	☐	☐	☐	☐	☐
19. Es beunruhigt mich, dass ich im Alltag auf fremde Hilfe angewiesen sein könnte.	☐	☐	☐	☐	☐
20. Meine Familie hilft mir, wenn die Angst hochkommt.	☐	☐	☐	☐	☐
21. Ich habe Angst davor, dass man mir meine Krankheit einmal ansehen könnte.	☐	☐	☐	☐	☐
22. Ich befürchte, dass ich mich künftig immer mehr von meinen Freunden und Bekannten zurückziehen könnte.	☐	☐	☐	☐	☐
23. Ich habe Angst, mich in Zukunft nicht mehr so pflegen zu können.	☐	☐	☐	☐	☐
24. Es tut mir gut, mit Freunden/Verwandten über die Sorgen zu sprechen.	☐	☐	☐	☐	☐
25. Der Gedanke, ich könnte wegen Krankheit in der Arbeit ausfallen, beunruhigt mich.	☐	☐	☐	☐	☐
26. Ich mache mir Sorgen, wegen meiner Erkrankung nicht als vollwertiger Mensch akzeptiert zu werden.	☐	☐	☐	☐	☐
27. Ich befürchte, dass ich in Zukunft sexuell nicht mehr attraktiv sein könnte.	☐	☐	☐	☐	☐
28. Ich habe Angst vor drastischen medizinischen Maßnahmen im Verlauf der Erkrankung.	☐	☐	☐	☐	☐

Waadt/Duran/Berg/Herschbach: Progredienzangst
© 2011 Schattauer GmbH, Verlag für Medizin und Naturwissenschaften, Stuttgart

PA-F (Fortsetzung)

	nie	selten	manch-mal	oft	sehr oft
29. Mich beunruhigt der Gedanke, dass ich nicht mehr für meinen Lebensunterhalt aufkommen könnte.	☐	☐	☐	☐	☐
30. Ich befürchte, berufliche und krankheitsbezogene Anforderungen nicht unter einen Hut zu bekommen.	☐	☐	☐	☐	☐
31. Ich denke, ich darf meine Familie nicht mit meinen Zukunftssorgen belasten.	☐	☐	☐	☐	☐
32. Die Sorgen um meine Gesundheit machen mich gereizt gegenüber Anderen.	☐	☐	☐	☐	☐
33. Ich bin der Angst gewachsen.	☐	☐	☐	☐	☐
34. Ich mache mir Sorgen, dass meine Medikamente meinem Körper schaden könnten.	☐	☐	☐	☐	☐
35. Der Gedanke, ich könnte im Beruf nicht mehr so leistungsfähig sein, macht mir Angst.	☐	☐	☐	☐	☐
36. Entspannung hilft mir gegen die Angst.	☐	☐	☐	☐	☐
37. Es beunruhigt mich, dass ich wegen meiner Erkrankung meinen Arbeitsplatz verlieren könnte.	☐	☐	☐	☐	☐
38. Der Gedanke, mein Partner könnte mich einmal wegen meiner Erkrankung verlassen, macht mir Angst.	☐	☐	☐	☐	☐
39. Alle möglichen »Zipperlein« lösen bei mir Angst aus.	☐	☐	☐	☐	☐
40. Ich habe Angst vor dem Sterben.	☐	☐	☐	☐	☐
41. Die Sorgen um meine Gesundheit nehmen mir die Lebensfreude.	☐	☐	☐	☐	☐
42. Ich frage mich, ob sich meine Krankheit negativ auf mein sexuelles Empfinden auswirken könnte.	☐	☐	☐	☐	☐
43. Ich denke, dass mir die Zukunft noch viel Positives bringen wird.	☐	☐	☐	☐	☐

© PA-F TUM 2000

Exemplarischer Regieplan für eine Gruppentherapie

a) Erste Sitzung

Zeit	Interventionen	Hilfsmittel
10 min	• Begrüßung und Vorstellung – der Therapeuten – des Seminars – der Methoden (z. B. Austausch, Gespräche, Übungen, kein Vortrag) – der Gruppenregeln – evtl. Ausgabe von Fragebögen	• Flip-Chart • Fragebögen
10 min	• Im Plenum kurze Vorstellung der Teilnehmer: Name und »Warum bin ich in der Klinik«	
5 min	• Einführung des Lösungskoffers: Vorstellen des Lösungskoffers an der Metaplantafel und Verknüpfung mit der nächsten Übung (hier Paararbeit)	• Metaplantafel mit leerem Lösungskoffer
10 min	• Paararbeit: Gegenseitiges Vorstellen von Ängsten – »Ich kenne Ängste/ Sorgen vor …« – Wie gehe ich damit um?	
5 min	• Plenum: Rückmeldung über Paararbeit	
30 min	• Plenum: Einführung in die Verhaltensanalyse – Fragebogenbesprechung – Verhaltensanalyse – Achtsamkeit	• PA-F-KF • Metaplan mit Spalten: – Situationen – Beurteilung – Gefühle – Verhalten – Ergebnisse
10 min	• Kurzentspannung mit Achtsamkeitsanleitung	
5 min	• Hausaufgabe: Angsttagebuch	• Angsttagebuch
10 min	• Blitzlicht	

Waadt/Duran/Berg/Herschbach: Progredienzangst
© 2011 Schattauer GmbH, Verlag für Medizin und Naturwissenschaften, Stuttgart

Exemplarischer Regieplan für eine Gruppentherapie (Fortsetzung)

b) Zweite Sitzung

Zeit	Interventionen	Hilfsmittel

20 min	• Besprechung der Hausaufgaben
	  – Achtsamkeitsübung ‹
	  – Angsttagebuch: Auswertungen
		• Angsttagebücher

10 min	• Vortrag »Angst als Signal, Angst als Kraft«
	  – Angstthermometer
	  – Angsthierarchie
	  – Angst als Kraft
		• Angstthermometer
		• Angsthierarchie

5 min	• Einführung der Konfrontation	• Eventuell:
		  Visualisierung mithilfe
		  eines Metaplans

30 min	• Konfrontation
	  – Beispiel eines oder mehrerer Patienten
	    aus den Tagebüchern
	  – »Schlimmstenfalls« (achtsam: fühlen,
	    denken, spüren, Thermometer etc.)
	  – Wahrscheinlichkeit
	  – Was tue ich im schlimmsten Fall?
	  – Wie könnte ich vorbeugen?
	  – Lösungskoffer
		• Lösungskoffer

15 min	• Plenum: Besprechung
	  – Bearbeitung irrationaler Einstellungen
	  – Effektivitätsanalysen
	• Hausaufgabe: Angsttagebuch weiter-
	  führen
		• Lösungskoffer
		• Angsttagebuch

10 min	• Igelmassage	• Igelbälle
5 min	• Blitzlicht	

Waadt/Duran/Berg/Herschbach: Progredienzangst
© 2011 Schattauer GmbH, Verlag für Medizin und Naturwissenschaften, Stuttgart

Exemplarischer Regieplan für eine Gruppentherapie (Fortsetzung)

c) Dritte Sitzung

Zeit	Interventionen	Hilfsmittel
25 min	• Rückmeldung zur letzten Stunde und Konfrontation – Erleben – Erneutes Patientenbeispiel – Weitere Anwendung – Materialsammlung für den Lösungsteil	• Lösungskoffer
15 min	• Selbstlob (Paararbeit oder Plenum)	
30 min	• Lebenskreis – Vorstellen und Einzelarbeit (ca. 10 min) – Diskussion: Veränderung der Wertungen – Beginn von Lösungsideen (Aktionsplan)	• Formblätter mit »Soll-Ist-Kuchen-diagramm« • Lösungskoffer • Aktionsplan
15 min	• Progressive Muskelentspannung	
5 min	• Hausaufgabe (Plenum): Vornehmen positiver Aktivitäten und Mitbringen eines Souvenirs	• Aktionsplan
10 min	• Blitzlicht	

Waadt/Duran/Berg/Herschbach: Progredienzangst
© 2011 Schattauer GmbH, Verlag für Medizin und Naturwissenschaften, Stuttgart

Exemplarischer Regieplan für eine Gruppentherapie (Fortsetzung)

d) Vierte Sitzung

Zeit	Interventionen	Hilfsmittel
25 min	• Vorstellung der Souvenirs und Umbewertung ungünstiger Einstellungen – Selbstfürsorge – Statt Zukunftsangst Wahrnehmen des Augenblicks – Materialsammlung für den Lösungsteil	• Lösungskoffer
5 min	• Vorstellung des Aktionsplans	• Aktionsplan
10 min	• Einzelarbeit: Ausarbeitung eines Aktionsplan-Vorschlags – Vorstellen und Einzelarbeit (ca. 10 min) – Diskussion: Veränderung der Wertungen – Beginn von Lösungsideen (Aktionsplan)	• Aktionsplan • »Soll-Ist-Kuchendiagramm« • Lösungskoffer
30 min	• Plenum/Paararbeit – Vorstellung der Aktionspläne – Konkretisierung – Einbau von Selbstbelohnung	• Aktionsplan
20 min	• Schlussplenum	

Waadt/Duran/Berg/Herschbach: Progredienzangst
© 2011 Schattauer GmbH, Verlag für Medizin und Naturwissenschaften, Stuttgart

Patientenblatt 1 – Übung zur Achtsamkeit

Der Weg des Weisen

Ein weiser uralter Mann,
der eine ungeheure Ruhe ausstrahlte,
wurde von einem anderen, geplagten Menschen gefragt:

»Wie machst Du das, immer so ruhig zu sein?«

»Ganz einfach«, sagt der Weise,
»wenn ich schlafe, schlafe ich,
wenn ich aufstehe, stehe ich auf,
wenn ich gehe, gehe ich,
wenn ich esse, esse ich,
wenn ich arbeite, arbeite ich,
wenn ich höre, höre ich,
wenn ich spreche, spreche ich.«

»Wie, das verstehe ich nicht!
Das tue ich auch!
Trotzdem bin ich so nervös und unzufrieden.«

»Nein, Du machst es anders:
Wenn Du schläfst, stehst Du schon auf,
wenn Du aufstehst, gehst du schon,
wenn Du isst, arbeitest Du schon,
wenn Du hörst, sprichst Du schon.«

nach Laotse

Patientenblatt 2 – Lösungskoffer

Patientenblatt 3 – Kurzform des Progredienzangst-Fragebogens (PA-F-KF)

Im Folgenden finden Sie eine Reihe von Aussagen, die sich alle auf Ihre Erkrankung und mögliche **Zukunftssorgen** beziehen. Bitte kreuzen Sie bei jeder Aussage an, was für Sie zutrifft. Sie können wählen zwischen »nie«, »selten«, »manchmal«, »oft« und »sehr oft«. Bitte lassen Sie keine Frage aus.

Sie werden sehen, dass einige Fragen nicht auf Sie zutreffen. Wenn Sie beispielsweise keine Familie haben, können Sie Fragen zur Familie nicht beantworten. Wir bitten Sie, in diesen Fällen ein Kreuz bei »nie« zu machen.

	nie	selten	manch-mal	oft	sehr oft
1. Wenn ich an den weiteren Verlauf meiner Erkrankung denke, bekomme ich Angst.	☐	☐	☐	☐	☐
2. Vor Arztterminen oder Kontrolluntersuchungen bin ich ganz nervös.	☐	☐	☐	☐	☐
3. Ich habe Angst vor Schmerzen.	☐	☐	☐	☐	☐
4. Der Gedanke, ich könnte im Beruf nicht mehr so leistungsfähig sein, macht mir Angst.	☐	☐	☐	☐	☐
5. Wenn ich Angst habe, spüre ich das auch körperlich (z. B. Herzklopfen, Magenschmerzen, Verspannung).	☐	☐	☐	☐	☐
6. Die Frage, ob meine Kinder meine Krankheit auch bekommen könnten, beunruhigt mich.	☐	☐	☐	☐	☐
7. Es beunruhigt mich, dass ich im Alltag auf fremde Hilfe angewiesen sein könnte.	☐	☐	☐	☐	☐
8. Ich habe Sorge, dass ich meinen Hobbys wegen meiner Erkrankung irgendwann nicht mehr nachgehen kann.	☐	☐	☐	☐	☐
9. Ich habe Angst vor drastischen medizinischen Maßnahmen im Verlauf der Erkrankung.	☐	☐	☐	☐	☐
10. Ich mache mir Sorgen, dass meine Medikamente meinem Körper Schaden könnten.	☐	☐	☐	☐	☐
11. Mich beunruhigt, was aus meiner Familie wird, wenn mir etwas passieren sollte.	☐	☐	☐	☐	☐
12. Der Gedanke, ich könnte wegen Krankheit in der Arbeit ausfallen, beunruhigt mich.	☐	☐	☐	☐	☐

© PA-F-KF TUM 2001

Waadt/Duran/Berg/Herschbach: Progredienzangst
© 2011 Schattauer GmbH, Verlag für Medizin und Naturwissenschaften, Stuttgart

Patientenblatt 4 – Angstthermometer
(0 = keine Angst, 10 = größte denkbare Angst)

Angsthierarchie

10 ——————————————————

5 ——————————————————

0 ——————————————————

Waadt/Duran/Berg/Herschbach: Progredienzangst
© 2011 Schattauer GmbH, Verlag für Medizin und Naturwissenschaften, Stuttgart

Patientenblatt 5 – Angsttagebuch

Tagebuch der Krankheitssorgen

Auslöser (Wann? Wo? Mit wem?)	Angst-stärke	Gefühle	Gedanken (Bewertungen, Erklärungen, Erkenntnisse)	Was tue ich?	Was passiert?

Patientenblatt 6 – Schlimmstenfalls

»Zu-Ende-Denken« – Scheinwerfer in der Dunkelheit

Die größte Angst – oder: Welche Angst ist gerade da?

Was fürchte ich »schlimmstenfalls«?

Was ist dann, wenn der Fall eingetreten ist?
Was sehe ich, was höre ich, spüre ich, rieche ich, schmecke ich?
Was tue ich? Jetzt? Später?

Wie hoch ist die Wahrscheinlichkeit, dass das Befürchtete eintritt?
Wann tritt es möglicherweise ein?

Wie reagieren andere vielleicht? Was wäre schwierig für mich?
Was würde mich freuen?

Was würde ich dann am allerliebsten tun?
Wie kann ich mich vorbereiten?

Wie kann ich vielleicht vorbeugen?
Was kann ich selbstfürsorglich tun?

Wie viel Angst möchte ich mir erlauben?

Waadt/Duran/Berg/Herschbach: Progredienzangst
© 2011 Schattauer GmbH, Verlag für Medizin und Naturwissenschaften, Stuttgart

Patientenblatt 7 – Fünf Dinge, die ich an mir mag und schätze

Fünf Dinge, die ich an mir mag, die ich an mir schätze, auf die ich stolz bin:

- _____

- _____

- _____

- _____

- _____

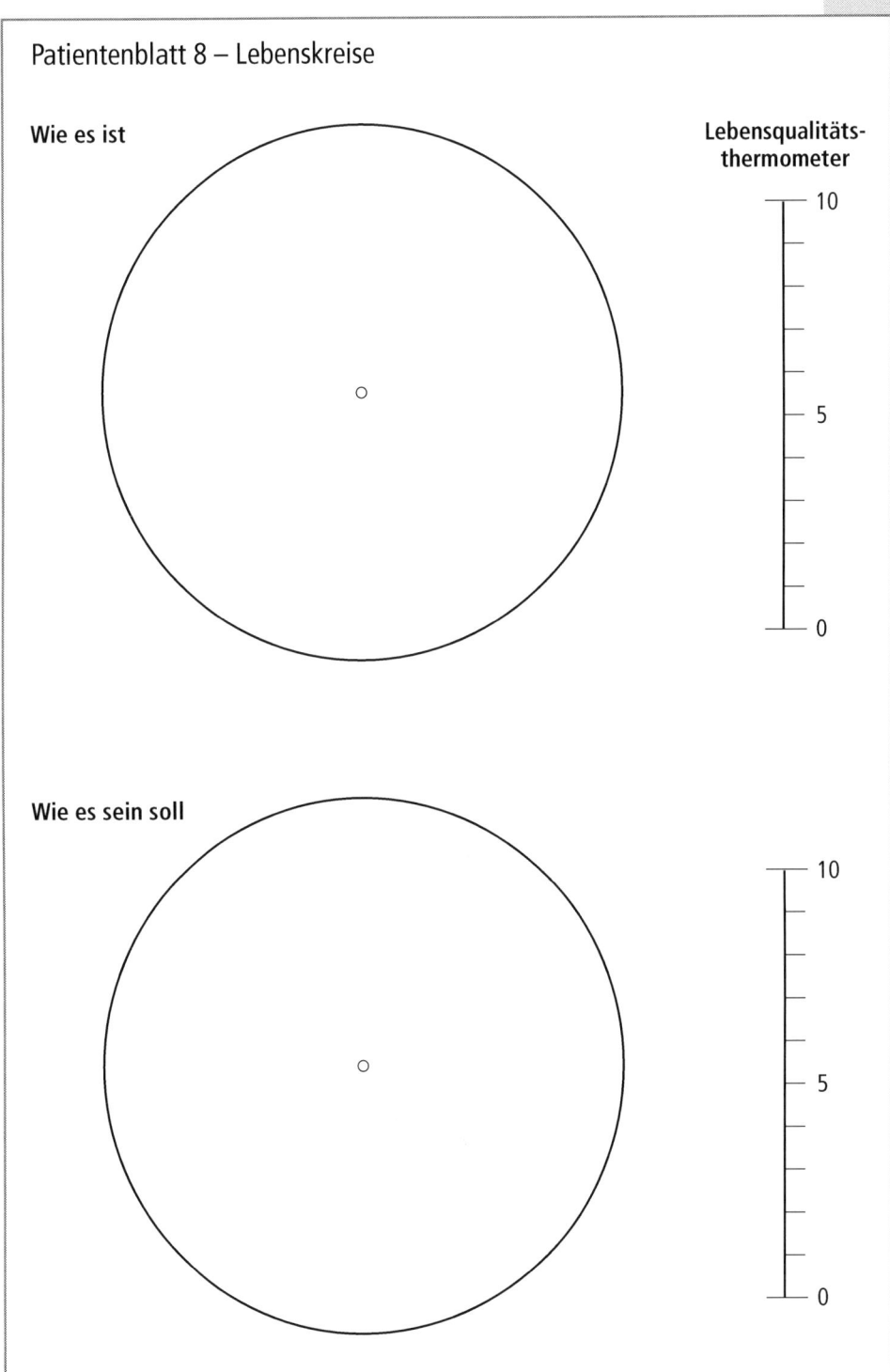

Patientenblatt 8 – Lebenskreise

Wie es ist

Lebensqualitäts-
thermometer

Wie es sein soll

Waadt/Duran/Berg/Herschbach: Progredienzangst

Patientenblatt 9 – Aktionsplan

- Meine größte Angst:

  _____

- Meiner größten Angst möchte ich begegnen:

  _____

  - Wie reagieren andere auf eine solche Bedrohung?

    _____

  - Was möchte ich dann am allerliebsten können?

    _____

  - Wie kann ich mich vorbereiten?

    _____

  - Wie kann ich vorbeugen?

    _____

- Ziel 1:

  _____

- Ziel 2:

  _____

- Ziel 3:

  _____

- Was muss ich genau tun?

  _____

- Ich nehme mir für heute vor:

  _____

- Zeitplan:
  - Morgen

    _____

  - Nächste Woche

    _____

  - Nächsten Monat

    _____

  - In der Zeit danach

    _____

- Für jeden neuen Versuch mache ich mir eine Freude:

  _____

Waadt/Duran/Berg/Herschbach: Progredienzangst
© 2011 Schattauer GmbH, Verlag für Medizin und Naturwissenschaften, Stuttgart

Patientenblatt 10 – Auswahl empfehlenswerter Ratgeber

Baumann FT, Schüle K (Hrsg). Bewegungstherapie und Sport bei Krebs. Köln: Deutscher Ärzte-Verlag 2008.

Kabat-Zinn J. Gesund durch Meditation. Das große Buch der Selbstheilung. 9. Aufl. Frankfurt: Fischer TB 2006.

Kabat-Zinn J, Kesper-Grossman U. Die heilende Kraft der Achtsamkeit. Buch und 2 Audio-CDs. Freiburg: Arbor-Verlag 2009.

Lippert A. Immer schön locker bleiben. Effektiv entspannen mit der Jacobson-Methode. Tübingen: dgvt Verlag 2007.

Mannschatz M. Meditation. Mehr Klarheit und innere Ruhe. Buch und CD. 6. Aufl. München: Gräfe & Unzer 2007.

Ohm, D. Progressive Relaxation. Audio-CD. Stuttgart: Trias 2007.

Sonntag R. Blitzschnell entspannt. 100 verblüffend leichte Wege, stressige Alltagssituationen zu bewältigen. Stuttgart: Trias 2009.

Steinvorth MS. Die Krebsreise. Ein kleiner Reisebegleiter für krebskranke Menschen. 3. Aufl. Bonn: Deutscher Psychologen Verlag 2006.

Steinvorth MS. Krebs – Eine Reise ins Unbekannte. Audio-CD. Bonn: Deutscher Psychologen Verlag 2006.

Stevens JO. Die Kunst der Wahrnehmung. Übungen der Gestalttherapie. 17. Aufl. Gütersloh: Gütersloher Verlagshaus 2006.

Wilker J. Das Einmaleins der Achtsamkeit. Vom täglichen Umgang mit alltäglichen Gefühlen. Bielefeld: Theseus 2009.

Literatur

Ali NS, Khalil HZ. Effect of psychoeducational intervention on anxiety among Egyptian bladder cancer patients. Cancer Nurs 1989; 12: 236–242.

Andersen BL. Biobehavioral outcomes following psychological interventions for cancer patients. J Consult Clin Psychol 2002; 70: 590–610.

Andersen BL, Kiecolt-Glaser JK, Glaser R. A biobehavioral model of cancer stress and disease course. American Psychology 1994; 49: 389–404.

Baltes MM, Carstensen LL. Gutes Leben im Alter: Überlegungen zu einem prozessorientierten Metamodell erfolgreichen Alterns. Psychol Rundsch 1996; 47: 199–215.

Beck AT, Steer RA. Beck Anxiety Inventory Manual. San Antonio: Psychological Corporation 1993.

Bengel J, Hubert S. Anpassungsstörung und Akute Belastungsreaktion. Fortschritte der Psychotherapie. Göttingen: Hogrefe 2010.

Berg P. Evaluation zweier psychotherapeutischer Behandlungsansätze bei Progredienzangst. München: Verlag Dr. Hut 2010.

Berg P, Dinkel A, Duran G, Engst-Hastreiter U, Henrich G, Herschbach P, Marten-Mittag B, Mertens D, Oßner C, Volmer S, Waadt S, Book K. Progredienzangst bei chronischen Erkrankungen. PPMP 2010; im Druck.

Berg P, Duran G, Engst-Hastreiter U, Henrich G, Waadt S, Herschbach P. Diagnostik und Therapie von Progredienzangst. In: Herschbach P, Heußner P, Sellschopp A (Hrsg). Psycho-Onkologie – Perspektiven heute. Lengerich: Pabst Verlag 2006; 194–200.

Beutel ME. Psychodynamische Therapieansätze bei chronisch Kranken. In: Faller H (Hrsg). Psychotherapie bei somatischen Erkrankungen. Stuttgart: Thieme 2005; 32–42.

Bloch S, Kissane D. Psychotherapies in psycho-oncology – An exciting new challenge. Br J Psychiatry 2000; 177: 112–116.

Boesen EH, Johansen C. Impact of psychotherapy on cancer survival: time to move on? Curr Opin Oncol 2008; 20: 372–377.

Book K, Marten-Mittag B, Henrich G, Scheddel P, Sehlen S, Haimerl W, Schulte T, Britzelmeier I, Herschbach P. Distress Screening in Oncology – Psychometric Properties of the Questionnaire on Distress in Cancer Patients – Short Form (QSC-R10). Psycho-Oncology 2010; im Druck.

Bordeleau L, Szalai JP, Ennis M, Lezcz M, Speca M, Sela R, Doll R, Chochinov HM, Navarro M, Arnold A, Pritchard KI, Bezjak A, Llewellyn-Thomas HA, Sawka CA, Goodwin PJ. Quality of life in a randomized trial of group psychosocial support in metastatic breast cancer: Overall effects of the intervention and an exploration of missing data. J Clin Oncol 2003; 21: 1944–1951.

Brach M, Sabariego C, Herschbach P, Berg P, Engst-Hastreiter U, Stucki G. Cost-effectiveness of cognitive-behavioral group therapy for dysfunctional fear of progression in chronic arthritis patients. Journal of Public Health 2010; im Druck.

Bullinger M, Kirchberger I. Fragebogen zum Allgemeinen Gesundheitszustand SF 12. Göttingen: Hogrefe 1998.

Burgess C, Cornelius V, Love S, Graham J, Richards M, Ramirez A. Depression and anxiety in woman with early breast cancer: five year observational cohort study. Br Med J 2005; 330: 702–705.

Butollo W. Angst ist eine Kraft. München: Piper 1984.

Campbell B, Marbella A, Layde P. Quality of life and recurrence concern in survivors of head and neck cancer. Laryngoscope 2000; 110: 895–906.

Capone MA, Good RS, Westie KS, Jacobson AF. Psychosocial rehabilitation of gynaecologic oncology patients. Arch Phys Med Rehabil 1980; 61: 128–132.

Capone MA, Good RS, Westie KS, Jacobson AF. Psychosocial rehabilitation of gynologic oncology patients. Arch Phys Med Rehabil 1989; 61: 128–132.

Cebulla U, Kulzer B, Imhof P. Entwicklung und empirische Prüfung eines Inventars zur Erfassung der Angst vor Hypoglykämie und ihrer Bedingungsvariablen bei Typ-1-Diabetikern. Praxis der Klinischen Verhaltensmedizin und Rehabilitation 1992; 17: 43–55.

Chandarana PC, Eals M, Steingart AB, Bellamy N, Allen S. The detection of psychiatric morbidity and associated factors in patients with rheumatoid arthritis. Can J Psychiatry 1987; 32: 356–361.

Clark DM, Salkovskis PM. Cognitive and physiological processes in panic attacks. Paper presented at the 15th Annual Meeting of the European Association for Behaviour Therapy 1985; München.

Classen C, Butler LD, Koopman C, Miller E, DiMiceli S, Giese-Davis J, Fobair P, Carlson RW, Kraemer HC, Spiegel D. Supportive-expressive group therapy an distress in patients with metastatic breast cancer. A randomised clinical intervention trail. Arch Gen Psychiatry 2001; 58: 494–501.

Cohen, J. Statistical Power Analysis for the Behavioral Sciences. New York: Erlbaum 1998.

Conte HR, Weiner MB, Plutchik R. Measuring death anxiety: conceptual, psychometric, and factor-analytic aspects. J Pers Soc Psychol 1982; 43: 775–785.

Dankert A, Duran G, Engst-Hastreiter U, Keller M, Waadt S, Henrich G, Herschbach P. Progredienzangst bei Patienten mit Tumorerkrankungen, Diabetes mellitus und entzündlich-rheumatischen Erkrankungen. Die Rehabilitation 2003; 2: 155–163.

De Shazer S. Der Dreh – Überraschende Wendungen und Lösungen in der Kurzzeittherapie. Heidelberg: Carl Auer Verlag 1989.

Deimling, GT, Bowman, KF, Sterns S, Wagner LJ, Kahana B. Fear of Recurrence Cancer related health worries and psychological distress among older adult, long-term cancer survivors. Psychooncology 2006; 15: 306–320.

Derogatis LR, Lipman RS, Rickels K, Uhlenhuth EH, Covi L. The Hopkins Symptom Checklist (HSCL). A self-report symptom inventory. Behav Sci 1974; 19: 1–13.

Derogatis LR. Brief Symptom Inventory (BSI), administration, scoring, and procedures manual, third edition. Minneapolis: NCS 1993.

Derogatis LR. SCL-90-R Administration, scoring and procedures Manual. Minneapolis: NCS 1994.

Deutsches Institut für Medizinische Dokumentation DIMDI (Hrsg). ICD-10-GM Systematisches Verzeichnis. Köln: Deutscher Ärzte-Verlag 2009.

Deutsche Diabetesunion und Nationales Aktionsforum Diabetes mellitus (NAFDM). Deutscher Gesundheitsbericht 2007. Mainz: Kirchheitverlag 2006.

Dilling H, Mombur W, Schmidt MH. Internationale Klassifikation psychischer Störungen. Bern: Huber 2008.

Dinkel A. Determinanten von Progredienzangst. Beitrag auf dem Deutschen Kongress für Psychosomatik und Psychotherapie. Psychologische Medizin 2010; 21 (Sondernummer): 33.

Dinkel A, Henrich G, Herschbach P. Copingeffektivität und Progredienzangst bei Krebskranken. Zeitschrift für Gesundheitspsychologie 2010; im Druck.

Duffy SA, Ronis DL, Valenstein M, Lambert MT, Fowler KE, Gregory L, Bishop C et al. A tailored smoking, alcohol, and depression interventions for head and neck cancer patients. Cancer Epidemiol Biomarkers Prev 2006; 15: 2203–2208.

Duran G, Herschbach P, Waadt S, Zettler A, Strian F. Assessing daily problems with diabetes: A subject-orientated approach to compliance. Psychological reports Perceptual and Motor Skills 1995; 76: 515–521.

Easterling D, Leventhal H. Contribution of concrete cognition to emotion: Neutral symptoms as elicitors of worry about cancer. Journal of Applied Psychology 1989; 74: 787–796.

Egle UT, Hoffman SO, Lehmann K, Nix W (Hrsg). Handbuch Chronischer Schmerz. Stuttgart: Schattauer 2003.

Ehlert U (Hrsg). Verhaltensmedizin. Berlin, Heidelberg: Springer 2003.

Ekmann P. Gefühle lesen. Heidelberg: Spektrum Akademischer Verlag 2004.

Ellgring H, Sailer S, Perleth B, Frings W, Gasser T, Oertel WH. Psychosocial aspects of parcinsons-disease. Neurology 1993; 43: 41–44.

Engst-Hastreiter U. Psychosomatik und Psychotherapie. In: Miehle W, Fehr K, Schattenkirchner M, Tillmann K (Hrsg). Erkrankungen des Bewegungsapparates. Rheumatologie in Praxis und Klinik. 2. Aufl. Stuttgart: Thieme 2000; 384–392.

Engst-Hastreiter U, Duran G, Henrich G, Keller M, Waadt S, Berg P, Herschbach P. Progredienzangst (PA) bei chronischen Erkrankungen (rheumatische Erkrankungen, Krebserkrankungen und Diabetes mellitus): Entwicklung eines psychologischen Fragebogens und eines Gruppenpsychotherapie-Programms. Aktuelle Rheumatologie 2004; 29: 83–91.

Eriksson AK, Ekbom A, Granath F, Hilding A, Efendic S, Ostenson CG. Psychological distress and risk of pre-diabetes and Type 2 diabetes in a prospective study of Swedish middle-aged men and women. Diabet Med 2008; 25: 834–842.

Faller H. Psychotherapie bei somatischen Erkrankungen Stuttgart: Thieme 2005.

Faller H, Herschbach P. Psychoonkologische Interventionen – Wie erfolgreich sind sie? Nervenheilkunde 2010; im Druck.

Fawzy FI, Fawzy NW, Hyun CS. Short term psychiatric intervention for patients with malignant melanoma: effects on psychological state, coping and the immune system. In: The Psychoimmunology of Cancer. Oxford University Press: New York 1994; 292–319.

Fawzy FI, Fawzy NW, Arndt LA, Pasnau RO. Critical review of psychosocial interventions in cancer care. Arch Gen Psychiatry 1995; 52: 100–113.

Fisher B, Redmond CK, Fisher ER. Evolution of knowledge related to breast cancer heterogeneity: a 25-year retrospective. J Clin Oncol 2008; 26: 2068–71.

Fisher EB, Thorpe CT, Devellis BM, Devellis RF. Healthy coping, negative emotions, and diabetes management: a systematic review and appraisal. Diabetes Educ 2007; 33: 1080–1103; discussion 1104–1106. Review. PMID: 18057276 [PubMed – indexed for MEDLINE].

Foa E, Kozak M. Emotional processing of fear: Exposure to corrective information. Psychol Bull 1986; 99: 20–35.

Forester B, Kornfeld DS, Fleiss JL. Psychotherapy during radiotherapy: effects on emotional and physical distress. Am J Psychiatry 1985; 142: 22–27.

Friedman S, Vila G, Timsit J, Boitard C, Mouren-Simeoni MC. Anxiety and depressive disorders in an adult insulin-dependent diabetes mellitus (IDDM) population: relationship with glycaemic control and somatic complications. Eur Psychiatry 1998; 13: 295–302.

Fydrich T, Renneberg B, Schmitz B, Wittchen HU. SCID-II: Strukturiertes Klinisches Interview (und Fragebogen) für DSM-IV (SKID-II), Achse II (Persönlichkeitsstörungen). Eine deutschsprachige, erweiterte Bearbeitung der amerikanischen Originalversion des SCID-II von: MB First, RL Spitzer, M Gibbon, JBW Williams, L Benjamin (Version 3/96). München: Max-Planck-Institut für Psychiatrie, Klinisches Institut 1996.

Gerber WD, Niederberger U. Langzeitverläufe von Depression und Angst nach der genetischen Testung von Ratsuchenden mit Brust- und Eierstockkrebs: Ergebnisse der BRCA ½ Multicenter Studie. Vortrag auf dem gemeinsamen Kongress der DGMP und DGMS Psychosoziale Aspekte körperlicher Erkrankungen 2008-09-26, Jena.

Gordon WA, Freidenbergs I, Diller L, Hibbard M, Wolf C. Efficacy of psychosocial intervention with cancer patients. J Consult Clin Psychol 1980; 48: 743–759.

Gotay CC, Pagano IS. Assessment of survivor concerns (ASC): A newly proposed brief questionnaire. Health and Quality of life outcomes 2007; 5: 14–16.

Grawe K, Donati R, Bernauer F. Pychotherapie im Wandel: Von der Konfession zur Profession. Göttingen: Hogrefe 1997.

Greenberg DB, Kornblith AB, Herndon JE, Zuckerman E, Schiffer CA, Weiss RB, Mayer RJ, Wolchok SM, Holland JC. Quality of life for adult leukaemia survivors treated on clinical trials of Cancer and Leukaemia Group B during the period 1971–1988: predictors for later psychologic distress. Cancer 1997; 80: 1936–1944.

Greenberg LS. Emotionsfokussierte Therapie – Lernen mit den eigenen Gefühlen umzugehen. Tübingen: DGVT 2006.

Greer S, Moorey S, Baruch JD, Watson M, Robertson BM, Mason A, Rowden L, Law MG, Bliss JM. Adjuvant psychological therapy for patients with cancer: a prospective randomised trial. BMJ 1992; 304: 675–680.

Greer S. Description an Effectiveness of psychotherapy for cancer patients. In: Herschbach P, Häusner P, Sellschop A (Hrsg). Psycho-Onkologie – Perspektiven heute. Lengerich: Papst 2006; 152–162.

Grigsby AB, Anderson RJ, Freedland KE, Clouse RE, Lustman PJ. Prevalence of anxiety in adults with Diabetes: a systematic review. J Psychosom Res 2002; 53: 1053–1060.

Gupta A, Silman AJ, Ray D, Morriss R, Dickens C, MacFarlane GJ, Chiu YH, Nichol B, McBeth J. The role of psychosocial factors in predicting the onset of chronic widespread pain: results from a prospective population-based study. Rheumatology 2006; 46: 666–671.

Haase VG, Lacerda SS, Lima Ede P, Correa Tde D, Brito DC, Lana-Peixoto MA. Assessment of psychosocial functioning in multiple sclerosis: psychometric characteristics of four self-report measures. Arq Neuropsiqueatr 2004; 62: 282–290.

Härter M, Baumeister H. Psychische Komorbidität bei somatischen Erkrankungen: Prävalenz, Ätiologie und Diagnostik. In: Faller H (Hrsg) Psychotherapie bei somatischen Erkrankungen Stuttgart: Thieme 2005; 7–17.

Härter M, Reuter K, Aschenbrenner A, Schretzmann B, Marschner N, Hasenburg A, Weis J. Psychiatric Disorders and Associated Factors in Cancer: Results of an Interviewstudy with Patients in In-Patient, Rehabilitation and Out-Patient Treatment. European Journal of Cancer 2001; 37: 1385–1393.

Hand I, Wittchen HU (Hrsg). Panics and Phobias: Empirical Evidence of Theoretical Models and Longterm Effects of Behavioral Treatments. Berlin, Heidelberg: Springer 1986.

Hanisch E. Düfte als Stimuli für angenehme Erlebnisse: Eine Möglichkeit der Selbstkonditionierung – experimentelle Ergebnisse und therapeutische Anwendung. Verhaltenstherapie 1993; 3: 198–206.

Hardt J, Conrad S, Raspe H, Muche-Borowski C. Belastung durch Stresserleben bei Patienten mit chronisch-entzündlichen Darmerkrankungen (EED). Vortrag auf dem gemeinsamen Kongress der DGMP und DGMS, Psychosoziale Aspekte körperlicher Erkrankungen. 2008-09-27, Jena.

Hasenbring M, Keller M, Balck F, Deges G, Schöter C, Berth H, Schmiegel B, Schulmann K, Stemmler S, Kunstmann S, Epplen J. Das Deutsche HNPCC Consortium 2008. Psychisches Befinden vor und nach Erstberatung zum erblichen Darmkrebs: Gibt es Risikogruppen mit erhöhter Vulnerabilität? Vortrag auf dem gemeinsamen Kongress der DGMP und DGMS, Psychosoziale Aspekte körperlicher Erkrankungen. 2008-09-26, Jena.

Hawley DJ, Wolfe F. Anxiety and depression in patients with rheumatoid arthritis: a prospective study of 400 patients. J Rheumatol 1988; 15: 932–941.

Hawley DJ, Wolfe F. The Long Term outcomes of rheumatoid arthritis: work disability: A prospective 18-year study of 832 patients. J Rheumatol 1998; 25: 2476.

Hein T, Hopfenmüller W. Hochrechnung der Zahl an Multiple Sklerose erkrankten Patienten in Deutschland. Nervenarzt 2000; 71: 288–294.

Henrich G, Herschbach P. Questions on life satisfaction (FLZM) – a short questionnaire for assessing subjective quality of life. Eur J Psychol Assess 1997; 16: 150–159.

Hermanns N, Scheff C, Kulzer B, Weyers P, Pauli P, Kubiak T, Haak T. Association of glucose levels and glucose variability with mood in type 1 diabetic patients. Diabetologia 2007; 50: 930–933.

Herpertz S, Johann B, Kocnar M, Krämer-Paust R, Paust R, Schmidtke V, Stadtbäumer M, Senf W. Psychische Belastung und Inanspruchnahmeverhalten psychosozialer Angebote von Patienten mit Diabetes mellitus – eine multizentrische Studie. Verhaltenstherapie 1999; 9: 28.

Herpertz S, Johann B, Lichtblau K, Stadtbäumer M, Kocnar M, Krämer-Paust R, Paust R, Heinemann H, Senf W. Psychosoziale Belastung von Patienten mit Diabetes mellitus und deren Inanspruchnahmeverhalten gegenüber psychosozialen Angeboten. Medizinische Klinik 2000; 95: 369–377.

Herrmann CH, Buss U, Snaith RP. HADS-D – Hospital anxiety and depression scale. Bern: Huber 1995.

Herschbach P. Psychoonkologie – zwischen psychiatrischer Klassifikation und krankheitsspezifischer Belastung. In: Herschbach P, Heußner P, Sellschopp A (Hrsg). Psycho-Onkologie – Perspektiven heute. Lengerich: Pabst Verlag 2006; 65–78.

Herschbach P, Henrich G. Probleme und Problembewältigung von Tumorpatienten in der stationären Nachsorge. PPMP 1987; 37: 185–192.

Herschbach P, Heußner P. Einführung in die psychoonkologische Behandlungspraxis. Leben Lernen 215, Stuttgart: Klett-Cotta 2008.

Herschbach P, Weis J. Screeningverfahren in der Psychoonkologie. Berlin: Deutsche Krebsgesellschaft e.V. 2008.

Herschbach P, Berg P, Dankert A, Duran-Atzinger G, Engst-Hastreiter U, Waadt S, Keller M, Henrich G. Fear of Progression in Diabetes Mellitus, Cancer and Chronic Arthritis – Psychometric Properties of the Fear of Progression Questionnaire (FoP-Q). J Psychosom Res 2005; 58: 505–511.

Herschbach P, Berg P, Waadt S, Duran G, Engst-Hastreiter U, Henrich G, Book K, Dinkel A. Group Psychotherapy of Dysfunctional Fear of Progression in Patients with Chronic Arthritis or Cancer. Psychother Psychosom 2010a; 79: 31–38.

Herschbach P, Book K, Brandl T, Keller M, Lindena G, Neuwöhner K, Marten-Mittag B. Psychological Distress in Cancer Patients Assessed with an Expert Rating Scale. Br J Cancer 2008; 99: 37–43.

Herschbach P, Book K, Dinkel A, Berg P, Waadt S, Duran G, Engst-Hastreiter U, Henrich G. Evaluation of two Group Therapies to Reduce Fear of Progression in Cancer Patients. Support Care Cancer 2010b; 18: 471–479.

Herschbach P, Dankert A, Duran-Atzinger G, Waadt S, Engst-Hastreiter U, Keller M, Henrich G. Diagnostik von Progredienzangst. Wissenschaftliche Darstellung des Projekts im Rahmen des rehabilitationswissenschaftlichen Forschungsverbundes Bayern 2001. Herschbach P, Huber B. Psychotherapie bei onkologischen Erkrankungen aus gesprächspsychotherapeutischer Sicht. In: Faller H (Hrsg). Psychotherapie bei somatischen Erkrankungen. Stuttgart: Thieme 2004a; 57–64.

Herschbach P, Duran G, Zettler A, Waadt S, Amm C, Marten-Mittag B, Strian F. Measuring diabetes-specific quality of life – Psychometric properties of the QSD-R-Questionnaire on Stress in Diabetic Patients. Health Psychology 1997; 16: 171–174.

Herschbach P, Duran G, Engst-Hastreiter U, Waadt S, Berg P. Gruppentherapeutische Behandlung von Progredienzangst bei Krebspatienten. Verhaltenstherapie und Verhaltensmedizin 2006a; 27: 298–309.

Herschbach P, Heußner P, Sellschopp A (Hrsg). Psycho-Onkologie. Perspektiven heute. Lengerich: Papst Verlag 2006b.

Herschbach P, Keller M, Knight L, Brandl T, Huber B, Henrich G, Marten-Mittag B. Psychosocial problems of cancer patients: a cancer distress screening with a cancer specific questionnaire. Br J Cancer 2004b; 91: 504–511.

Herschbach P, Rosbund AM, Brengelmann JC. Psychosoziale Belastungen und Bewältigungsstrategien bei Brust- und Genitalkrebspatientinnen. Onkologie 1985; 8: 219–231.

Hirai K, Shiozaki M, Motooka H, Arai H, Koyama A, Inui H, Uchitomi Y. Discrimination between worry and anxiety among cancer patients: development of a brief cancer-related worry inventory. Psychooncology 2008; 17: 1172–1179.

Hirsch A. Diabetes und Lebensqualität. In: Petermann F (Hrsg). Lebensqualität und chronische Krankheit. München-Deisenhofen: Dr. Karl Feistle 1996; 185–212.

Hirsch A. Empowerment bei Diabetes: den eigenen Weg finden. In: Lange K, Hirsch A (Hrsg). Psychodiabetologie. Mainz: Kirchheimverlag 2002; 10–27.

Hobart JC, Riazi A, Thompson AJ, Styles IM, Ingram W, Vickery PJ, Warner M, Fox PJ, Zaijcek JP. Getting the measue of spasticity in multiple sclerosis: The Multiple Sclerosis Spasticity Scale (MSSS-88). Brain 2005 doi:10.1093/awh675, 2006; 129(Pt 1): 224–234.

Hoffman SO, Fanke TW. Der lange Weg in die Schmerzkrankheit: Faktoren der Chronifizierung. In: Egle UT, Hoffman SO, Lehmann K, Nix W (Hrsg). Handbuch Chronischer Schmerz. Stuttgart: Schattauer 2003; 150–161.

Humphris G, Gozde O. The AFTER intervention: A structured psychological approach to reduce fears of recurrence in patients with head and neck cancer. Br J Health Psychol 2008; 13: 223–230.

Humphris G, Ozakinci G. Psychological responses and support needs of patients following head and neck cancer. Int J Surg 2003; 4: 37–44.

Humphris G, Rogers S, McNally D, Lee-Jones C, Brown J, Vaughan D. Fear of recurrence and possible cases of anxiety and depression in orofacial cancer patients. Int J Oral Maxillofac Surg 2003; 32: 486–491.

Husain A, Triadafilopoulos G. Communicating with patients with inflammatory bowel disease. Inflam Bowel Dis 2006; 10: 444–450.

Husted C, Pham L, Hekking A, Niederman R. Improving quality of life for people with chronic conditions: the example of t‹ai chi and multiple sclerosis. Altern Ther Health Med. 1999; 5: 70–74.

Irvine EJ. Review article: patient's fears and unmet needs in inflammatory bowel disease. Aliment Pharmacol Ther 2004; 20: 54–59.

Janssens AC, van Doom PA, de Boer JB, van der Meché FG, Passchier J, Hintzen RQ. Impact of recently diagnosed multiple sclerosis on quality of life, anxiety and distress of patients and partners. Acta Neurol Scand 2003; 108: 389–395.

Johnson J. The effects of a patient education curse on persons with a chronic illness. Cancer Nurs 1982; 4: 117–133.

Jungnitsch G. Rheumatische Erkrankungen. Göttingen: Hogrefe 2003.

Kahn O. Im Interview mit Moritz Kielbassa und Christof Kneer 2010; SZ 77: 35: 3.–5.4.

Kanfer FH, Reinecker H, Schmelzer D. Selbstmanagement-Therapie. 3. Aufl. Berlin, Heidelberg: Springer 2005.

Kasson D, Magennis P, Lowe D, Brown JS, Vaughan ED. Rogers SN. Timing and presentation of recurrent oral and oropharyngeal squamous cell carcinoma and awareness in the outpatient clinic. Int J Oral Maxillofac Surg 2006; 44: 371–376.

Katon W, Lin EH, Kroenke K. The association of depression and anxiety with medical symptom burden in patients with chronic medical illness. Gen Hosp Psychiatry 2007; 29: 147–155.

Keller W, Pritsch M, von Wietersheim J, Scheib P, Osborn W, Balck F, Bilg R, Schmelz-Schumacher E, Doppl W, Jantschek G, Deter HC. The German Study Group on Psychosocial Intervention in Crohn's Desease. J Psychosom Res 2004; 56: 697.

Kissane DW, Bloch MD, David M, Clarke PhD, Graeme C, Smith MD, Dean P, McKenzie BA. Supportive expressive group therapy for women with metastatic breast cancer: Survival and psychosocial outcome from a randomized controlled trial. Psychooncology 2007; 16: 277–286.

Kissane DW, Bloch S, Miach JP, Smith GC, Seddon A, Keks N. Cognitive-existential group therapy for patients with primary breast cancer – techniques and themes. Psychooncology 1997; 6: 25–33.

Knight L, Mussell M, Brandl T, Herschbach P, Treiber M, Keller M. Development and Psychometric Evaluation of the Basic Documentation for Psycho-Oncology (PO-Bado). J Psychosom Res 2008; 64: 373–381.

Kraaimaat FW, Brons MR, Greenen R, Bijlsma JWJ. The effect of cognitive behaviour therapy in patients with rheumatoid arthritis. Behav Res Ther 1995; 33: 487–495.

Kruse J, Grinschgl A, Wöller W, Söllner W, Keller M. Psychosoziale Interventionen bei Patientinnen mit Brustkrebs. Psychotherapeut 2003; 48: 93–99.

Kübler-Ross E. Interviews mit Sterbenden. Stuttgart: Kreuz 1971.

Kukk E, Beraldi A, Heußner P, Herschbach P. Psychoonkologische Versorgung von Patienten mit kolorektalen Tumorerkrankungen im Einzugsgebiet des Tumorregisters München. Z Psychol Med Sondernummer 2010; 21: 34.

Lammers CH. Achtsamkeit und Akzeptanz bei der therapeutischen Arbeit an Emotionen. Psychotherapie im Dialog 2006; 7: 292–296.

Lange K, Hirsch A (Hrsg). Psychodiabetologie. Mainz: Kirchheimverlag 1997.

Larbig W, Grulke N, Revensdorf D. Verhaltensmedizin bei Krebs. In: Larbig W, Tschuschke V (Hrsg). Psychoonkologische Interventionen. München: Ernst Reinhardt 2000; 21–110.

Larbig W, Tschuschke V (Hrsg). Psychoonkologische Interventionen. München: Ernst Reinhardt 2000.

Larsson K, Sundberg I, Hjelm M, Karlbom U, Nordin K, Anderberg UM, Loof L. A group based patient education program for high-anxiety patients with Crohn disease or ulcerative colitis. Scan J Gastroenterology 2003; 38: 763–769.

Lasry JCM, Margolese RG. Fear of recurrence, breast conserving surgery, and the trade-off hypothesis. Cancer 1992; 69: 2111–2115.

Lee-Jones C, Humphris G, Dixon R, Hatcher MB. Fear of cancer recurrence – a literature review and proposed cognitive formulation to explain exacerbation of recurrence fears. Psychooncology 1997; 6: 95–105.

Leplow B. Parkinson. Göttingen: Hogrefe 2007; 24.

Leventahl H. Findings and theory in the study of fear communications. In: Berkowitz L (Hrsg). Advances in experimental social psychology. New York: Academic Press 1970; 120–186.

Leventhal H, Halm E, Horowitz C, Leventhal EA, Ozakinci G. Living with chronic illness: A contextualized, self-regulation approach. In: Sutton S, Johnston M, Baum A (Hrsg). The sage handbook of health psychology. Thousand Oaks, CA: Sage Publications 2005; 197–240.

Leventhal H, Nerenz D, Steele D. Illness representations and coping with health threats. In: Baum A, Taylor S, Singer J (Hrsg). Handbook of psychology and health, volume IV: Social psychological aspects of health. Hillsdale, NJ: Erlbaum 1984; 219–252.

Liang MH, Rogers M, Larson M, Eaton HM, Murawski BJ, Taylor JE, Swafford J, Schur PH. The psychosocial impact of systemic lupus erythematosus and rheumatoid arthritis. Arthritis Rheum 1984; 27: 13–19.

Linn MW, Linn BS, Harris R. Effects of counseling for late stage cancer patients. Cancer (Phila) 1982; 49: 1048–1055.

Linn MW, Linn BW, Skyler JS, Jensen J. Stress and immune function in diabetes mellitus. Clin Immunol Immunopathol 1983.

Lorig K, Visser A: Arthritis patient education standards: a model for the future. Patient Educ Counseling 1994; 24: 3–7.

Love A, Ikin JBA. Australian rcts of group therapy for breast cancer. Outcome data. Br J Psychiatry 2000; 177: 112–116.

Mardini HE, Kip KE, Wilson JW. Crohn´s disease: a two-year prospective study of the association between psychological distress and disease activity. Dig Dis Sci 2004; 49: 492–497.

Margraf J (Hrsg). Lehrbuch der Verhaltenstherapie – Bd. 1. 2. Aufl. Berlin, Heidelberg: Springer 2000.

Mattenklodt P. Diabetes und Angst: Gefahren realistisch sehen. In: Lange K, Hirsch A (Hrsg). Psychodiabetologie. Mainz: Kirchheimverlag; 306–323.

Mayring P. Qualitative Inhaltsanalyse. Weinheim: Deutscher Studien Verlag 2000.

McQuellon RP, Russell GB, Cella DF et al. Quality of life measurement in bone marrow transplantation: development of the Functional Assessment of Cancer Therapy-Bone Marrow Transplant (FACT-BMT) scale. Bone Marrow Transplant 1997; 19: 357–368.

McLaughlin TJ, Aupont O, Bambauer KZ, Stone P, Mullan MG, Colagiovanni J, Polishuk E, Johnstone M, Locke SE. Improving psychologic adjustment to chronic illness in cardiac patients: the role of depression and anxiety. Journal of General Internal Medicine 2005; 20: 1084–1090.

Meenan RF, Mason JH, Anderson JJ, Guccione AA, Kazys LE. »MIMS«: The contens and properties of a revised and expandet Arthritis Impact Measurement Scales Health Status Questionnaire. Arthritis Rheum1992; 35: 1–10.

Mehnert A, Berg P, Henrich G, Herschbach P. Fear of cancer progression and cancer-related intrusive cognitions in breast cancer survivors. Psychooncology 2009; 18: 1273–1280.

Mehnert A, Herschbach P, Berg P, Henrich G, Koch U. Progredienzangst bei Brustkrebspatientinnen – Validierung des Progredienzangstfragebogens PA-F-KF. Z Psychosom Med Psyc 2006; 52: 274–288.

Mitchell AJ, Benito-León J, Morales González JM, Rivera-Navarro J. Gender differences in health-related quality of life in multiple sclerosis. Lancet Neurol 2005; 4: 556–566.

Monaghan SM, Sharpe L, Denton F, Levy J, Schrieber L, Sensky T. Relationship between appearance and psychological distress in rheumatic diseases. Arthritis Rheum 2007; 57: 303–309.

Moorey S, Greer ST. Adjuvant psychological therapy (APT) for anxiety and depression in cancer patients. In: Watson M (Hrsg). Cancer patient care: psychosocial treatment methods. Cambridge, New York: BTS Books 1991; 94–110.

Moorey S, Greer S. Kognitive Verhaltenstherapie bei Krebspatienten: Ein praktisches Therapiemanual. München: Elsevier 2007.

Moorey S, Greer S, Watson M, Baruch JDR, Robertson BM. Adjuvant psychological therapy for patients with cancer: outcome at one year. Psychooncology 1996; 3: 39–46.

Moorey S, Greer S, Watson M, Baruch JDR, Robertson BM, Mason A, Rowden L, Tunnmore R, Law MG, Bliss JM. Adjuvant psychological therapy for patients with cancer: outcome at one year. Psychooncology 1994, 3: 39–46.

Musial F, Enck P. Störungen des gastrointestinalen Systems. In: Ehlet U (Hrsg). Verhaltensmedizin. Berlin, Heidelberg: Springer 2003; 295–326.

Mussell M, Bocker U, Nagel N, Olbrich R, Singer MV. Reducing psychological distress in patients with inflammatory bowel disease by cognitive-behavioural treatment: exploratory study of effectiveness. Scand J Gastroenterol 2003; 38: 755–762.

Namir S, Wocott DL, Fawzy FI, Alumbagh MJ. Coping with AIDS: psychological and health implications. J Appl Soc Psychol 1987; 17: 309–328.

Neudeck P, Wittchen HU. Konfrontationtherapie bei psychischen Störungen: Theorie und Praxis. Göttingen: Hogrefe 2004.

Nicholl CR, Lincoln NB, Francis VM, Stephan TF. Assessment of emotional problems in people with multiple sclerosis. Clin Rehabil 2001; 15: 657—668.

Northhouse L. Mastectomy patients and the fear of cancer recurrence. Cancer Nurs 1981; 4: 213–220.

Noyes JR, Holt SC, Massie MJ. Anxiety Disorders. In: Holland DJ (Hrsg). Psycho-Oncology. New York: Oxford University Press 1998; 548–563.

Obenaus Katja. Schmerztherapie mit neuen Selbstbildern. München: Ernst Reinhard 2006.

O'Neill MP. Psychological aspects of cancer recovery. Cancer 1975; 7: 271–273.

Petermann F (Hrsg). Lebensqualität und chronische Krankheit. München-Deisenhofen: Dr. Karl Feistle 1996.

Ramjeet J, Koutantji M, Barett EM, Scott DGI. Coping and psychological adjustment in recent-onset inflammatory polyarthritis: the role of gener and age. Rheumatology 2005; 44: 1166–1168.

Raspe HH. Chronische Polyathritis. In: Adler RH, Herrman JM, Köhle K, Schonecke OW, von Uexküll T, Wesiack W (Hrsg). Psychosomatische Medizin. München, Wien, Baltimore: Urban u. Schwarzenberg 1996; 867–880.

Renz M. Zeugnisse Sterbender. 4. Aufl. Paderborn: Junfermann 2008.

Revenstorf D. Psychotherapeutische Verfahren. 3. Aufl. Stuttgart: Kohlhammer 1996.

Robert Koch-Institut und die Gesellschaft der epidemiologischen Krebsregister in Deutschland e.V. (Hrsg). Krebs in Deutschland 2005/2006 – Häufigkeiten und Trends. Berlin 2010.

Robertson MM, Katona CLE. Depression and physical illness. Wiley, Chichester: Springer 1997.

Ross L, Boesen EH, Dalton SO, Johansen C. Mind and cancer: does psychosocial intervention improve survival and psychological well-being? Eur J Cancer 2002; 11: 1447–1457.

Rubin RR, Peyrot M. Pychological Issues and Treatments for People with Diabetes. J Clin Psychol 2001; 57: 457–478.

Sabariego C, Brach M, Herschbach P, Berg P, Stucki G. Cost-effectiveness of a cognitive-behavioural group therapy of dysfunctional fear of progression in cancer patients. Eur J Health Econ 2010; im Druck.

Sachsse U (Hrsg). Traumazentrierte Psychotherapie. Stuttgart: Schattauer 2004.

Sailer S, Perleth B, Gasser T, Oertel WH. An integrated approach for the neurological und psychological support of Parkinson patients. New trends in clinical pharmacology 1990; 4: 31–34.

Salkovskis PM, Clark DM. Cognitive and Physiologicl Processes in the Maintainance and Treatment of Panic Attacks. In: Hand I, Wittchen HU (Hrsg). Panics and Phobias: Empirical Evidence of Theoretical Models and Longtem Effects of Behavioral Treatments. Berlin, Heidelberg: Springer 1986; 90–103.

Sanders EM. Leben! Ich hatte Krebs und wurde gesund. München: Nymphenburger 1997.

Saß H, Wittchen HU, Zaudig M, Houben I. Diagnostisches und Statistisches Manual Psychischer Störungen Textrevision DSM-IV-TR. Göttingen: Hogrefe 2003.

Scharloo M, de Jong RJB, Langeveld TPM, van Veizen-Verkaik E, den Akker MMD, Kaptein AA. Quality of life and illness in patients with recently diagnosed head and neck cancer. Head and Neck-Journal for the Sciences and Specialties of the Head and Neck 2005; 27: 857–863.

Schlingensief C. So schön wie hier kanns im Himmel gar nicht sein! Köln: Kiepenheuer & Witsch 2009.

Scholich S, Hasenbring M. Zusammenhänge zwischen Schmerzintensität, Disability, allgemeinem Distress und Lebenszufriedenheit bei chronischen Rückenschmerzpatienten. Z Psychol Med 2008; 3: 11.

Schubbe O (Hrsg). Traumatherapie mit EMDR – Ein Handbuch für die Ausbildung. Göttingen: Vandenhoeck & Ruprecht 2004.

Sehlen S, Ott M, Klein C, Marten-Mittag B, Poellinger B, Dühmke E, Herschbach P. Routinebefragung zur psychosozialen Belastung von Tumorpatienten in der Strahlentherapie mit dem Fragebogen zur Belastung von Tumorpatienten-elektronische Kurzform (FBK-10e) – Machbarkeit und Nutzen; in Vorbereitung.

Shapiro Francine. Eye Movement Desensitization and Reprocessing – basic principles, protocols, and procedures. New York: Guilford 2001.

Sharoff K. Leben mit chronischen und unheilbaren Krankheiten. Krankheitsbewältigung durch kognitive Fertigkeiten. Bern: Huber 2007.

Shibeshi WA, Young-Xu Y, Blatt CM. Anxiety worsens prognosis in patients with coronary artery disease. J Am Coll Cardiol 2007; 49: 2021–2027.

Siegert RJ, Abernethy DA. Depression in multiple sclerosis: a review. J Neurol Neurosurg Psychiatry 76: 469–475.

Simard S, Savard J. Fear of Cancer Recurrence Inventory: development and initial validation of a multidimensional measure of fear of cancer recurrence. Support Care Cancer 2009; 17: 241–251.

Simonton OC, Matthews-Simonton S, Creighton J. Wieder gesund werden. Reinbek: Rowohlt 1981.

Simson U, Nawarotzky U, Friese G, Porck W, Schottenfeld-Naor Y, Hahn S, Scherbaum WA, Kruse J. Psychotherapy intervention to reduce depressive symptoms in patients with diabetic foot syndrome. Diabet Med 2008; 25: 206–212.

Skaali T, Fossa SD, Brenner R, Dahl O, Haaland CF, Ronneberg, Hauge E, Klepp O, Oldenburg J, Wist E, Dahl AA. Psycho-Oncology. Published online in Wiley InterScience. www.interscience.com (2010).

Smith SJ, Young CA. The role of affect on the perception of disability in multiple sclerosis. Clin Rehabil 2000; 14: 50–54.

Spiegel D, Boom JR, Kraemer HC, Gottheil E. Effect of psychosocial treatment on survival of patients with metastatic breast cancer. Lancet 1989, 14: 888–891.

Spiegel D, Bloom JR, Yalom I. Group Support for Patients With Metastatic Cancer. Arch Gen Psychiatry. 1981; 38: 527–533.

Spielberger CD, Gorsuch RL, Lushene RE. Manual fort he State-Trait Anxiety Inventory. Palo Alto, CA: Consulting Psychologists Press 1970.

Soderlin MK, Hakala M, Nieminen P. Anxiety and depression in a community-based rheumatoid arthritis population. Scand J Rheumatol 2000; 29: 177–183.

Stalker MZ, Johnson PS, Cimma C. Supportive activities requested by survivors of cancer. J Psychosoc Oncol 1989; 7: 21–31.

Stark D, Kiely M, Smith A, Velikova G, House A, Selby P. Anxiety disorders in cancer patients: Their nature, associations, and relation to quality of life. Clin Oncol 2002; 14: 3137–3148.

Stepin J, Lerch J. Achtsamkeit in der Onkologie. Psychotherapie im Dialog 2006; 7: 286–291.

Stockhorst U. Krebserkrankungen. In: Ehlert U (Hrsg). Verhaltensmedizin. Berlin, Heidelberg: Springer 2003; 327–366.

Strian F (Hrsg). Angst – Grundlagen und Klinik. Berlin, Heidelberg: Springer 1983.

Strian F. Angst und Angstkrankheiten. München: CH Beck 1995.

Strian F, Hölzl R, Haslbeck M (Hrsg). Verhaltensmedizin bei Diabetes mellitus. Berlin, Heidelberg: Springer 1988.

Sulz SKD, Sulz J. Emotionen. München: Cip-Medien-Verlag 2005.

Suurmeijer TH, Waltz W, Moum T, van Sonderen F, Briancon S, Sandermann R, van den Heuvel W. Quality of life profiles in the first year of rheumatoid arthritis: Result from the EURIDISS longitudinal study. Arthritis Care Res 2001; 45: 111–121.

Tausch AM. Gespräche gegen die Angst – ein Weg zum Leben. Reinbek: Rowohlt 1981.

Taylor EP, Crawford JR, Gold AE. Design and development of a scale measuring fear of complications in type 1 diabetes. Diabetes Metab Res Rev 2005; 21: 262–263.

Thomas SF, Glynne-Jones R, Chai I, Marks DF. Psychological sequeae of cancer diagnosis: A meta-analytical review of 58 studies after 1980. Psychosom Med 1997; 59: 280–293.

Trijsburg RW, Knippenberg FC van, Rijpma SE. Effects of psychological treatment on cancer patients: a critical review. Psychosom Med 1992; 54: 489–517.

Tschuschke V. Psychologisch-psychotherapeutische Interventionen bei onkologischen Erkrankungen. Psychotherapeut 2003; 48: 100–108.

van den Beuken-van Everdingen MHJ, Peters ML, Rijke de JM, Schouten HC, van Kleef M, Patijn J. Concerns of former breast cancer patients about disease recurrence: a validation and prevalence study. Psychooncology 2008; DOI 10.1001/pon. 9: 1340.

van der Pompe G, Antoni M, Visser A, Garssen B. Adjustment to breast cancer: the psychobiological effects of psychosocial interventions. Patient Educ Couns 1996; 28: 209–219.

van Dyke MM, Parker JC, Smarr KL, Hewett JE, Johnson GE, Slaughter JR, Walker SE. Anxiety in Rheumatoid Arthritis. Arthritis Rheum 2004; 51: 408–412.

Varni JW, Rapoff MA, Waldron SA, Gragg RA, Bernstein BH, Lindsley CB. Chronic pain and emotional distress in children and adolescents. J Dev Behav Pediatr 1996; 17: 154–161.

Vaughan R, Morrison L, Miller E. The illness representation of multiple sclerosis and their relations to outcome. Br J Health Psychol 2003; 8: 287–301.

Vickberg S. »Concerns About Recurrence Scale« (CARS): A systematic measure of women's fears about the possibility of breast cancer recurrence. Ann Behav Med 2003; 25: 16–24.

Vilela ID, Nicolau B, Mahmud S, Edgar L, Hier M, Black M, et al. Comparison of psychosocial outcomes in head and neck cancer patients receiving a coping strategies intervention and control subjects receiving no intervention. Journal of Otolaryngology 2006; 35: 88–96.

Vogel B, Rottmann N, Bengel J, Helmes A. Von der wahrgenommenen Bedrohung hängt es ab: Bedürfnisse und Erfahrungen in der Arzt-Patienten-Kommunikation zu Beginn der Brustkrebsbehandlung. Vortrag auf dem gemeinsamen Kongress der DGMP und DGMS, Psychosoziale Aspekte körperlicher Erkrankungen. 2008-09-27, Jena.

Vowles KE, McCracken LM, Exxleston C. Patient functioning and catastrophizing in chronic pain: the mediation effects of acceptance. Health Psychol 2008; 27: 136–143.

Waadt S. Essstörungen bei Diabetes mellitus: Beschreibung und Therapie einer Doppelerkrankung. In: Zielke M (Hrsg). Handbuch der Stationären Verhaltenstherapie. Berlin, Heidelberg: Springer 1998.

Waadt S, Duran G, Engst-Hastreiter U, Berg P, Henrich G, Herschbach P. Development of a questionnaire for fear of progression in chronic illness. Psychosom Med 2000a; 60: 113–114.

Waadt S, Duran G, Herschbach P, Strian F. Hypoglykämieangst: Überlegungen zur Pathogenese und Therapie anhand einer Falldarstellung. Praxis der Klinischen Verhaltensmedizin und Rehabilitation 1992a; 17: 47–55.

Waadt S, Duran G, Herschbach P. Angststörungen bei Diabetes mellitus: Häufigkeit, Klinik und Behandlung. Diabetes und Stoffwechsel 1995; 4: 93.

Waadt S, Duran G, Herschbach P, Zettler A, Strian F. Verhaltenstherapie bei Hypoglykämieproblemen: Ein Wahrnehmungs- und Angstbewältigungstraining. Diabetes und Stoffwechsel 1992b; I: 204.

Waadt S, Duran G, Laessle RG, Herschbach P, Strian F. Essstörungen bei Patienten mit Diabetes mellitus: Eine Übersicht über Falldarstellungen und Therapiemöglichkeiten. Verhaltensmodifikation und Verhaltensmedizin 1990; 11: 281–305.

Waadt S, Herschbach P, Duran G, Henrich G, Hillebrand B, Strian F. Entwicklung eines Fragebogens zu Behandlungsproblemen und Therapiezuweisung bei Patienten mit Diabetes mellitus. Praxis der Klinischen Verhaltensmedizin und Rehabilitation 1992c; 20: 306–312.

Waadt S, Lotz N, Ramöller K, Hanke U, Brikmann R, Duran G. Hypoglykämie inter-disziplinär therapieren (HIT): verhaltensmedizinisches Training bei manifesten Hypoglykämieproblemen. Exp Clin Endocrinol Diabetes 2000b; 108: 160.

Weihe W. Multiple Sklerose. 5. Aufl. Stuttgart: Carus 2010.

Weis J, Heckl U, Brocai D, Seuthe-Witz S. Psychoedukation mit Krebspatienten. Stuttgart: Schattauer 2006.

Welch GW, Jocobson AM, Polonsky WH. The Problem Areas in Diabetes Scale. An eva-luation of its clinical utility. Diabetes Care 1997; 20: 760–766.

Wilkinson G, Borsey DQ, Leslie P, Newton RW, Lind C, Ballinger CB. Psychiatric mor-bidity and social problem in patients with insulin-dependent diabetes mellitus. Br J Psychiatry 1987; 153: 38–43.

Wiener CL. The burden of rheumatoid arthritis: Tolerating the uncertainty. Soc Sci Med 1975; 9: 97–104.

Wietersheim von J, Scheib P, Keller W, Osorn W, Pritsch M, Balck F, Fritzsche K, Dilg R, Schmelz-Schumacher E. The effects of psychotherapy on Crohn's disease patients – results of a randomized multicenter study. Pychother Pychosom Med Psychol 2001; 51: 2–9.

Wittchen HU, Pfister H. Instruktionsmanual zur Durchführung Dia-X-Interviews. Frankfurt: Swets Test Services 1997.

Wong CA, Bramwell L. Uncertainty and anxiety after mastectomy for breast cancer. Cancer Nurs 1992; 15: 363–371.

Worden J, Weismann A. Preventive psychosocial intervention with newly diagnosed can-cer patients. Gen Hosp Psychiatry 1984; 6: 243–249.

Zerssen von D. Die Beschwerden-Liste. Manual. Weinheim: Beltz 1976.

Zettler A, Duran G, Waadt S, Herschbach P, Strian F. Coping with fear of long-term com-plications in diabetes mellitus: a model clinical program. Psychother Psychosom 1995; 64: 178–184.

Zettler A, Waadt S, Duran G, Herschbach P, Strian F. Gruppenarbeit bei Problemen mit Unterzuckerungen. Diabetes und Stoffwechsel 1993; 2: 220.

Zigmond AS, Snaith RP. The hospital anxiety and depression scale. Acta Psychiatr Scand 1983; 67: 361–370.

Zorzon M, de Masi R, Nasuelli D, Ukmar M, Mucelli RP, Cazzato G, Bratina A, Zivadinov R. Depression and anxiety in multiple sclerosis. A clinical and MRI study in 95 sub-jects. J Neurol 2001; 248: 416–421.

Zung WW. A rating instrument for anxiety disorders. Psychosomatics 1971; 12: 371–379.

Sachverzeichnis